Coordinador
Jesús María Fernández Sánchez

Fidel San Román Ascaso
Juan Ignacio Trobo Muñiz
Ana Whyte Orozco

Periodontología canina y felina

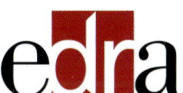

Periodontología canina y felina

Propiedad de:
© 2024 Grupo Asís Biomedia, SL
Plaza Antonio Beltrán Martínez, n.º 1, planta 8 - letra I
(Centro Empresarial El Trovador)
50002 Zaragoza - España

Dirección editorial: Miguel Martín-Romo García-Tenorio
Gestión del proyecto editorial y edición: Tatiana Blasco Mariscal
Diseño de cubierta e ilustración: Jacob Gragera Artal
Maquetación: Nieves Marín Ortiz

ISBN: 978-84-19844-12-5
DL: Z 1028-2024

Diseño y maquetación:
Grupo Asís Biomedia, SL
www.grupoasis.com

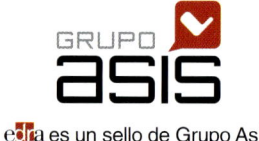

edra es un sello de Grupo Asís

Advertencia:
Los profesionales e investigadores veterinarios siempre deben basarse en su propia experiencia y conocimientos para evaluar y utilizar cualquier información, método, compuesto o experimento que se describe en el presente documento. Debido a los rápidos avances de las ciencias médicas, en particular, se debe hacer una verificación independiente de los diagnósticos y las dosis de los fármacos. En toda la extensión de la ley, Grupo Asís, los autores, editores o colaboradores no asumen ninguna responsabilidad por cualquier lesión y/o daño a las personas o a la propiedad como consecuencia de las responsabilidades de los productos, negligencias o de otra forma, o de cualquier uso u operación de cualquier método, producto, instrucción o idea contenida en el material aquí expuesto.

Impreso por Willing Press SL, Madrid, España, julio 2024

AUTORES

JESÚS MARÍA FERNÁNDEZ SÁNCHEZ (COORDINADOR)

Licenciado y doctor en Veterinaria, Universidad Complutense de Madrid (UCM).
Grado Universitario en Odontología, Universidad Europea.
Profesor asociado de Cirugía, UCM.
Especialista en Odontología y Cirugía Maxilofacial Veterinaria, UCM.
Especialista en Traumatología y Ortopedia, UCM.
Acreditado por AVEPA en Odontología y Cirugía Maxilofacial.
Clínica Veterinaria Río Duero SLP, Móstoles (Madrid).

FIDEL SAN ROMÁN ASCASO

Licenciado y doctor en Veterinaria, Universidad de Zaragoza.
Catedrático de Cirugía, UCM.
Diplomado Europeo en Odontología Veterinaria (European College of Veterinary Dentistry).
Licenciado en Odontología, UCM.
Licenciado en Medicina y Cirugía, Universidad de Zaragoza.
Acreditado por AVEPA en Odontología y Cirugía Maxilofacial.

JUAN IGNACIO TROBO MUÑIZ

Licenciado y doctor en Veterinaria, UCM.
Profesor contratado doctor de Cirugía, UCM.
Especialista en Odontología y Cirugía Maxilofacial Veterinaria, UCM.
Licenciado en Odontología, Universidad Alfonso X el Sabio de Madrid.
Máster en Implantoprótesis, Universidad Miguel Servet de Madrid.
Acreditado por AVEPA en Odontología y Cirugía Maxilofacial.

ANA WHYTE OROZCO

Licenciada y doctora en Veterinaria, Universidad de Zaragoza.
Profesora titular de Patología Quirúrgica y Cirugía, Universidad de Zaragoza.
Especialista en Odontología y Cirugía Maxilofacial Veterinaria, UCM.

COLABORADORES

Por orden alfabético:

Antunes Viegas, Carlos Alberto

Licenciado y doctor en Veterinaria. Profesor de Medicina y Cirugía, Facultad de Medicina Veterinaria, Universidad de Trás-os-Montes e Alto Douro (UTAD), Vila Real, Portugal. Especialista en Odontología y Cirugía Maxilofacial Veterinaria, UCM.

Climent Manzanera, Alberto

Licenciado en Veterinaria, Universidad de Zaragoza. Centro Clínico Veterinario VetMonzón, Huesca.

De la Morena Cabanillas, María

Licenciada en Veterinaria. Especialista en Odontología y Cirugía Maxilofacial Veterinaria, UCM. Clínica Delamorena Odontología Veterinaria.

De Torre Martínez, Amaya

Licenciada en Veterinaria. Profesora asociada de Cirugía y Anestesia, Facultad de Veterinaria, Universidad de Zaragoza. Clínica Veterinaria Hispanidad, Zaragoza.

Del Campo Velasco, Marta

Licenciada y doctora en Veterinaria. Especialista en Odontología y Cirugía Maxilofacial Veterinaria, UCM. Colaboradora en docencia práctica del Servicio de Odontología del Hospital Clínico Veterinario, UCM. Clínica Veterinaria Río Duero SLP, Móstoles (Madrid).

Dorado Whyte, Leticia

Graduada en Veterinaria, Universidad de Zaragoza. Técnico superior en higiene bucodental.

Fernández del Campo, Guillermo

Graduado en Veterinaria. Colaborador del Servicio de Odontología y Cirugía Maxilofacial del Hospital Clínico Veterinario, UCM. Clínica Veterinaria Río Duero SLP, Móstoles (Madrid).

Herranz Sorribes, M.ª Carmen

Licenciada y doctora en Veterinaria. Departamento de Nutrición y Ciencia de los Alimentos, Facultad de Veterinaria, UCM.

Novales Durán, Manuel

Licenciado y doctor en Veterinaria. Profesor titular de Medicina y Cirugía Animal, Facultad de Veterinaria, Universidad de Córdoba (UCO).

Requicha, João Filipe

Licenciado y doctor en Veterinaria. Profesor de Medicina y Cirugía, Facultad de Medicina Veterinaria, Universidad de Trás-os-Montes e Alto Douro (UTAD), Vila Real, Portugal. Especialista en Odontología y Cirugía Maxilofacial Veterinaria, UCM.

Ribero Dias, Maria Isabel

Licenciada y doctora en Veterinaria. Profesora de Medicina y Cirugía, Facultad de Medicina Veterinaria, Universidad de Tras-os-Montes e Alto Douro (UTAD), Vila Real, Portugal.

San Román Llorens, Fidel

Licenciado y doctor en Veterinaria. Profesor asociado de Medicina y Cirugía, Facultad de Veterinaria, Universidad de Zaragoza. Especialista en Odontología, Cirugía Maxilofacial Veterinaria, Traumatología y Ortopedia, UCM. Acreditado por AVEPA en Traumatología. Centro Clínico Veterinario Zaragoza.

Trobo Montoliu, Alejandra

Graduada en Veterinaria. Diploma Avanzado en Odontología y Cirugía Maxilofacial Veterinaria, UCM. Colaboradora del Servicio de Odontología del Hospital Clínico Veterinario, UCM. Clínica Veterinaria Trobo, Madrid; Hospital Veterinario Valvet, Zaragoza.

Varela Pereira, Carlos

Licenciado en Veterinaria. Especialista en Odontología y Cirugía Maxilofacial Veterinaria, UCM. Acreditado por AVEPA en Odontología y Cirugía Oral. VetDental, servicio veterinario de odontología y cirugía maxilofacial.

PRÓLOGO

Espero que los lectores del presente libro, *Periodontología canina y felina*, tengan en cuenta que sus autores, los profesores doctores Jesús María Fernández Sánchez (coordinador), Fidel San Román Ascaso, Juan Ignacio Trobo Muñiz y Ana Whyte Orozco, son responsables de la formación de numerosas generaciones de especialistas en Odontología y Cirugía Maxilofacial Veterinaria en España, algo que han conseguido con muchísimas horas de dedicación y esfuerzo.

Este grupo de autores tiene ampliamente demostrada su *pasión por enseñar*, transmitiendo sus buenas prácticas en aulas, consultas y quirófanos, siempre rodeados de un buen número de estudiantes y graduados/licenciados. Ojalá todos los profesores de universidad fuéramos capaces de lograr una formación tan sólida en las distintas materias como ellos lo han logrado a lo largo de tantos años de docencia. Prueba de su buen hacer es que la mayoría de los colaboradores del libro han pasado por sus manos y tienen una dedicación prácticamente exclusiva a la especialidad. En España, muchos veterinarios realizan tratamientos básicos en la boca de sus animales de compañía, pero el número de auténticos especialistas sigue siendo muy reducido.

¡Qué difícil resulta escribir un buen libro! Estoy seguro de que los autores se habrán enfrentado a numerosas páginas en blanco, inicialmente con una escritura torpe, repetitiva, que no fluía entre los dedos del teclado. Seguro que, con el tiempo, después de leer cientos de textos y separatas, fueron corrigiendo los distintos capítulos, separando el grano de la paja, hasta conseguir dejar, por fin, un texto nítido capaz de explicar cada concepto de forma sencilla, metódica, rigurosa y clara. Algo realmente difícil de conseguir y que, en mi opinión, han logrado de forma admirable.

Conozco bien al coordinador de la obra, el Dr. Fernández, capaz de alargar de forma casi interminable las horas de trabajo, de quitarle horas al sueño y al descanso, hasta conseguir que cada palabra y concepto indique exactamente lo que tiene que expresar en buen castellano. Su rigurosidad, capacidad de trabajo y estudio, son realmente muy difíciles de encontrar y en esta obra quedan patentes los resultados.

El presente texto analiza en profundidad las bases de la enfermedad periodontal, su progresión en la vida del animal y los posibles tratamientos, desde los que se aplican en una fase inicial, hasta las técnicas quirúrgicas más avanzadas. De igual forma se desarrollan tratamientos complementarios y se describe detalladamente la instrumentación necesaria. Todo ello aderezado con una amplísima bibliografía totalmente actualizada. ¡No se puede pedir más! No tengo ninguna duda de que el libro será una obra de obligatoria consulta en las clínicas y hospitales veterinarios y figurará como texto fundamental en los departamentos y bibliotecas de las distintas facultades de Veterinaria hispanohablantes.

En un país especialmente orgulloso del pirateo bibliográfico habría que recordar el gran número de profesionales que han trabajado en la obra y el enorme esfuerzo editorial para producirla. El Grupo Asís-Edra lleva años apostando por elevar la cultura científica veterinaria, algo que tendría que merecer el agradecimiento y respeto de la profesión veterinaria.

Prof. Dr. Manuel Novales Durán
Jefe del Servicio de Diagnóstico por Imagen
Hospital Clínico Veterinario, Universidad de Córdoba

PRÓLOGO

Es para mí un honor y un privilegio poder escribir el prólogo de este tratado sobre Periodontología canina y felina. La medicina veterinaria y la odontología se dan la mano para mejorar el bienestar animal, y el bienestar animal es la esencia que persigue el veterinario.

La patología periodontal ha estado durante muchos años postergada a un segundo plano con relación al resto de la patología de la boca. Sin embargo, con el devenir de los años las evidencias clínicas han puesto de manifiesto la importancia que dicha patología tiene no solo por su elevada prevalencia, sino también por su repercusión local y sistémica.

Cuando me pongo a ojear el libro me llama la atención que está escrito de forma muy didáctica, clara y ordenada. La iconografía es muy buena y completa a la perfección la narrativa, facilitando su comprensión. Por eso este libro debería encontrarse en las bibliotecas universitarias de Veterinaria.

El libro comienza con un capítulo muy completo sobre etiopatogenia de la enfermedad periodontal, detallando de forma exhaustiva tanto las bases microbiológicas como los factores predisponentes. Comprender este dato en profundidad nos facilitará su manejo posterior, y esto está muy bien estructurado en el capítulo de introducción al tema.

La patología periodontal altera el bienestar del individuo que la sufre. Las garras de esta enfermedad no solo afectan de forma directa a las estructuras de sostén de los dientes, sino también a distancia a otros órganos y sistemas como muy bien se detalla en el capítulo 2 de este libro. Familiarizarse con el comportamiento de la periodontitis según va evolucionando es muy importante para que el clínico pueda determinar la situación en la que se encuentra su paciente. Este capítulo, de manera muy ordenada y metódica, nos adentra en el conocimiento de la forma de enfermar del periodonto.

Tan importante es el diagnóstico como el tratamiento de la periodontitis. Este aspecto esta bien documentado en los capítulos 3 y 4, poniendo de manifiesto todas las armas quirúrgicas y no quirúrgicas que tenemos a nuestra disposición para el manejo de esta patología. Sin un buen mantenimiento al final estamos abocados al fracaso y este dato también está recogido a la hora de hablar de la importancia del control domiciliario.

En el capítulo 6 se determina de forma amplia, fácil y correcta el instrumental necesario para el manejo de la patología periodontal.

El conocimiento de la patología periodontal debe ser adquirido por cualquier veterinario, independientemente de que se dedique a una atención veterinaria general, especializada, médica o quirúrgica.

Tras la lectura del tratado *Periodontología canina y felina* estaremos dando un paso más en mejorar la salud bucal de perros y gatos, contribuyendo a disminuir su morbimortalidad y a mejorar su calidad de vida.

No puedo más que felicitar a los autores de este libro, que sin duda alguna tendrá una muy buena acogida no solo entre los estudiantes de Veterinaria, sino también entre los profesionales tanto jóvenes como experimentados, ya que verán en él una herramienta útil que facilitará su día a día.

Prof. Dra. María Luisa Somacarrera Pérez
Licenciada en Medicina y Cirugía, Universidad Autónoma de Madrid
Doctora en Medicina y Cirugía, Universidad Complutense de Madrid
Médico Estomatólogo, Universidad Complutense de Madrid
Máster en Periodoncia, Universidad Complutense de Madrid
Especialista en medicina oral y pacientes con necesidades especiales, Universidad Complutense de Madrid
Catedrática de Odontología por la Universidad Europea de Madrid
Directora de la Clínica Médico-Dental Somacarrera & Durán en Madrid

PREFACIO

La odontología veterinaria se ha practicado durante siglos, pero su gran avance y desarrollo, sobre todo en pequeños animales, fue en la década de 1980-1990. La mejoría en los cuidados sanitarios, de alimentación, la mayor longevidad y de la calidad de vida de nuestras mascotas, así como la tendencia cada vez más creciente de tener animales de razas más pequeñas, ha ocasionado que estos pacientes sean más propensos a la enfermedad periodontal y tengamos que estar capacitados y formados en la prevención, diagnóstico y tratamiento de esta patología.

Actualmente esta enfermedad afecta casi al 80 % de los perros y gatos de más de 6 años en distinto grado y tiene casi la consideración de epidemia por el gran número de animales afectados, que aumentan cada día.

Se ha demostrado, en numerosos estudios, la relación entre esta grave y problemática enfermedad con otras patologías cardiacas, hepáticas, renales, pulmonares, endocrinas e incluso neurológicas.

Este manual está dirigido a cualquiera que tenga interés en odontología veterinaria, veterinaria general e incluso odontología humana.

El objetivo final al escribir este libro es mejorar el estado de salud general y periodontal de nuestros pacientes y dar a conocer esta enfermedad para poder prevenirla, tratarla y controlarla, y evitar sus graves repercusiones sistémicas.

Es innegable habernos documentado y apoyado en y estudiado la periodontología humana, la cual ha alcanzado en los últimos 10 años un avance y desarrollo extraordinario con técnicas de cirugía plástica mucogingival, colgajos y regeneración ósea y tisular guiada.

En mi experiencia clínica, quirúrgica y docente de más de 25 años, he podido comprobar y aplicar todas las mejorías en el desarrollo de la odontología veterinaria dentro de esta especialidad y dentro de las consultas de medicina general. El realizar mis estudios universitarios superiores en odontología humana me ha permitido ampliar mucho en todos los conocimientos odontológicos, y poder aplicar los grandes avances y técnicas novedosas realizadas diariamente en la especie humana para poder impulsar y crear una escuela de odontología veterinaria de gran calidad en este país, como lo atestiguan numerosos alumnos antiguos de pre- y posgrado, ahora profesionales de reconocido prestigio, como M.ª de la Morena Cabanillas, Alejandra Trobo Montoliu, Carlos Varela Pereira, Marta del Campo Velasco y Fidel San Román Llorens, entre otros. Sin embargo, la calidad de la atención dental en la medicina veterinaria general sigue siendo muy deficiente en muchos aspectos y es necesaria más formación.

Espero que este texto inspire a los veterinarios generalistas y especialistas a continuar avanzando en sus conocimientos y habilidades con respecto a la enfermedad periodontal y su terapia.

Reconozco y aprecio enormemente los esfuerzos desinteresados de muchos autores colaboradores de este libro con amplia experiencia en odontología veterinaria, así como a los editores e ilustradores gráficos en la producción de este texto.

Los cuatro autores principales de este libro son unos pioneros, especialistas de reconocido prestigio y un gran referente en la odontología veterinaria en este país. He de destacar principalmente a mis buenos amigos y compañeros del Departamento de Medicina y Cirugía Animal, de la Facultad de Veterinaria de la UCM, los profesores Dr. Fidel San Román Ascaso y Dr. Juan Ignacio Trobo Muñiz, que, con su doble formación universitaria en odontología y veterinaria, han conseguido ser el verdadero motor de esta especialidad en España y crear el "germen" para las nuevas generaciones que muestran un gran interés en la odontología y cirugía maxilofacial veterinaria, y a la Dra. Ana Whyte Orozco, de la Universidad de Zaragoza, por su gran aportación y conocimientos en este novedoso libro.

Mi más cariñoso recuerdo y agradecimiento a la profesora Dra. María Luisa Somacarrera, catedrática de Medicina Oral y Pacientes Especiales de la Facultad de Odontología de la Universidad Europea, por sus maravillosas y estimuladoras clases, gran valía profesional y calidad docente y por su prólogo en este libro.

No quiero olvidar al profesor Dr. Manuel Novales Durán, de la Facultad de Veterinaria de Córdoba, uno de los mejores especialistas en diagnóstico por imagen veterinaria a nivel mundial, meticuloso, riguroso y estudioso como pocas personas he conocido, por su inestimable colaboración en la aplicación de la tomografía computarizada en la visualización y diagnóstico de la enfermedad periodontal.

Quisiera dar las gracias a mi mujer, Marta, y a mis hijos, Guillermo y Patricia, por su ayuda, estímulo continuo, cariño y comprensión durante el tiempo que ha durado la elaboración de este libro, a mis padres, Antonio y M.ª del Carmen, y hermanos, Antonio de Jesús y Alejandro, y al siempre presente en mis recuerdos, el Dr. Anastasio del Campo Sánchez, ilustre médico internista, por sus sabios, pacientes y meditados consejos.

Finalmente, mi reconocimiento y agradecimiento a la editorial de este texto, el Grupo Asís, y concretamente a la Dra. Tatiana Blasco, por su extraordinario y meticuloso trabajo como asistente editorial. Ha sido un placer trabajar con ella durante todo el proceso hasta la presentación final del manuscrito.

Jesús María Fernández Sánchez, DVM, DDS, phD

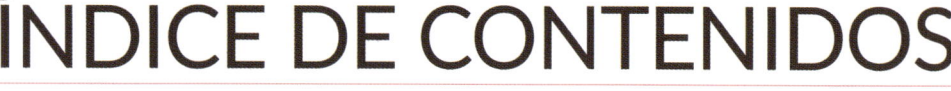
ÍNDICE DE CONTENIDOS

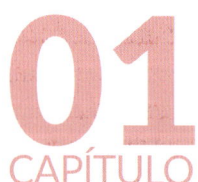

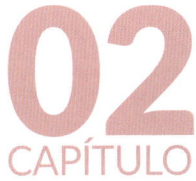

PROGRESIÓN DE LA ENFERMEDAD PERIODONTAL

Juan Ignacio Trobo Muñiz, Alejandra Trobo Montoliu, Fidel San Román Ascaso,
Jesús M.ª Fernández Sánchez, M.ª Carmen Herranz Sorribes

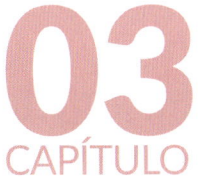

03
CAPÍTULO

04
CAPÍTULO

TÉCNICAS QUIRÚRGICAS DE TRATAMIENTO PERIODONTAL

Tratamiento de las lesiones de furca 122

Jesús M.ª Fernández Sánchez

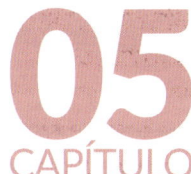

05
CAPÍTULO

TRATAMIENTOS MODULADORES Y COMPLEMENTARIOS 129

Jesús M.ª Fernández Sánchez, Marta del Campo Velasco, Guillermo Fernández del Campo

Factores tisulares inhibidores de las metaloproteasas 129

Otros medicamentos 132

Otros compuestos 132

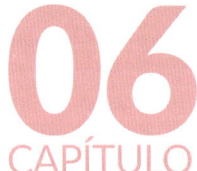

06
CAPÍTULO

Periodontología canina y felina

INTRODUCCIÓN

La enfermedad periodontal es una patología compleja, muchas veces infravalorada, pero casi siempre presente en distintos grados. Es el resultado de la respuesta inflamatoria a la placa dental o bacteriana y está limitada al periodonto o tejido periodontal. Es, probablemente, la enfermedad más habitualmente vista en la clínica de pequeños animales, pues la mayoría de los perros y gatos mayores de 3 años tienen algún grado de esta enfermedad que requiere un tratamiento médico o quirúrgico.

La enfermedad periodontal es una patología crónica, que incluye brotes con una sintomatología mínima y puede conducir a la pérdida del soporte de sujeción (periodonto) de los dientes, es decir, a la destrucción de las encías y el hueso que sujeta los dientes, conduciendo, finalmente, no sin mucho dolor asociado, a la pérdida del diente.

Una mejor formación odontológica en el ámbito de la prevención, así como una mayor concienciación y educación de la sociedad sobre lo que es la enfermedad periodontal y las medidas básicas de higiene oral, se consideran esenciales para prevenir las patologías periodontales y frenar el creciente problema que suponen estas enfermedades.

Existen dos **tipos de enfermedades periodontales:**
- **Gingivitis:** es la fase inicial de la enfermedad periodontal, que se produce por la acumulación de placa bacteriana. La placa está compuesta por bacterias y residuos que se adhieren a los dientes. De no ser eliminada correctamente, se transforma en sarro o cálculo, que irrita e inflama las encías. Los síntomas más frecuentes son el enrojecimiento de la zona y el sangrado de las encías. La gingivitis es una afección reversible, pero si no se trata adecuadamente, podría avanzar y convertirse en periodontitis, patología ya irreversible.
- **Periodontitis:** es una enfermedad periodontal grave e irreversible, que afecta al 80 % de los perros y gatos adultos de más de 8 años. Esta patología, a diferencia de la gingivitis, se caracteriza por la pérdida estructural del aparato o tejido de inserción dental. La periodontitis es la causa principal de las pérdidas dentarias. Este trastorno no es habitual en los cachorros, pero su presencia se incrementa cuando llegan a la madurez sexual.

Además de los graves efectos locales de la enfermedad periodontal, las consecuencias generales pueden ocurrir secundariamente por la diseminación de las bacterias de la placa dental a través del torrente sanguíneo, lo que produce una bacteriemia y una respuesta inflamatoria exacerbada que puede afectar tejidos y órganos distantes, como riñón, hígado, corazón, pulmón, cerebro, páncreas y sistema vascular.

Algunas de las dolencias con las que se relaciona la enfermedad periodontal y el sistema cardiovascular son la endocarditis bacteriana, infarto de miocardio, cardiopatía isquémica, trombosis e insuficiencia coronaria. Se ha planteado que los microorganismos de la enfermedad periodontal provocan la inflamación del endocardio cuando pasan al torrente sanguíneo y se alojan en válvulas anómalas del corazón y en tejidos cardiacos previamente dañados.

La relación entre la enfermedad periodontal y las afecciones respiratorias se establece cuando se ha producido un fallo en los mecanismos de defensa. Las enfermedades más frecuentemente relacionadas son la neumonía bacteriana, la bronquitis y los abscesos pulmonares.

La diabetes *mellitus* es otra de las enfermedades asociadas con las dolencias periodontales, pues existe una relación directa entre ambas, ya que guardan factores genéticos y alteraciones microbiológicas e inmunológicas en común. La principal evidencia es que la glucemia se estabiliza después del tratamiento periodontal y la enfermedad periodontal desestabiliza la glucemia.

01 CAPÍTULO

CONOCIMIENTO DE LA ENFERMEDAD PERIODONTAL

Jesús M.ª Fernández Sánchez, Marta del Campo Velasco, Guillermo Fernández del Campo

ESTRUCTURA Y FUNCIÓN DEL PERIODONTO

PERIODONTO

El periodonto o tejido periodontal proporciona el aparato de inserción (también definido como de sostén, soporte, o sujeción) y protección de los dientes. Está formado por cinco componentes o tejidos que son el cemento, el ligamento periodontal, el hueso alveolar, la encía y la unión dentogingival. Podemos clasificar el periodonto en:

■ **Periodonto de inserción o sujeción:** que estaría formado por el cemento, el ligamento periodontal y el hueso alveolar.
■ **Periodonto de protección:** formado por la encía y la unión dentogingival.

Estos tejidos tienen un papel fundamental en la cavidad oral, además de su función principal de fijar los dientes en el hueso (fig. 1.1).

Para comprender la fisiopatología de la enfermedad periodontal, los tratamientos, la regeneración y la cicatrización periodontales, es imprescindible tener un profundo conocimiento de la anatomía, histología, fisiología, bioquímica e inmunología del tejido periodontal.

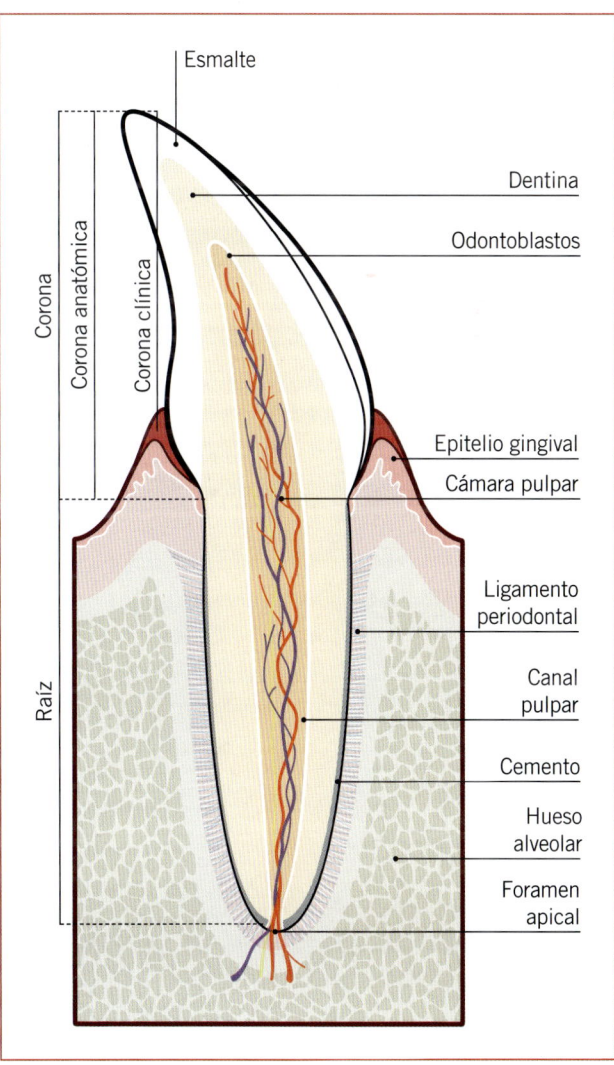

FIGURA 1.1. Tejidos que forman el diente. El tejido periodontal está constituido por el periodonto de inserción o sujeción, que estaría formado por el cemento, el ligamento periodontal y el hueso alveolar; y el periodonto de protección, formado por el epitelio gingival (encía y unión dentogingival).

ODONTOGÉNESIS Y PERIODONTO

La odontogénesis es el periodo de formación embrionaria y posnatal de los dientes primarios, deciduos, caducos o de leche y de los dientes definitivos o permanentes.

La odontogénesis no es un proceso aislado de los tejidos periodontales.

La formación de los dientes se inicia con la aparición del epitelio odontogénico (que deriva del ectodermo), el cual se va engrosando, formando la banda o lámina epitelial primaria, cuyas células proliferan intensamente y de forma localizada y se introducen en el ectomesénquima subyacente con la producción de dos engrosamientos, llamados:

■ Lámina dental: cuyas células formarán las placodas o yemas dentales y serán progenitoras de los futuros ameloblastos y el esmalte. A partir de ellas se iniciará la formación de los dientes a través de los gérmenes dentarios.

■ Lámina vestibular: que está situada opuesta a la lámina dental y cuyas células proliferan y forman una hendidura que se convierte en el pliegue vestibular entre la mejilla y la zona dentaria. Este pliegue vestibular formará el surco labial que tendrá un compartimento externo, que formará el futuro labio, y un compartimento interno, que formará la encía (fig. 1.2)

El diente se desarrolla en tres etapas o estadios: brote, casquete y campana.

En el **estadio del brote o yema dental**, se inicia la formación dentaria y comienza a formarse el órgano del esmalte dependiente de unos genes denominados *homeobox* (fig. 1.3).

En la **etapa de casquete o capuchón** se produce la proliferación celular y el órgano del esmalte se va desarrollando y forma tres capas: el epitelio externo del esmalte, el epitelio interno del esmalte y el retículo estrellado. Adyacente al epitelio externo del esmalte, y rodeando el órgano del esmalte, están las células ectomesenquimales que formarán el folículo dental o saco dentario, y por debajo del casquete dental habrá también células ectomesenquimales que formarán la papila dentaria. Esta etapa se suele estudiar en dos fases: etapa de casquete inicial o temprano y casquete tardío o avanzado (figs. 1.4 y 1.5).

En el último **estadio de campana**, se producen importantes cambios en los tres elementos del germen dentario: órgano del esmalte, papila dentaria y el saco dental. Es en esta etapa cuando la corona del diente adquiere su forma final (morfodiferenciación) y los ameloblastos y odontoblastos adquieren su fenotipo diferenciado (histodiferenciación) (figs. 1.6 y 1.7).

Por consiguiente, el germen dentario estará constituido por:

■ Ectodermo: formará el órgano del esmalte que intervendrá en la formación del esmalte.

■ Ectomesénquima: formará la papila dentaria, que participará en la formación del complejo dentinopulpar, y el saco dentario, que contribuirá a la formación del cemento, hueso alveolar y ligamento periodontal.

La raíz del diente se forma después de que se ha desarrollado la corona, pero antes de que esté completamente mineralizada. En la formación de la raíz, la vaina epitelial de Hertwig desempeña un papel fundamental. Es una estructura que resulta de la fusión de los epitelios externos e internos del órgano del esmalte a nivel del asa cervical. Esta vaina crecerá en dirección apical modelando la formación de la raíz del diente.

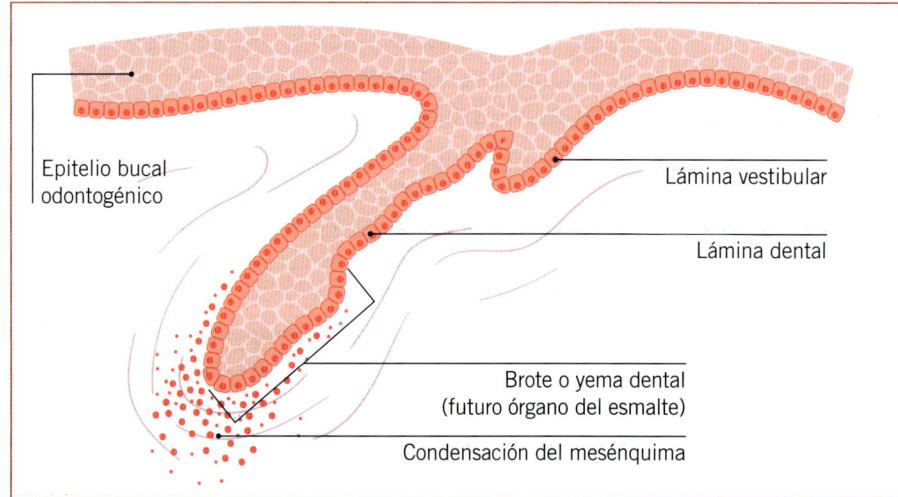

Epitelio bucal odontogénico

Lámina vestibular

Lámina dental

Brote o yema dental (futuro órgano del esmalte)

Condensación del mesénquima

FIGURA 1.2. Del epitelio bucal odontogénico se forma la lámina epitelial primaria, que se introduce en el ectomesénquima subyacente y produce dos engrosamientos: la lámina dental o dentaria, cuyas células formarán las placodas o yemas dentales (progenitoras de los futuros ameloblastos y el esmalte); y la lámina vestibular, opuesta a la lámina dental y cuyas células proliferan y forman una hendidura que se convierte en el pliegue vestibular entre la mejilla y la zona dentaria, que formará el futuro labio y la encía.

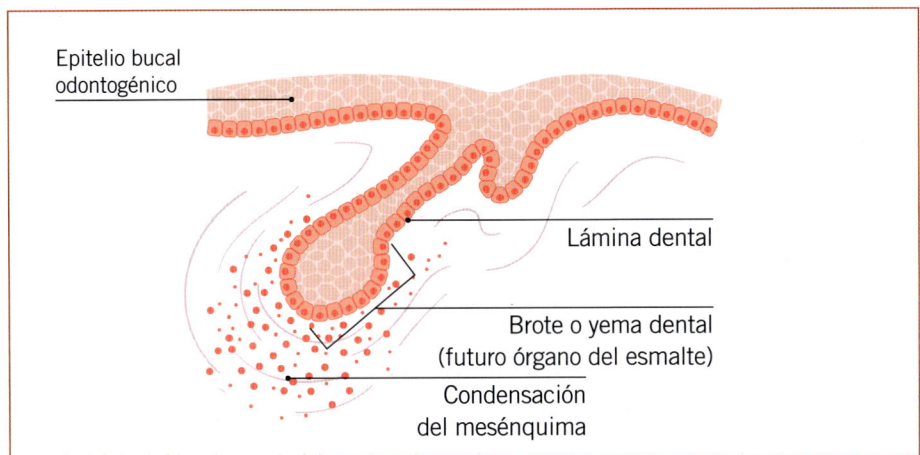

Epitelio bucal odontogénico

Lámina dental

Brote o yema dental
(futuro órgano del esmalte)

Condensación
del mesénquima

FIGURA 1.3. Iniciación de la etapa de brote o yema dental.

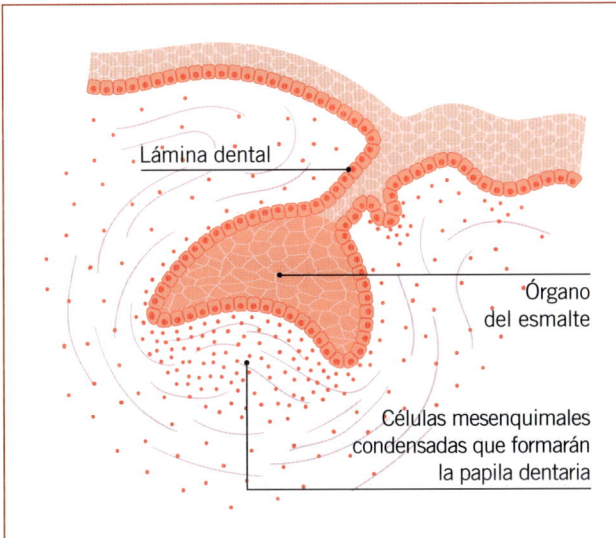

Lámina dental

Órgano
del esmalte

Células mesenquimales
condensadas que formarán
la papila dentaria

FIGURA 1.4. Etapa de casquete o capuchón inicial o temprano.

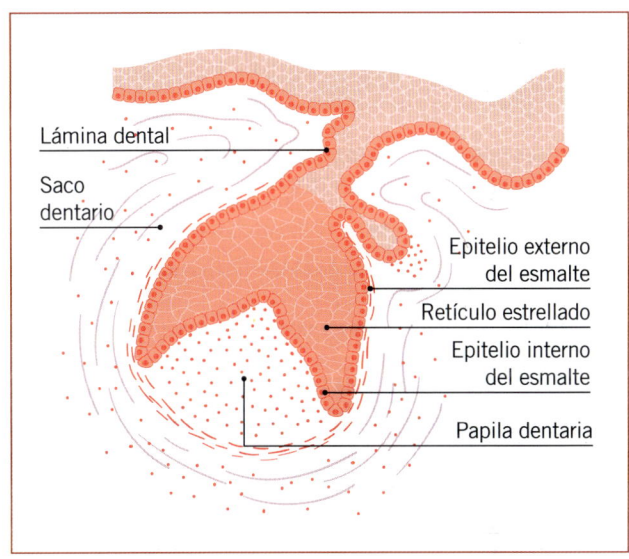

Lámina dental

Saco
dentario

Epitelio externo
del esmalte

Retículo estrellado

Epitelio interno
del esmalte

Papila dentaria

FIGURA 1.5. Etapa de casquete o capuchón avanzado o tardío.

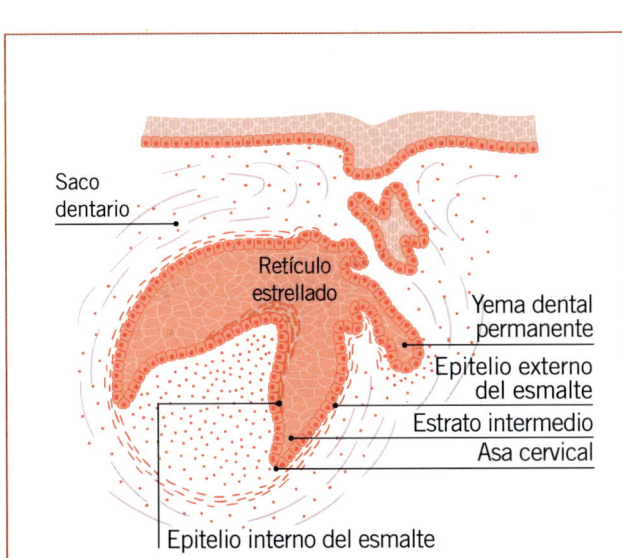

Saco
dentario

Retículo
estrellado

Yema dental
permanente

Epitelio externo
del esmalte

Estrato intermedio

Asa cervical

Epitelio interno del esmalte

FIGURA 1.6. Etapa de campana inicial.

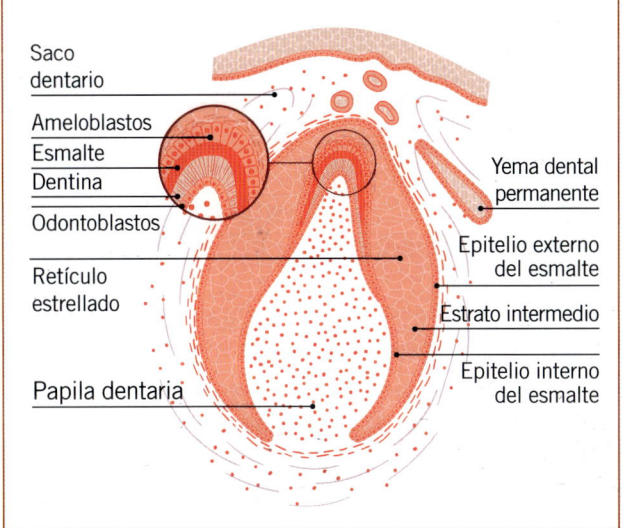

Saco
dentario

Ameloblastos

Esmalte

Dentina

Odontoblastos

Retículo
estrellado

Papila dentaria

Yema dental
permanente

Epitelio externo
del esmalte

Estrato intermedio

Epitelio interno
del esmalte

FIGURA 1.7. Etapa de campana avanzada. En esta etapa es donde se produce la mayor morfo- e histodiferenciación dentaria.

ENCÍA

La mucosa oral puede ser clasificada como mucosa especializada (localizada en el dorso de la lengua con las papilas gustativas), mucosa alveolar no queratinizada y mucosa masticatoria queratinizada (que está presente en la encía y paladar duro).

La encía junto con la unión dentogingival forman parte del periodonto de protección y es la parte de la mucosa oral o bucal masticatoria que tapiza las apófisis o rebordes alveolares y rodea el cuello de los dientes, a los cuales se adhiere a través de la unión dentogingival.

Histología de la encía

La encía posee un epitelio plano estratificado queratinizado o paraqueratinizado con varios estratos formados por distintos tipos de células, sobre todo queratinocitos, que constituyen alrededor del 90 % de la población celular total, y otras células como melanocitos, células de Langerhans, células de Merkel y células inflamatorias.

Debajo de este tejido epitelial hay un corion o lámina propia de tejido conjuntivo semidenso formado por fibras de colágeno (tipo I y III), fibroblastos, nervios, vasos sanguíneos y linfáticos, macrófagos, eosinófilos, neutrófilos, linfocitos B y T y células plasmáticas.

La presencia, y la cantidad de encía, es variable en función de cada especie, raza y paciente y los factores de modificación cuantitativos de la encía son varios.

En sentido apical, la encía se continua con la mucosa alveolar, laxa y de color rojo oscuro, de la cual está separada por una

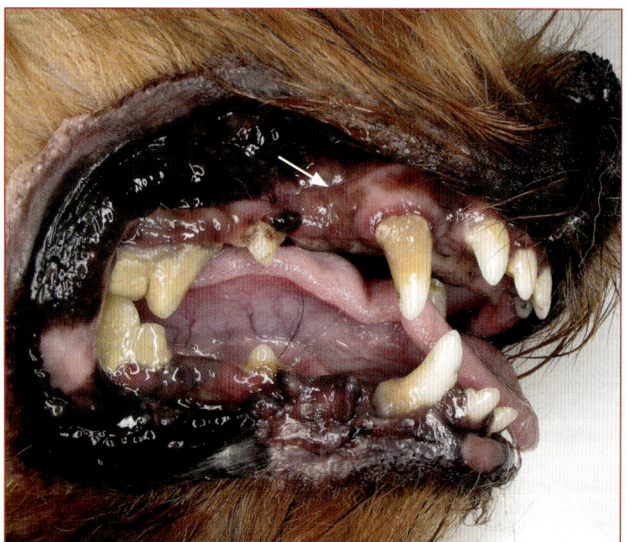

FIGURA 1.8. Perro afectado de enfermedad periodontal avanzada con ausencias dentales. La unión mucogingival (LMG) (flecha) representa la separación entre la encía queratinizada y la mucosa oral no queratinizada.

línea de demarcación, por lo general fácilmente reconocible, llamada unión mucogingival o línea mucogingival (LMG) (fig. 1.8). Por el contrario, en el lado palatino no existe línea mucogingival, ya que el paladar duro y la apófisis alveolar del hueso maxilar están revestidos por mucosa masticatoria.

Tipos de encía

Por la firmeza de su fijación, se distinguen dos tipos de encía:
- Encía libre o marginal.
- Encía fija o adherida.

En el tejido conjuntivo de la zona correspondiente a la conexión de las encías adherida y marginal, se encuentran gruesos haces de fibras colágenas que se entremezclan con las procedentes del periostio y del ligamento periodontal (ligamento gingival o supracrestal).

La encía que queda entre las caras proximales de dos dientes se llama encía interproximal.

Encía libre o marginal

Es la región de la mucosa que no está unida al hueso subyacente. Es de color rosado, con superficie opaca y consistencia firme. Se extiende desde el borde gingival libre hasta el surco gingival libre o surco marginal (corresponde aproximadamente al límite o unión amelocementaria). Es más pronunciada en la cara vestibular y más visible en las regiones incisivas y premolares de la mandíbula y comprende el tejido gingival en las caras vestibular y lingual/palatina de los dientes y la encía interdental o papilas interdentales (fig. 1.9).

Cuando se inserta una sonda en la encía libre, se crea una invaginación hacia la unión amelocementaria, el tejido gingival se separa del diente y se abre artificialmente una bolsa gingival. En la encía normal o clínicamente sana no existe bolsa gingival, sino que la encía se encuentra en estrecho contacto con la superficie del diente.

Después de completada la erupción, el margen gingival libre se ubica sobre la superficie del esmalte, cubriendo entre 1,5 mm y 2 mm aproximadamente en sentido coronario desde el nivel de la unión amelocementaria.

El epitelio que recubre la encía libre puede diferenciarse en:
- Epitelio bucal, dirigido hacia la cavidad bucal.
- Epitelio del surco, que está enfrente del diente sin estar en contacto con la superficie del esmalte.
- Epitelio de unión, que provee el contacto entre el diente y la encía.

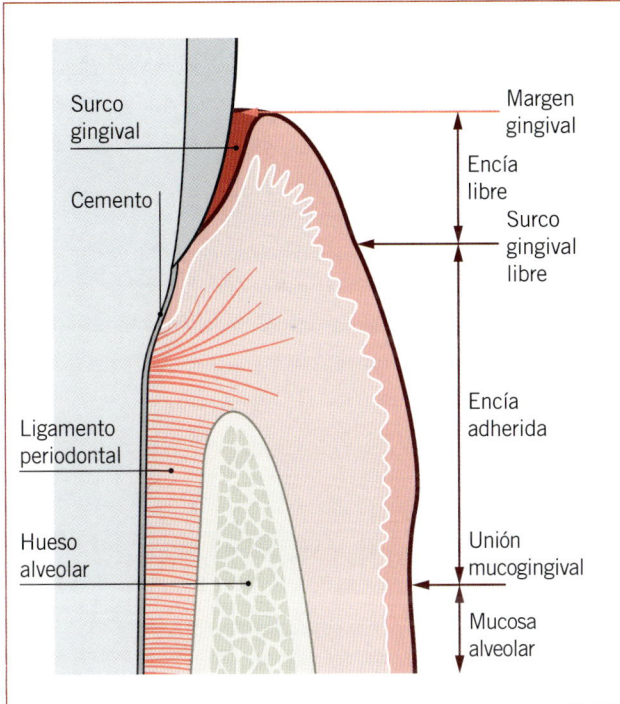

FIGURA 1.9. Esquema de los tejidos dentarios a nivel de la unión dentogingival.

Encía fija o adherida

La encía adherida es de textura firme, de color rosado y a veces presenta pequeñas depresiones en su superficie. Las depresiones, denominadas "punteado", le dan aspecto de "cascara de naranja". Está firmemente adherida al hueso subyacente y al cemento por fibras del tejido conjuntivo y, por esa razón, es comparativamente inmóvil con respecto al tejido suprayacente (mucosa oral) y es la continuación apical de la encía libre. Se extiende desde el surco gingival libre o marginal hasta la unión, línea o surco mucogingival que separa la mucosa masticatoria de la encía de la mucosa de revestimiento alveolar.

La anchura de la encía tiende a aumentar con la edad. Como la relación entre la unión mucogingival y el borde inferior de la mandíbula permanece inmóvil e invariable durante toda la vida, el progresivo aumento de anchura de la encía podría sugerir que los dientes erupcionan lentamente a lo largo de toda la vida, como resultado del desgaste oclusal.

Unión dentogingival

Su función es la de unir la encía al diente.

Cuando el esmalte del diente se ha desarrollado plenamente, las células productoras de esmalte (ameloblastos) reducen su altura, producen una lámina basal y forman, junto con células del epitelio externo del órgano del esmalte, el llamado epitelio dental reducido. La lámina basal (lámina de inserción epitelial) está en contacto directo con el esmalte. El contacto entre la lámina y las células epiteliales es mantenido por hemidesmosomas. El epitelio reducido del esmalte rodea la corona del diente desde el momento en que el esmalte mineraliza correctamente hasta que empieza la erupción dental.

Durante las últimas fases de la erupción dental, todas las células del epitelio reducido del esmalte son reemplazadas por un epitelio de unión. Este se continua con el epitelio bucal y provee la fijación entre el diente y la encía.

Al igual que el epitelio del surco y el epitelio bucal, el epitelio de unión se renueva continuamente mediante división celular de la capa basal. Las células migran hacia la base del surco gingival donde se desprenden.

La unión dentogingival está formada por dos epitelios:

1. El **epitelio del surco**, conocido también como vertiente dental de la encía libre o marginal, se continúa (sin que exista una división clara entre ambos epitelios) con el epitelio de la encía libre (en el borde gingival) y con el epitelio de unión (en sentido apical). Reviste al surco gingival, que es una depresión poco profunda que se extiende desde la superficie libre del epitelio de unión hasta el borde libre de la encía.

   Este epitelio es suprayacente al corion (tejido conjuntivo) y es de tipo plano estratificado no queratinizado o paraqueratinizado. Es semejante al epitelio de unión, aunque las células en el epitelio del surco están más próximas unas a otras y los espacios intercelulares no son tan amplios. La unión existente entre el epitelio del surco y el corion (tejido conjuntivo o lámina propia) es recta, es decir, carece de papilas (apapilar) (fig. 1.11).

2. El **epitelio de unión** une la encía con el diente a través de una membrana basal. Se extiende desde la región de la unión amelocementaria hasta el fondo del surco gingival, configurando un anillo alrededor del diente.

   Su función esencial es la **protección biológica**: se trata de una banda de epitelio que se fija alrededor del cuello de la corona clínica, conecta la encía a la superficie del esmalte y sella así el periodonto, protegiéndolo.

   Presenta un aspecto triangular, teniendo su base al fondo del surco gingival y su vértice a nivel de la unión amelocementaria.

   Es un epitelio plano estratificado no queratinizado unido por el lado interno (dental o adamantino) al esmalte a través de la lámina o membrana basal interna y por el lado externo al

Grupos de fibras gingivales

Los haces de fibras de colágeno de la encía están organizados en varios grupos:

- **Fibras circulares:** se extienden por la encía libre y circundan el diente en forma de manguito o de anillo, entrecruzándose con las fibras alveologingivales y dentogingivales.
- **Fibras dentogingivales:** están incluidas en el cemento de la porción supraalveolar de la raíz y se proyectan desde el cemento, en forma de abanico, hasta el tejido gingival de las superficies vestibular, lingual e interproximales.
- **Fibras dentoperiósticas:** están incluidas en la misma porción de cemento que las fibras dentogingivales, pero

se extienden en dirección apical sobre la cresta ósea vestibular y lingual y terminan en el tejido de la encía adherida.

- **Fibras transeptales o dentodentales:** se extienden entre el cemento supraalveolar de dientes contiguos. Están incluidas en el cemento de los dientes adyacentes.
- **Fibras alveologingivales:** se extienden desde la encía al periostio del hueso alveolar.

Las fibras dentogingivales y las circulares refuerzan la unión dentogingival (fig. 1.10).

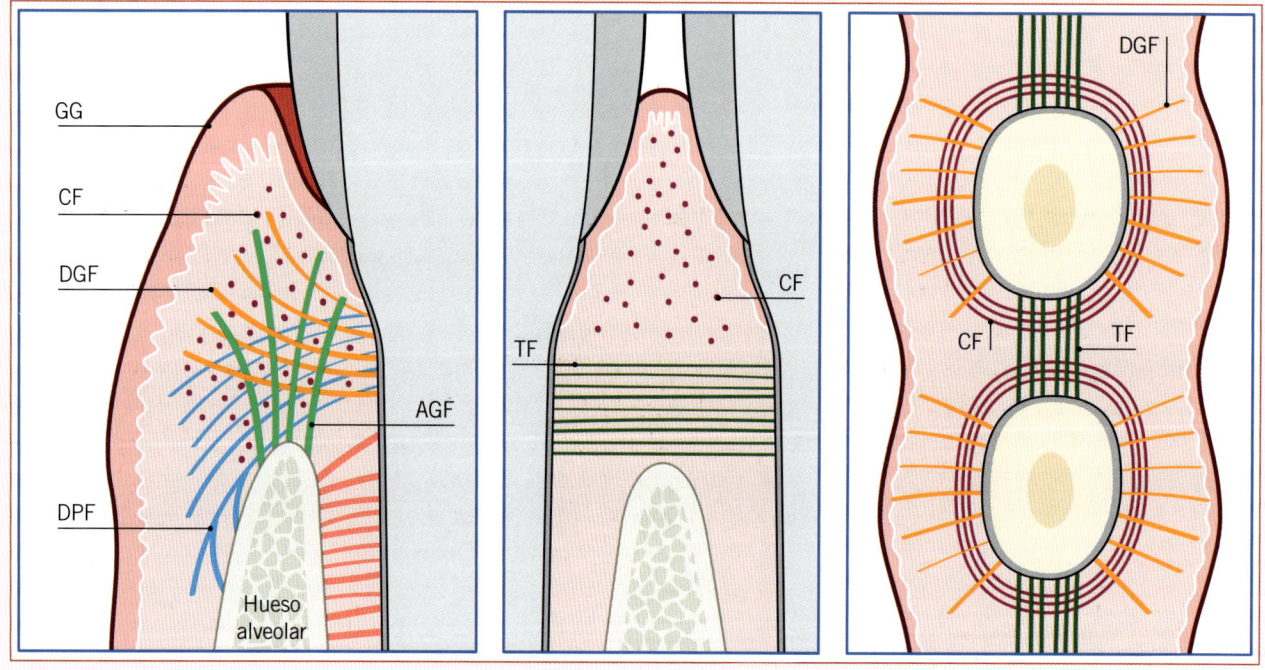

FIGURA 1.10. Dibujo esquemático que representa los grupos de fibras gingivales y dentogingivales. Fibras circulares (CF), fibras dentogingivales (DGF), fibras alveologingivales (AGF), fibras dentoperiósticas (DPF), fibras transeptales (TF) y línea de encía libre (GG).

tejido conjuntivo de la encía o corion a través de la lámina o membrana basal externa.

Contiene una población variable de células tanto en número (15-30 en su parte más ancha y 2-3 células en la unión amelocementaria) como en tipología. La población interna está formada por queratinocitos y la externa incluye macrófagos, linfocitos y monocitos. El número de células disminuye con la edad (fig. 1.12).

LIGAMENTO PERIODONTAL

El ligamento periodontal, junto con el cemento y el hueso alveolar, se originan al mismo tiempo que se forma la raíz, a partir de la capa celular interna del saco dentario. Estas tres estructuras constituyen una unidad funcional y evolucionan interrelacionada y coordinadamente durante toda la vida del diente.

Las fibras colágenas del ligamento periodontal se insertan por un lado en el cemento y por otro lado en el hueso que rodea el alvéolo, constituyendo la articulación alveolodentaria o dentoalveolar.

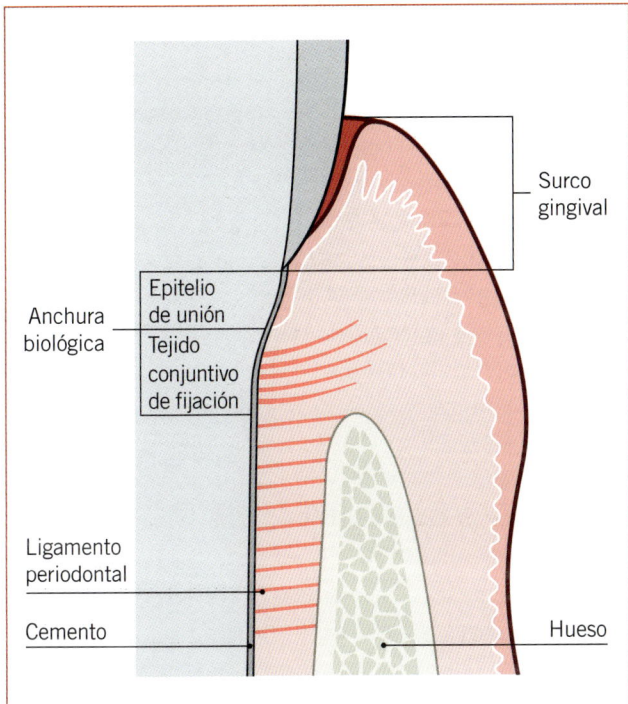

FIGURA 1.11. Unión dentogingival.

Histología del ligamento periodontal

El ligamento periodontal es una capa delgada de 0,15-0,22 mm de tejido conjuntivo fibroso, que por medio de sus fibras une el diente al hueso alveolar. Se ubica en el espacio periodontal, que está localizado entre la raíz dentaria y la lámina compacta periodontal del hueso alveolar llamada lámina dura.

El ligamento periodontal es un tejido blando altamente vascularizado y celular que rodea las raíces de los dientes y conecta el cemento radicular con la pared del alvéolo. En sentido coronal, el ligamento periodontal se continúa con la lámina propia de la encía y está delimitado respecto de ella por los haces de fibras colágenas que conectan la cresta ósea alveolar con la raíz.

Está formado por células, fibras, sustancia fundamental amorfa, vasos y nervios. Las células son muy abundantes: células formadoras (fibroblastos, osteoblastos y cementoblastos), células reabsortivas (osteoclastos y cementoclastos), células defensivas (macrófagos, mastocitos y eosinófilos), células epiteliales de Malassez y células madre ectomesenquimales. Las fibras que constituyen el ligamento periodontal son colágenas (las más frecuentes y de tipo I, III y V), oxitalánicas, reticulares y elásticas.

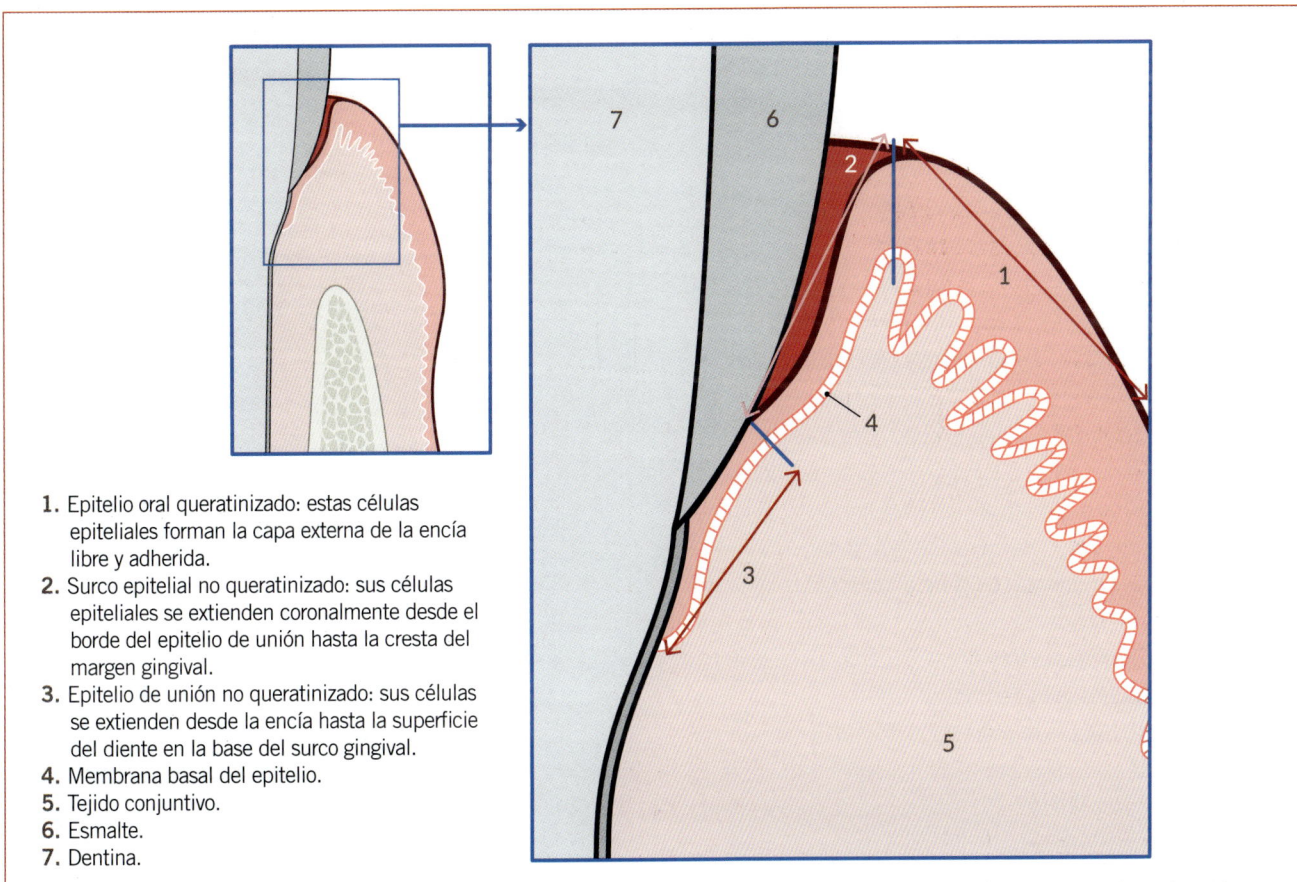

1. **Epitelio oral queratinizado:** estas células epiteliales forman la capa externa de la encía libre y adherida.
2. **Surco epitelial no queratinizado:** sus células epiteliales se extienden coronalmente desde el borde del epitelio de unión hasta la cresta del margen gingival.
3. **Epitelio de unión no queratinizado:** sus células se extienden desde la encía hasta la superficie del diente en la base del surco gingival.
4. **Membrana basal del epitelio.**
5. **Tejido conjuntivo.**
6. **Esmalte.**
7. **Dentina.**

FIGURA 1.12. Anatomía macroscópica de las tres áreas del epitelio gingival. Interfase con el tejido conjuntivo.

El espacio para el ligamento periodontal tiene forma de reloj de arena y su espesor es aproximadamente de 0,25 mm. La presencia de un ligamento periodontal permite que las fuerzas generadas durante la función masticatoria y otros contactos dentarios se distribuyan sobre la apófisis alveolar y sean absorbidas por esta mediante el hueso alveolar propiamente dicho. El ligamento periodontal también es esencial para la movilidad de los dientes. La movilidad dental está determinada en buena medida por el espesor, la altura y la calidad del ligamento periodontal.

Las funciones del ligamento periodontal son importantísimas.

Funciones del ligamento periodontal

- Anclaje: sostiene el diente dentro de su alvéolo.
- Transmisión: amortigua las fuerzas de oclusión, que son al final distribuidas al hueso.
- Soporte hidráulico: de naturaleza viscoelástica. No solo depende de las fibras, sino también del fluido extracelular (sustancia amorfa).
- Nutrición: vasos que nutren el cemento (zona cementógena) y alvéolo (zona osteógena) del órgano dentario.
- Sensorial somática y propioceptiva: los mecanorreceptores pueden identificar las más pequeñas fuerzas que se apliquen en los dientes y, conjuntamente con los propioceptores de los tendones y músculos masticatorios, permiten la regulación apropiada de las fuerzas y movimientos de masticación.

Grupo de fibras del ligamento periodontal

Las moléculas de colágeno (tropocolágeno) que forman las fibras se agregan entre sí en cuanto son secretadas, constituyendo las microfibrillas, que se agrupan en fibras que en el ligamento periodontal se disponen en haces definidos y presentan diferente orientación según las zonas del ligamento:

- Fibras principales: fibras con dirección definida (por demanda funcional) que se desarrollan en conjunción con la erupción del diente. Estas fibras se dirigen sin solución de continuidad desde el cemento hasta el hueso alveolar. Las fibras principales que están incluidas en el cemento se denominan fibras de Sharpey; tienen menor diámetro en el cemento que las incluidas en el hueso alveolar propiamente dicho y son más numerosas en el hueso que en el cemento. Las fibras de Sharpey constituyen el sistema de fibras extrínsecas (E) del cemento y son producidas por los fibroblastos

en el ligamento periodontal. El sistema de fibras intrínsecas (I) es producido por los cementoblastos y se compone de fibras paralelas al eje mayor de la raíz (fig. 1.13).
- Fibras secundarias: fibras dispuestas desordenadamente entre las principales.

Las fibras principales (fig. 1.14) se dividen en:
- Grupo crestoalveolar o fibras oblicuas ascendentes: se extienden desde la cresta alveolar hasta la zona inmediatamente inferior a la unión amelocementaria. Su función es evitar los movimientos de extrusión dentaria.
- Grupo horizontal o de transición: discurren en ángulo recto respecto al eje mayor de la raíz, desde el cemento hasta el hueso. Su función es resistir las fuerzas laterales y horizontales con respecto al diente (vestibulolingual y mesiodistal).
- Grupo oblicuo descendente: se disponen en dirección descendente desde el hueso alveolar hacia el cemento. Son las fibras más numerosas del ligamento, las más potentes y responsables de mantener al elemento dentario en su alvéolo. Su función es soportar el grueso de las fuerzas masticatorias y evitar los movimientos de intrusión.
- Grupo apical: se extienden desde la zona del cemento que rodea el foramen apical hacia el fondo del alvéolo. Su función es evitar los movimientos de lateralidad y extrusión y amortiguar los de intrusión.

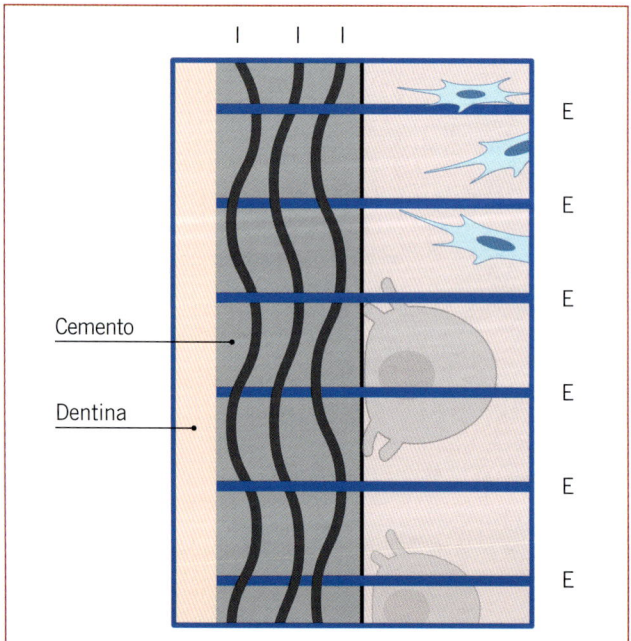

FIGURA 1.13. Fibras de Sharpey extrínsecas (E) producidas por los fibroblastos del ligamento periodontal. Fibras intrínsecas (I) producidas por los cementoblastos, que se disponen paralelas al eje mayor radicular.

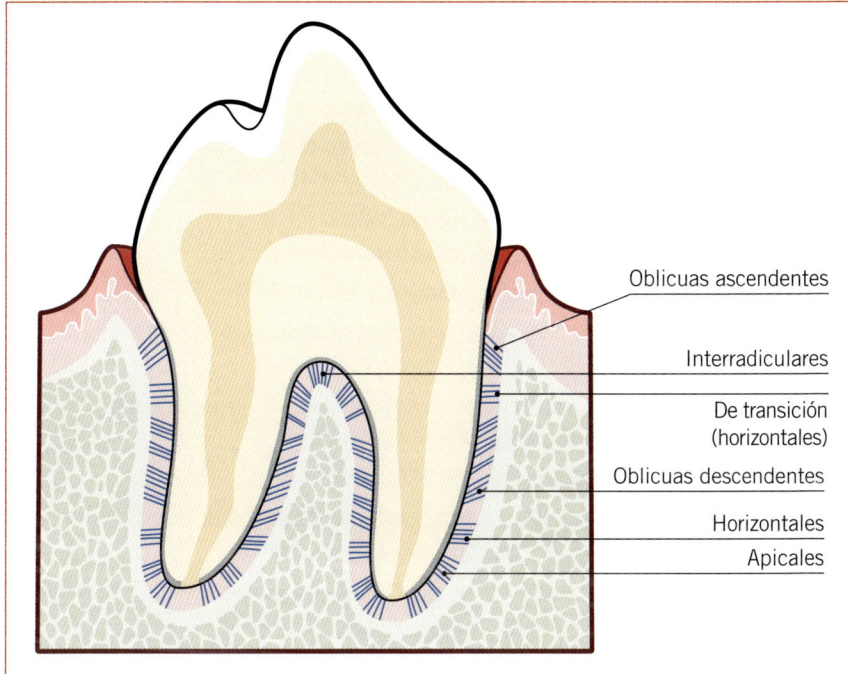

Oblicuas ascendentes

Interradiculares

De transición
(horizontales)

Oblicuas descendentes

Horizontales

Apicales

FIGURA 1.14. Grupo de fibras principales del ligamento periodontal.

■ Grupo interradicular: solo aparecen en dientes con más de una raíz. Sus fibras discurren desde la cresta del tabique interradicular hacia el cemento en forma de abanico. Su función es evitar los movimientos de lateralidad, extrusión y rotación.

Las fibras oxitalánicas son consideradas fibras elásticas inmaduras y siguen una dirección axial al diente, con un extremo en el hueso o cemento y el otro en la pared de un vaso sanguíneo o en el tejido conjuntivo que rodea las estructuras neurovasculares. Su función es sostener los vasos del ligamento y participar de forma directa o indirecta en el sistema mecanorreceptor del ligamento periodontal.

Las fibras reticulares y elásticas son escasas y se hallan formando parte de las paredes de los vasos que irrigan el periodonto.

CEMENTO

El cemento es un tejido conjuntivo mineralizado que cubre la dentina, aunque solo en la porción radicular. Cubre y protege la totalidad de la superficie radicular del diente desde el cuello anatómico hasta el ápice, aunque en ocasiones puede extenderse sobre el esmalte en la región cervical (casos de Choquet). Es muy similar al tejido óseo, pero muestra algunas diferencias, como que no está vascularizado, carece de inervación propia y de vasos linfáticos y no tiene la misma capacidad de remodelado y reabsorción del hueso.

A diferencia del hueso, el cemento no tiene periodos alternantes de reabsorción y aposición, sino que aumenta de espesor en el curso de la vida por depósito de nuevas capas. Durante este proceso de aposición gradual se mineraliza la porción de las fibras principales inmediatamente adyacentes a la superficie radicular. La mineralización se produce por depósito de cristales de hidroxiapatita, primero dentro de las fibras colágenas, después sobre la superficie de la fibra y finalmente en la matriz interfibrilar.

Propiedades físicas del cemento

■ **Dureza:** es menor que la de la dentina y el esmalte. En términos generales, la dureza del cemento es similar a la del hueso laminar, concordando las características fisicoquímicas y estructurales de ambos tejidos.
■ **Color:** presenta un color blanco nacarado, más oscuro y opaco que el esmalte, pero menos amarillento que la dentina.
■ **Permeabilidad:** es menos permeable que la dentina, pero más que el esmalte. Es mayor en el cemento celular (por conductillos calcóforos abiertos al exterior) y menor en el acelular.
■ **Radiopacidad:** es notablemente menos radiopaco que el esmalte y la dentina (menor grado de mineralización).

Se origina del ectomesénquima (saco embrionario), por inducción de la vaina epitelial de Hertwig. Su función principal es anclar las fibras del ligamento periodontal a la raíz del diente.

El cemento se relaciona con la dentina por su cara interna, con el ligamento periodontal por su cara externa, con el esmalte por su extremo coronario y con la pulpa dental por su extremo apical.

Está formado por un 46-50 % de materia inorgánica (cristales de hidroxiapatita, otros fosfatos cálcicos, carbonatos de calcio, sodio, potasio, hierro, magnesio y flúor), un 22 % de materia orgánica (fibras de colágeno tipo I) y un 30 % de agua.

Histología del cemento

El cemento está formado por elementos celulares: cementoblastos, cementocitos y otras células (cementoclastos, restos epiteliales de Malassez) y una matriz extracelular calcificada.

Los cementoblastos están adosados a la superficie del cemento del lado del ligamento periodontal (zona cementógena del periodonto) y son los responsables de la producción de los distintos tipos de cemento junto con células del ligamento periodontal (PDL) que revisten la superficie del cemento. Algunas de estas células quedan incorporadas en la sustancia cementoide, que después se mineraliza y se transforma en cemento. Las células que se incorporan en el cemento se denominan cementocitos. La presencia de cementocitos permite el transporte de nutrientes a través del cemento y contribuye a conservar la vitalidad de este tejido mineralizado.

En la histofisiología del cemento conviene conocer sus funciones, que son:

- Proporcionar un medio de retención por anclaje a las fibras colágenas del ligamento periodontal que fijan el diente al hueso alveolar: función primaria y básica ya que el cemento forma parte de la articulación alveolodentaria.
- Controlar la anchura del espacio periodontal: depósito continuo de cemento durante toda la vida del diente con las nuevas capas recubriendo a las anteriores funcionalmente envejecidas y permitiendo así un apropiado sistema de fijación.
- Reinserción de las fibras de Sharpey (fibras periodontales) durante los movimientos de erupción axial del diente.
- Reparar la superficie radicular: cuando una raíz sufre una fractura o reabsorción puede repararse por el depósito de nuevo cemento.
- Compensar el desgaste del diente por la atrición: para compensar el desgaste coronario que se produce con la edad, las raíces se alargan por cementogénesis en la zona del ápice del diente.

Tipos de cemento

Hay dos tipos de cemento: el cemento acelular o primario y el cemento celular o secundario.

El **cemento acelular o primario** comienza a formarse antes de que el diente erupcione, hasta que el diente llega a la oclusión con su antagonista. Se deposita lentamente, de manera que los cementoblastos que lo forman retroceden a medida que lo secretan, por lo tanto, no quedan células dentro del tejido. Se presenta predominantemente en el tercio cervical, pero puede cubrir la raíz entera con una capa muy delgada (50 µm) adyacente a la dentina. Esta formado principalmente por haces de fibras altamente mineralizadas, predominando las fibras extrínsecas, que resultan prácticamente indistinguibles de las fibras intrínsecas dispuestas apretadamente entre ellas. La proporción de fibras con respecto a la matriz amorfa aumenta desde el cuello hacia el ápice dental.

El **cemento celular o secundario** comienza a depositarse cuando el diente entra en oclusión y continúa depositándose durante toda la vida del elemento dentario (mecanismo de compensación del desgaste oclusal de los dientes). Debido a que se forma con mayor rapidez, algunos cementoblastos quedan incluidos en la matriz, transformándose en cementocitos (fig. 1.15).

En un diente adulto, el espesor es mayor en el ápice y en la zona interradicular. Este tipo de cemento celular se localiza por fuera del cemento acelular y posee mayor proporción de fibras intrínsecas (60 % del colágeno de la matriz) y se nutre por los vasos más cercanos al periodonto.

HUESO ALVEOLAR

Las apófisis alveolares forman parte del hueso maxilar y mandibular y no tienen un límite anatómico preciso entre la porción basal o cuerpo del maxilar o mandíbula y las apófisis alveolares propiamente dichas. Estas apófisis están compuestas por hueso que se forma tanto por células del folículo o saco dentario (hueso alveolar propiamente dicho) como por células que son independientes del desarrollo dentario. Junto con el cemento radicular y el ligamento periodontal, el hueso alveolar constituye el aparato de inserción del diente, cuya función principal consiste en distribuir y absorber las fuerzas generadas por la masticación y otros contactos dentarios.

En la porción del hueso alveolar que limita directamente con el alvéolo, las fibras periodontales y el cemento forman la articulación alveolodentaria o aparato de fijación del diente.

El hueso alveolar presenta una estructura histológica típica del tejido óseo. El hueso que reviste la pared de los alvéolos (hueso alveolar propiamente dicho) a menudo se continúa con el hueso compacto o cortical en las caras lingual y vestibular de la apófisis alveolar. El hueso de las caras vestibular y

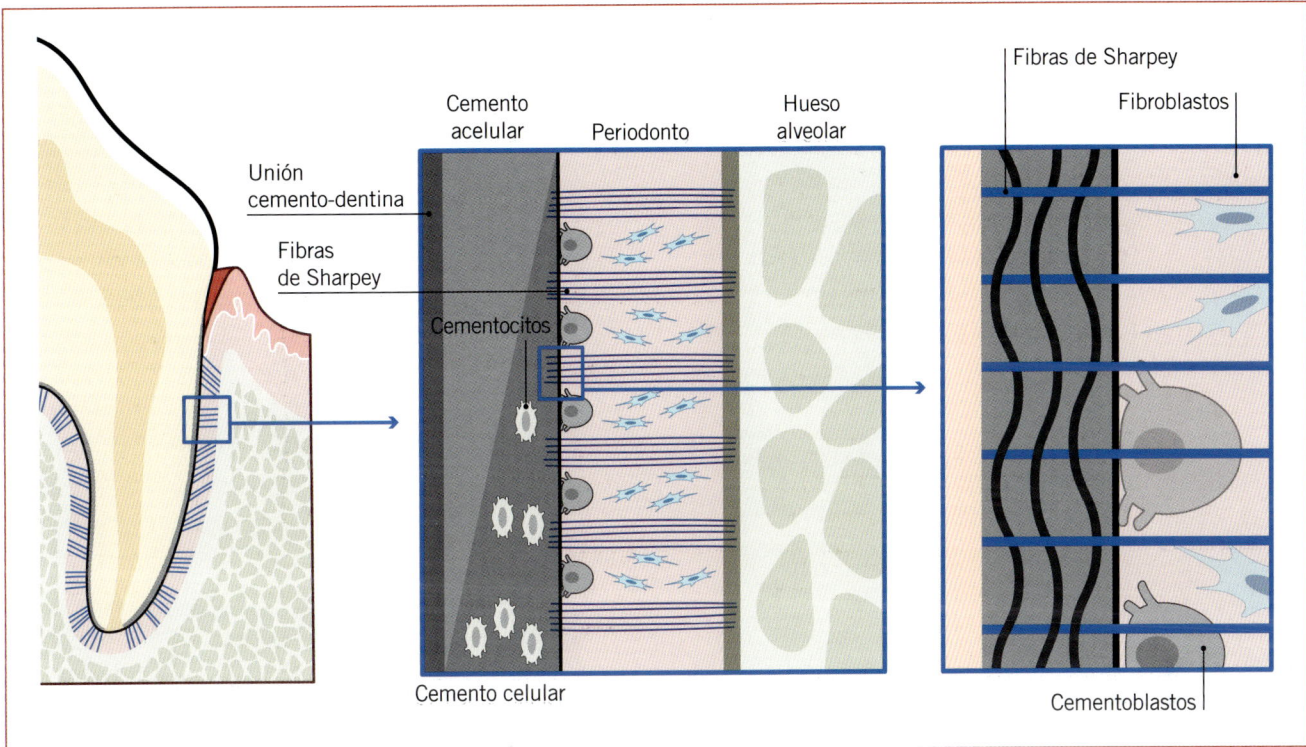

FIGURA 1.15. Tipos de cemento radicular.

lingual de la apófisis alveolar varía de espesor de una región a otra. En las regiones de incisivos, la tabla ósea vestibular de los dientes es mucho más delgada que en la cara lingual. En la región de los molares, el hueso es más grueso en la superficie vestibular que en la lingual.

En ocasiones, falta el recubrimiento óseo en la porción coronal de las raíces en la cara vestibular de los dientes superiores, por lo que se conforma la denominada **dehiscencia**. Cuando existe una parte de hueso en la porción más coronaria de dicha área, el defecto se describe como **fenestración**. Estos defectos ocurren a menudo cuando un diente es desplazado fuera del arco y son más frecuentes en los dientes anteriores que en los posteriores. En estos defectos, la raíz está cubierta solo por el ligamento periodontal y por el revestimiento gingival.

Con el propósito de unificar conceptos y de forma didáctica se establece una clasificación de las dehiscencias junto a otros defectos que pueden observarse en el hueso alveolar. Gracias a ella, dehiscencias, fenestraciones y lesiones periapicales pueden diagnosticarse de forma clara y diferencial (fig. 1.16).

En cada alvéolo podemos distinguir dos tipos de paredes o bordes alveolares:

- Las tablas alveolares libres (vestibular, palatina o lingual).
- Los tabiques alveolares, que pueden ser:
  - Interdentarios: cuando separan los alvéolos de dos dientes vecinos.
  - Interradiculares: si separan dos divertículos (raíces) de un mismo alvéolo.

En un corte vestibulolingual, las tablas alveolares y tabiques presentan una forma triangular, cuya base se continúa con el cuerpo del hueso maxilar o mandibular respectivo y cuyo vértice corresponde a la cresta alveolar (cerca del cuello dentario).

La vertiente que corresponde a la cara libre, denominada compacta o cortical perióstica, está constituida por tejido óseo compacto y revestida por periostio. La vertiente alveolar también está formada por tejido óseo compacto y se denomina cortical o compacta periodóntica, ya que está directamente relacionada con el ligamento periodontal. En el medio suele haber tejido óseo medular, trabecular o esponjoso (excepto a nivel de las crestas alveolares donde ambas compactas entran en contacto). La cresta alveolar y la cara compacta perióstica están tapizadas por la encía y la unión dentogingival.

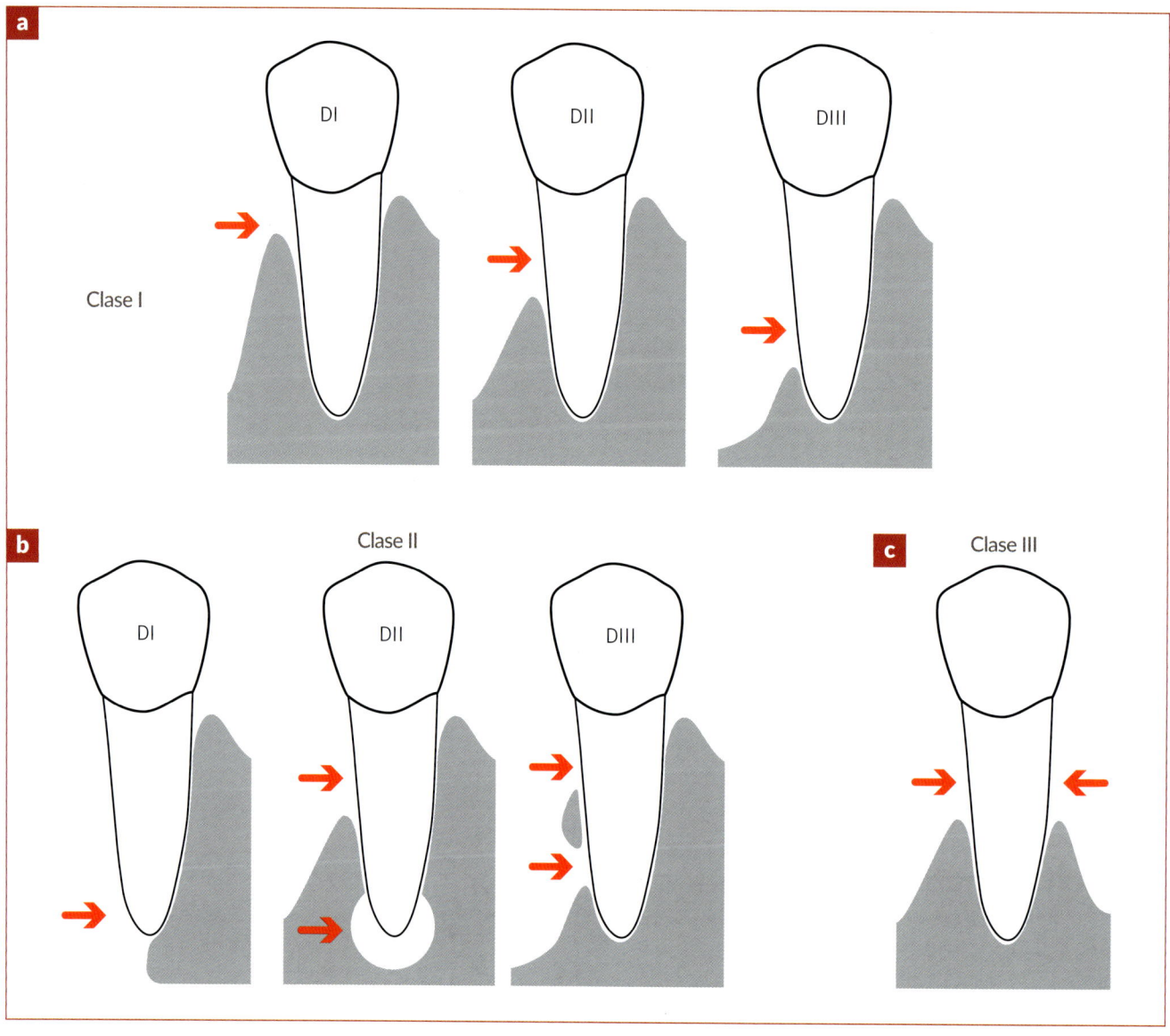

FIGURA 1.16. Estadios progresivos de afectación ósea alveolar, clasificados en tres clases (clase I, II y III) con sus distintos subtipos (DI, DII y DIII). El grupo a representa los defectos de hueso alveolar limitados a una única superficie radicular y apreciables desde la línea amelocementaria al ápice (clase I). Dependiendo del tercio afectado, encontraremos las subdivisiones del tercio coronal (DI), del tercio medio (DII) y del tercio apical (DIII). En relación con la clase II (grupo b), aquellas dehiscencias que abarcan toda la superficie radicular y el foramen apical son nombradas DI; las que incorporan una lesión periapical al defecto coronal son DII; y, por último, si existe un defecto óseo en el tercio apical, llamado fenestración, junto a la porción ósea coronal con dehiscencia, se denominan DIII. Por último, se describen las dehiscencias incluidas en la clase III (grupo c), donde ambas superficies (vestibular y lingual) están afectadas.

En la histofisiología del hueso alveolar, sus funciones son:

- Proporcionar los alvéolos para que el diente se aloje y se fije a ellos por medio de las fibras periodontales (articulación alveolodentaria).
- Resistir a las fuerzas que se generan por el contacto intermitente de los elementos dentarios.
- Proteger a los vasos y nervios que discurren por el hueso para el ligamento periodontal.

ETIOLOGÍA Y PATOGENIA DE LA ENFERMEDAD PERIODONTAL

INTRODUCCIÓN

Las enfermedades periodontales son infecciones causadas por microorganismos que colonizan la superficie dentaria en el margen gingival o por debajo de él. Se han identificado más

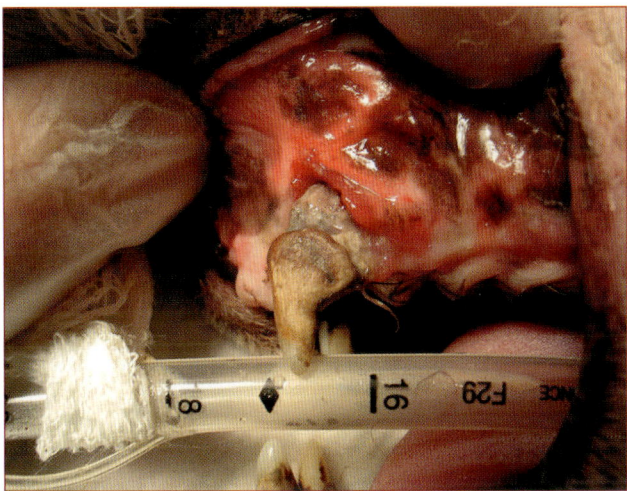

FIGURA 1.17. Enfermedad periodontal avanzada en el diente 204. Se observa una grave recesión gingival, acúmulo de placa bacteriana en la porción radicular y el extenso cálculo dental que recubre la totalidad de la corona dentaria.

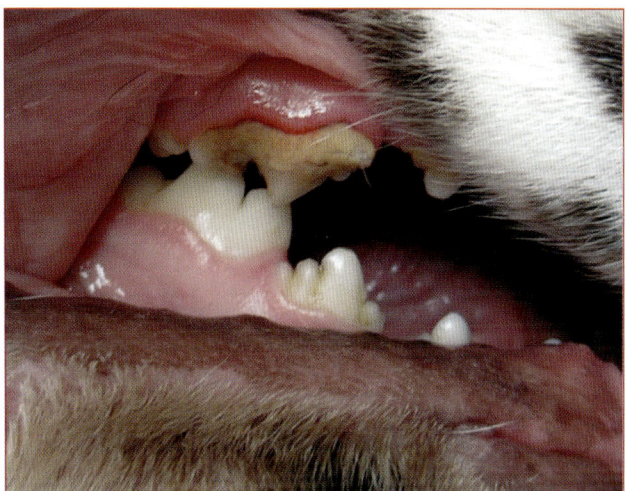

FIGURA 1.18. Gingivitis marginal con depósito moderado de cálculo dental en la superficie vestibular del diente 108.

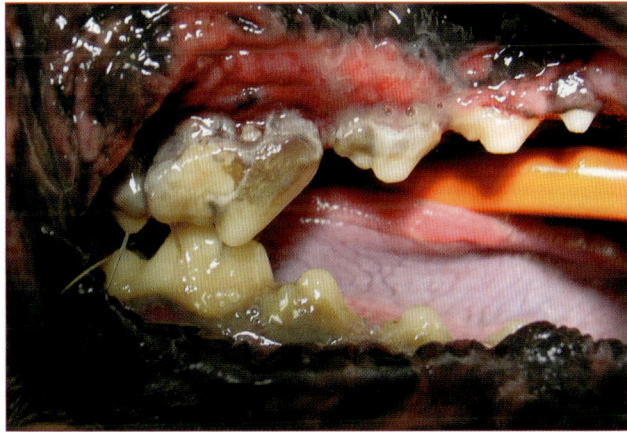

FIGURA 1.19. Periodontitis grave con recesión gingival, úlceras de decúbito en la mucosa oral del fondo de vestíbulo y lesión de furca en el diente 108 en un perro.

de 700 especies diferentes que pueden colonizar la boca y cada individuo puede albergar unas 150 especies distintas.

Aunque hay muchos factores asociados al desarrollo de la enfermedad periodontal, el agente etiológico desencadenante siempre es la placa bacteriana. Numerosas investigaciones han demostrado que la inflamación periodontal continuará mientras la encía esté expuesta a una biopelícula bacteriana y se resolverá tras su eliminación (fig. 1.17).

La enfermedad periodontal se describe en dos fases: gingivitis y periodontitis.

La **gingivitis** es la fase inicial y reversible del proceso de esta enfermedad, en la que la inflamación se limita a los tejidos gingivales (encía), pero no hay inflamación del ligamento periodontal, cemento ni del hueso alveolar. Esta gingivitis iniciada por las bacterias de la placa dental puede revertirse con una profilaxis dental profesional y unos cuidados posteriores en casa por parte del propietario del perro o gato (fig. 1.18).

La **periodontitis** es la fase posterior del proceso de la enfermedad y se define como una enfermedad inflamatoria de los tejidos de soporte más profundos del diente (ligamento periodontal y hueso alveolar) causada por microorganismos (fig. 1.19).

PLACA DENTAL

En la cavidad oral, los depósitos bacterianos reciben el nombre de placa dental o placa bacteriana.

En 1 mm³ de placa dental puede haber hasta 10^8 microorganismos.

McHugh, en 1970, definió la placa dental como una masa formada por una serie de microorganismos aglutinados en un hábitat común y contenidos por una sustancia microbiana o matriz intermicrobiana que los une y los adhiere a la superficie del diente.

La flora bacteriana oral es muy compleja, permanece relativamente constante y varía en función de:

- La edad.
- Presencia o ausencia de dientes.
- Caries o enfermedad periodontal.
- Higiene dental.
- Factores genéticos.

Los experimentos clásicos sobre periodontitis han demostrado que la acumulación de bacterias en los dientes induce en los tejidos gingivales una respuesta inflamatoria reproducible. Esto indica que se produce una relación causa-efecto entre placa e inflamación, desapareciendo la reacción inflamatoria al eliminar mecánicamente la placa bacteriana.

La gravedad de la enfermedad periodontal dependerá tanto de la cantidad total de bacterias acumuladas como del tipo de microorganismos presentes en la placa bacteriana.

La placa dental o bacteriana puede tener dos localizaciones: **supragingival,** que es la que está localizada en la corona clínica del diente (fig. 1.20), y la **subgingival**, que es la que está debajo del margen gingival, entre la encía y el diente (fig. 1.21).

Las diferencias en la flora bacteriana supragingival y subgingival son debidas en parte a la disponibilidad local de productos hemáticos, a la profundidad de la bolsa, al potencial de oxidorreducción y a la presión parcial de oxígeno (pO_2).

La placa subgingival no es visible a simple vista, a no ser qué se haga una exploración dental. Se asemeja a la placa supragingival, pero los microorganismos predominantes son distintos, destacando cocos grampositivos y negativos, bacilos, microorganismos filamentosos y espiroquetas. A medida que se va acumulando y aumentando, va destruyéndose el epitelio de unión entre la encía y el diente. La composición de esta placa puede variar dependiendo de muchos factores, pues hay cuatro nichos ecológicos subgingivales que pueden ser colonizados por bacterias, como son la superficie del diente, el medio líquido del exudado gingival (líquido gingival), la superficie de las células epiteliales y la porción superficial del epitelio de la bolsa (epitelios histológicamente distintos).

> **Casi todas las bacterias poseen la capacidad para adherirse a las superficies dentales. Esta situación depende de varios factores, como la superficie que se va a colonizar, los microorganismos y el medio líquido.**

Cuando se realiza una profilaxis dental y un posterior pulido dental en un perro o gato, inmediatamente después de este tratamiento (a los pocos minutos), hay macromoléculas hidrofóbicas que comienzan a adherirse a la superficie del diente para formar una película adecuada, denominada **película adquirida**. Esta película está compuesta de una variedad de glucoproteínas salivares y anticuerpos, pero no tiene bacterias. La película adherida altera la carga y la energía libre de la superficie dental, favoreciendo la adhesión de las bacterias. Cuando las bacterias colonizan esta película adquirida, es cuando ya se denomina **placa bacteriana o dental**. Algunas bacterias se adhieren mediante polímeros extracelulares y fimbrias en el momento que entran en contacto con la película adherida, pero otras necesitan mayor tiempo de exposición para lograr adherirse. La masa bacteriana aumenta progresivamente debido a varios factores como:

- La proliferación continua de los microorganismos ya adheridos.
- La adhesión de nuevas bacterias que necesitan de las anteriores (productos de fermentación).
- La síntesis de polímeros extracelulares.

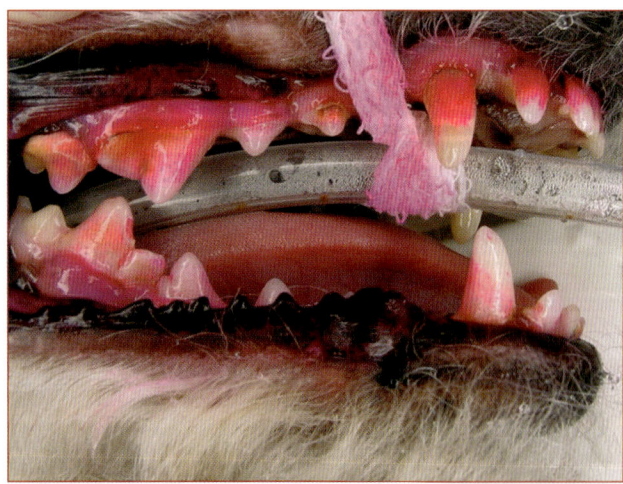

FIGURA 1.20. Placa y cálculos supragingivales visibles con un revelador de placa dental a base de eritrosina.

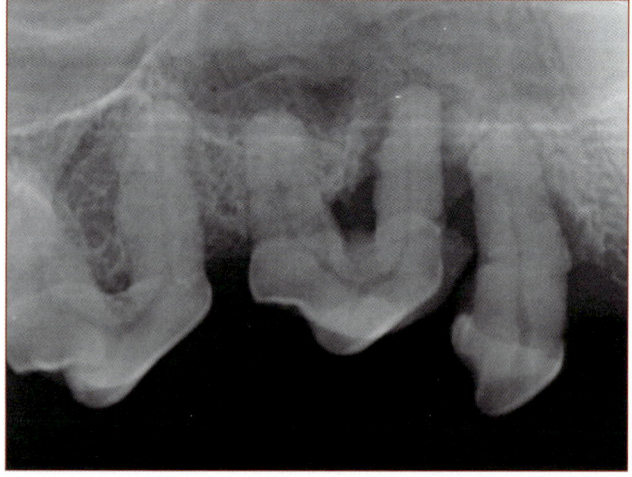

FIGURA 1.21. Radiografía intraoral periapical de los dientes 105, 106 y 107. Se aprecia en el diente 106 la pérdida de hueso alveolar horizontal por enfermedad periodontal crónica y cálculos subgingivales en la porción mesial del diente.

A medida que las bacterias van colonizando la película adquirida, se van modificando el tipo de bacterias y el espesor de la placa. Se ha descrito la secuencia o cronología de colonización bacteriana de la placa en cuatro fases:

1. Colonización primaria: ocurre las primeras 12 horas y predominan los cocos grampositivos facultativos.
2. Colonización secundaria: tiene lugar a las 24 horas. En esta fase permanecen los estreptococos de la colonización primaria y aparecen bacilos grampositivos, sobre todo del género *Actinomyces*.
3. Colonización terciaria: ocurre a las 48 horas. Sobre los bacilos grampositivos van adhiriéndose bacterias gramnegativas que necesitan de las bacterias anteriores para adherirse. Predominan *Fusobacterium* spp., *Prevotella intermedia* y se adhieren de nuevo bacterias del género *Actinomyces*.
4. Colonización tardía: es la última colonización y se instaura cuando han pasado más de 48 horas. Predominan las bacterias *Porphyromonas gingivalis* y algunas especies del género *Capnocytophaga*.

Al aumentar la masa bacteriana, aumenta su espesor, diferenciándose distintas capas según el nivel de oxígeno. Las condiciones de anaerobiosis total se dan en las capas más profundas de los depósitos y de esta forma se genera un gradiente de oxígeno. El oxígeno va a determinar el tipo de bacterias de cada capa de la masa (fig. 1.22).

Las bacterias de la placa dental están inmersas en una matriz intermicrobiana o matriz dental que constituye el 25 % del volumen de la placa. Está formada por saliva, exudado gingival, glúcidos, bacterias muertas o en degeneración, productos de desecho de las bacterias, minerales y lípidos.

La cantidad de saliva presente en la placa dental más profunda también va disminuyendo y con ella muchos de los nutrientes según vayamos profundizando en la masa bacteriana. Esto genera un **gradiente decreciente de nutrientes**, los cuales provienen de la dieta y son la fuente de alimento para las bacterias de la placa supragingival. Según vayamos profundizando en la bolsa periodontal, los nutrientes provendrán de los tejidos periodontales y de la sangre. Serán las propias bacterias las que produzcan unas enzimas hidrolíticas con las que degradar las macromoléculas complejas del hospedador a péptidos y aminoácidos simples. La heterogeneidad de la placa aumenta con el tiempo, a medida que van cambiando las condiciones ecológicas de la misma.

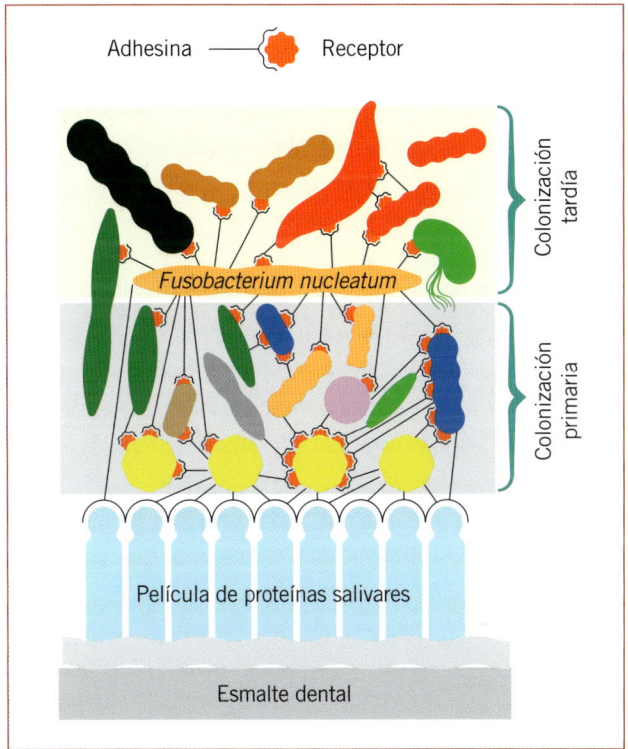

FIGURA 1.22. Proceso de formación de la biopelícula dental. Este proceso sigue una pauta de colonización llamada sucesión autogénica, en la que los propios microorganismos inducen cambios físicos y químicos locales, que a su vez modifican la placa bacteriana. La colonización bacteriana se inicia con la formación de una película de proteínas salivares (albúmina, glucoproteínas, proteínas ricas en prolina ácida, mucinas, etc.) sobre el esmalte dental, a la que rápidamente se adhieren por especificidad bacilos y cocos grampositivos como *Streptococcus sanguis, Streptococcus oralis, Streptococcus mitis* y *Actinomyces viscosus*, produciéndose la colonización primaria. Después de la adhesión y multiplicación de los colonizadores primarios, parece que la especie *Fusobacterium nucleatum* actúa como puente de agregación entre los primeros colonizadores y otras especies microbianas de colonización tardía. A medida que la placa aumenta de grosor, la concentración de oxígeno en las zonas más profundas se reduce, por lo que las bacterias aerobias van desapareciendo de esta zona, siendo sustituidas por otras con un potencial de oxidorreducción más bajo. De este modo, los microorganismos aerobios se localizan en las zonas más superficiales de la biopelícula, los anaerobios estrictos o menos aerotolerantes en la zona más profunda y los estreptococos en cualquier lugar de la misma (adaptado de Dentaid Research Center, https://www.perioexpertise.es/enfermedades-encias/biofilm-dental-formacion).

CÁLCULO DENTAL

El cálculo dental es el producto de la mineralización de la placa dental bacteriana. Su color es variable desde blanco cremoso, amarillo oscuro hasta marrón, siendo este último color el más frecuente y es debido a la tinción del cálculo con sangre y líquido gingival. Tiene una dureza moderada y se suele formar en la zona de excreción de las glándulas salivares.

Al igual que la placa dental, hay cálculos subgingivales y supragingivales. El **cálculo subgingival** solo se puede detectar en una exploración dental o mediante radiografías intraorales (fig. 1.23) y es muy frecuente en las bolsas periodontales, extendiéndose desde la unión amelocementaria hasta cerca del fondo de la bolsa, favorecido por el exudado inflamatorio de la bolsa periodontal. Por esta razón, podemos afirmar que el cálculo subgingival es un producto secundario de la infección periodontal o periodontitis, pero no la causa.

La adhesión tan fuerte que existe entre el cálculo subgingival y el diente es debida a que la película dental que está por debajo de la placa bacteriana también se mineraliza, produciéndose un íntimo contacto placa-esmalte, placa-cemento o placa-dentina. Es por esto por lo que, si se encuentran irregularidades en las superficies radiculares, la eliminación de este cálculo dental subgingival será mucho más difícil sin lesionar parte de los tejidos duros.

El cálculo dental siempre está cubierto por una capa de placa no mineralizada, por lo que nunca habrá un contacto directo entre tejidos blandos y el depósito de cálculo. No hay suficientes estudios que demuestren hasta qué punto la superficie

rugosa del cálculo puede ser perjudicial para los tejidos blandos que están en contacto con él (encía, mucosa oral, labial y lengua). Pero sí se conoce que, de por sí, esta superficie rugosa no es suficiente para iniciar una gingivitis.

Se ha demostrado que el cálculo dental esterilizado en autoclave puede ser encapsulado por tejido conjuntivo sin producir inflamación ni formación de abscesos. Estos estudios demuestran que el cálculo es un factor causal secundario. En otros estudios se eliminó la capa de placa no mineralizada en contacto con el cálculo, provocando la curación de las lesiones periodontales. En varios estudios se le daba mucha importancia a la eliminación de la placa supragingival para evitar la posterior colonización del cálculo subgingival.

Resumiendo, podemos afirmar que el cálculo dental es un factor etiológico secundario de la periodontitis, confirmándose que actúa como un factor retentivo de placa bacteriana y que debe ser eliminado tanto supragingival como subgingivalmente para lograr una terapéutica periodontal correcta y una profilaxis adecuada.

FACTORES PREDISPONENTES DE LA ENFERMEDAD PERIODONTAL

En la aparición y desarrollo de la enfermedad periodontal hay factores predisponentes dependientes del hospedador, como el componente genético del individuo, factores ambientales, enfermedades y factores geográficos.

Los factores del hospedador repercuten sobre la iniciación y la velocidad de progresión de las enfermedades periodontales, e incluyen:

- Defectos en la cantidad o la función de los leucocitos polimorfonucleares.
- Respuestas inmunitarias mal reguladas.
- Animales que conviven en estrecha relación y espacios cerrados con personas fumadoras activas, por la acción de la nicotina, aunque no hay suficientes estudios.
- La dieta.
- Enfermedades sistémicas.

Existen otros factores predisponentes del hospedador dentro de la cavidad oral, además de la presencia de cálculo dental, que aumentan la acumulación de placa y, por tanto, favorecen la enfermedad periodontal. El más importante es la rugosidad de la superficie dental (especialmente en la zona subgingival).

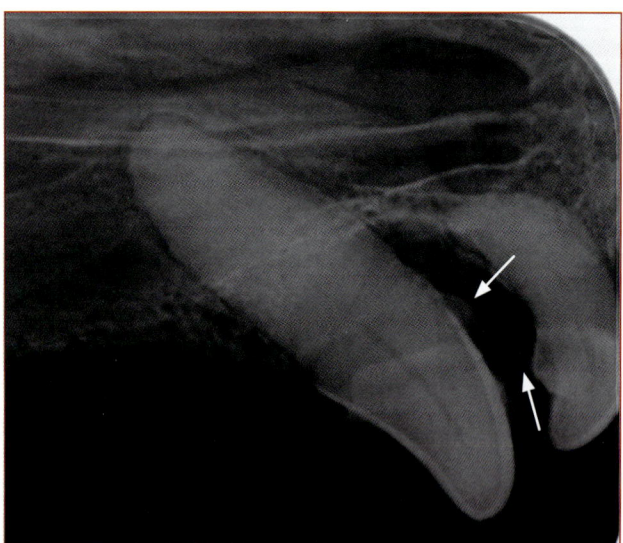

FIGURA 1.23. Radiografía intraoral de los dientes 103 y 104. Se aprecian los cálculos subgingivales en la unión amelocementaria de la porción mesial de la raíz del 104 y en la porción distal del 103 (flechas).

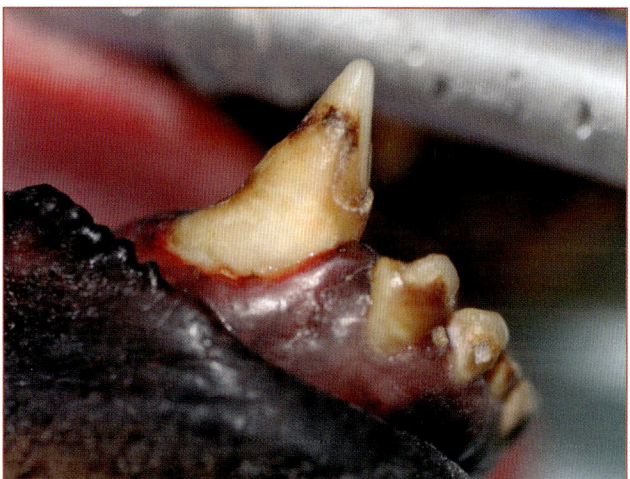

FIGURA 1.24. Amelogénesis imperfecta generalizada en los dientes anteriores inferiores. Las alteraciones en la formación del esmalte hereditarias como la amelogénesis imperfecta son un factor predisponente para la enfermedad periodontal.

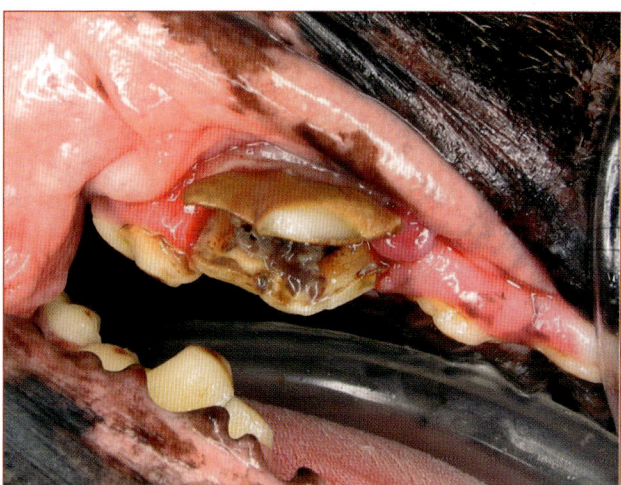

FIGURA 1.25. Fractura coronorradicular complicada del diente 108 de etiología traumática. Las fracturas dentales son un factor predisponente para la enfermedad periodontal.

Esta rugosidad dental puede ser secundaria a anomalías del desarrollo dental hereditarias (fig. 1.24) o adquiridas (como la displasia del esmalte o la hipomineralización del esmalte) o a traumatismos dentales como atrición, erosión, abrasión o fracturas (fig. 1.25).

Además, no debe olvidarse que las lesiones iatrogénicas (como restauraciones dentales deficientes, la falta de pulido o un pulido inadecuado tras una profilaxis dental) pueden tener un efecto negativo significativo en la enfermedad periodontal. Estos problemas suelen poder solucionarse con una restauración y/o un pulido correctamente realizados. Otro factor predisponente importante es la presencia de recesión gingival, que aumentará el depósito del cálculo dental, ya que el cemento expuesto es más áspero que el esmalte (fig. 1.26).

Las alteraciones oclusales, como el apiñamiento dental, también pueden alterar la capacidad de limpieza natural de los dientes por el deslizamiento de los labios al tragar o por efecto de la lengua, produciéndose un aumento de la acumulación de placa. También se ha demostrado que la persistencia de dientes deciduos o temporales (fig. 1.27) predispone a la enfermedad periodontal, en parte debido al apiñamiento resultante, que disminuye la capacidad de limpieza natural (como se ha indicado anteriormente), y porque el diente temporal comparte el mismo cuello gingival que el diente permanente emergente, por lo que no permite el desarrollo normal del tejido de inserción periodontal.

Por último, los cuerpos extraños gingivales, como el material vegetal (espigas, semillas) o el pelo (sobre todo en razas braquicéfalas donde se acumula mucho en la unión mucogingival del

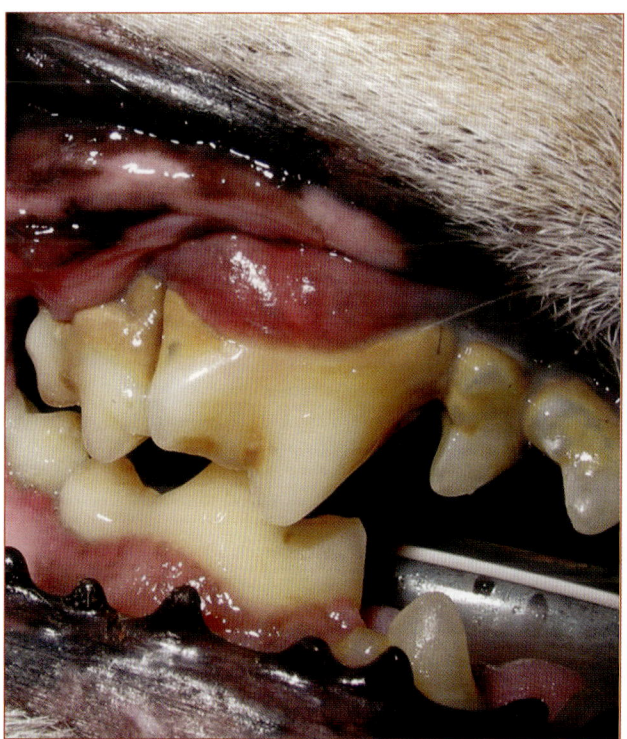

FIGURA 1.26. Recesión gingival en la raíz distal del diente 108 y en la raíz mesiovestibular del diente 109. Las recesiones gingivales son un factor predisponente para la enfermedad periodontal.

labio superior), provocan una rápida aparición y progresión de la enfermedad periodontal (fig. 1.28).

Otro de los factores que se ha identificado que exacerba la enfermedad periodontal es la aplicación de radioterapia para el tratamiento del cáncer oral en humanos y perros. Se ha

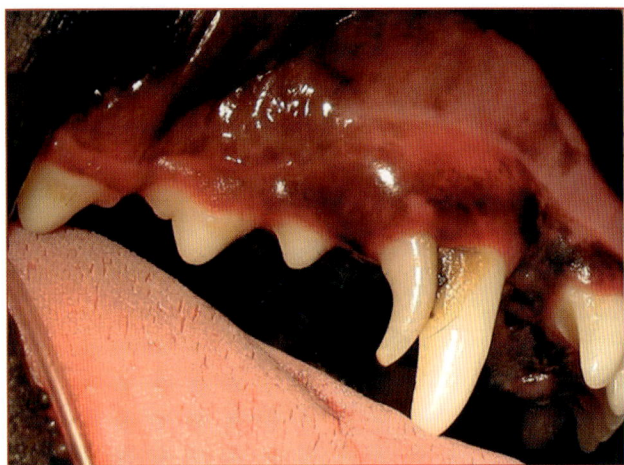

FIGURA 1.27. Persistencia del diente primario o deciduo 504. La persistencia de dientes primarios o el apiñamiento son factores de riesgo para la enfermedad periodontal.

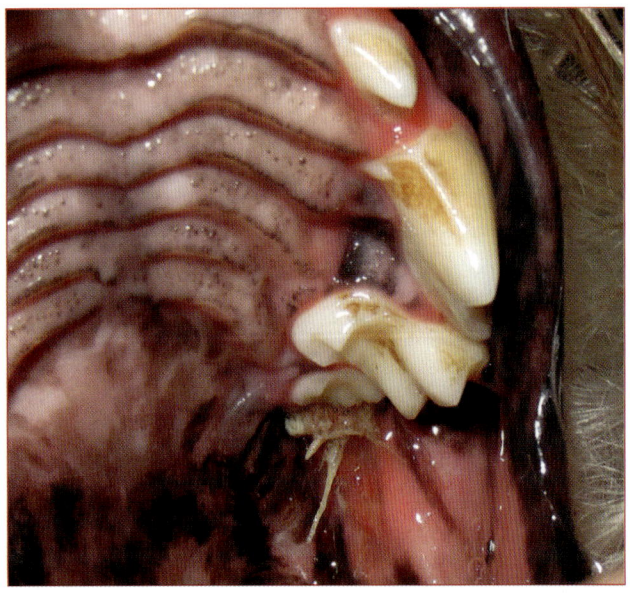

FIGURA 1.28. Cuerpo extraño vegetal (espiga) clavado en la encía y mucosa distal al diente 210. Los cuerpos extraños alojados o clavados en la cavidad oral predisponen al desarrollo de la enfermedad periodontal.

constatado, al mismo tiempo, que existe una mayor incidencia de complicaciones quirúrgicas (por ejemplo, osteorradionecrosis) en los lugares previamente irradiados. Por lo tanto, en estos casos debemos ser muy prudentes y cuidadosos, y tratar cualquier enfermedad o infección oral antes de iniciar la radioterapia. Aunque este tipo de terapia sigue siendo relativamente poco frecuente en veterinaria, su aplicación está aumentando y la enfermedad periodontal debe tenerse en cuenta al iniciar estas formas de radioterapia.

MICROBIOLOGÍA DE LA ENFERMEDAD PERIODONTAL

Las enfermedades periodontales son infecciones causadas por microorganismos que colonizan la superficie dentaria en el margen gingival o por debajo de él.

Las relaciones entre la flora microbiana y su hospedador son, en términos generales, benignas, y no es frecuente el daño de las estructuras periodontales de sostén o soporte dentario. En ocasiones, un subgrupo de especies se introduce en este tejido periodontal, proliferando en exceso, o adquieren nuevas propiedades que originan la destrucción del periodonto. El desequilibrio resultante puede corregirse espontáneamente o con la aplicación de medidas terapéuticas.

Cuando las bacterias responsables de la periodontitis se multiplican y desarrollan en la compleja biopelícula (*biofilm*) que se forma en las superficies expuestas de los dientes, se mantienen protegidas dentro de esta, reforzándose sus propiedades metabólicas. La mayoría de las veces los agentes etiológicos de la enfermedad periodontal son integrantes de la flora microbiana autóctona y, por consiguiente, estas infecciones se podrían considerar endógenas.

Ante la ausencia de una higiene oral eficaz, se producirá una inflamación gingival y del tejido conjuntivo de soporte. Esta inflamación conducirá a la destrucción de los tejidos blandos y óseos y, finalmente, a la pérdida de los dientes.

La composición bacteriana de la placa y los fluidos gingivales en perros, y con menor frecuencia en los gatos, se ha estudiado durante muchos años.

En el estudio de los microorganismos patógenos etiológicos de las enfermedades periodontales se establecieron, hace muchos años, los criterios para definir un patógeno periodontal, según los postulados de Koch:

1. El microorganismo debe encontrarse y aislarse en un cultivo puro en el lugar de la enfermedad y en todos los casos de pacientes enfermos.
2. El agente infeccioso no debe ser aislado de casos de otras formas de enfermedad o sin patología.
3. El microorganismo cultivado debe causar la enfermedad cuando se introduce en un hospedador sano; y debe volverse a aislar del hospedador experimental inoculado y enfermo e identificarse como idéntico al agente causal específico original.

Como la biopelícula de la placa dental es una mezcla compleja de bacterias, es imposible aplicar todos los postulados de

Koch para demostrar la patogenicidad de una especie concreta. Por esta razón, estos postulados han sido ampliados y en parte sustituidos por los postulados de Socransky, que introdujo los conceptos de asociación, eliminación, respuesta del hospedador, factores de virulencia y modelos animales.

Postulados de Socransky

- **Asociación:** este concepto determina que las especies deben hallarse con mayor frecuencia y en mayor número en casos de infección que en individuos sin enfermedad o con formas diferentes de enfermedad.
- **Eliminación:** la eliminación de una especie debe acompañarse de una remisión paralela de la enfermedad.
- **Respuesta del hospedador:** se refiere a la respuesta inmunitaria. El hospedador produce anticuerpos o una respuesta inmunitaria celular específicamente dirigida contra esa especie patógena.
- **Factores de virulencia:** el agente debe poseer factores de virulencia que sean relevantes para el inicio y la progresión de la enfermedad.
- **Modelos animales:** la patogenicidad del agente en un modelo animal debe proporcionar pruebas concluyentes de que puede causar periodontitis.

El cultivo y la identificación de las bacterias en muestras de fluidos gingivales, actualmente, es una tarea difícil debido a la complejidad y variedad de las especies presentes. El cambio en los componentes de la biopelícula dental, desde el estado de salud gingival hasta que la encía adquiere algún grado de enfermedad periodontal, puede evaluarse mediante la técnica de hibridación en damero (*checkerboard*) ADN-ADN. Mediante esta técnica, y reconociendo que los patógenos periodontales no se desarrollan sin un entorno microbiano apropiado, los microrganismos periodontales se han identificado en "grupos" de organismos orales asociados con determinados estados de enfermedad en la especie humana.

Muchos de los microorganismos reconocidos como periodontopatógenos humanos se han aislado de muestras gingivales de perros y gatos, y en un estudio en el que se utilizó un panel de pruebas de ADN-ADN humano en muestras de perros, se ha demostrado que esta técnica es aplicable en la especie canina. Sin embargo, suponer que todos los periodontopatógenos humanos son también periodontopatógenos en los perros y gatos es una afirmación que precisa de muchos más estudios, pues hay factores importantes diferenciadores como los distintos valores del pH del medio oral (6,5-7 en humanos y 7,5-8 en perros y gatos), la distinta respuesta inmunitaria del hospedador y la dieta que consumen. En numerosos estudios en perros y gatos, se han identificado los siguientes microorganismos responsables de enfermedad periodontal:

- *Bacteroides denticanum.*
- *Porphyromonas cangingivalis.*
- *Porphyromonas canoris.*
- *Porphyromonas cansulci.*
- *Porphyromonas denticanis.*
- *Porphyromonas endodontalis.*
- *Porphyromonas gingivalis.*
- *Porphyromonas gulae.*
- *Porphyromonas salivosa.*
- *Prevotella intermedia* (*Bacteroides intermedius*).
- *Tannerella forsythensis* (*forsythia*).
- *Campylobacter rectus.*
- *Peptostreptococcus anaerobius.*
- *Peptostreptococcus micros.*
- *Streptococcus constellatus.*
- *Treponema denticola.*

Las espiroquetas (*Spirochaetes o Spirochaetota*) son bacterias gramnegativas alargadas, enrolladas helicoidalmente y casi todas unicelulares, que se encuentran en grandes cantidades en las muestras gingivales de perros con enfermedad periodontal. Sin embargo, aunque cumplen los criterios epidemiológicos para ser reconocidas como posibles patógenos periodontales, no hay estudios suficientes para demostrar su papel patógeno en perros y gatos debido a la dificultad de cultivo laboratorial de estos organismos.

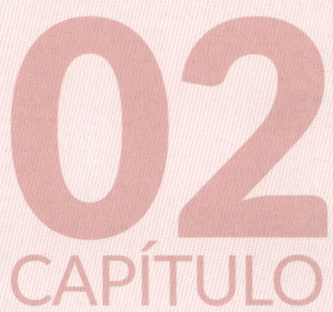

02
CAPÍTULO

PROGRESIÓN DE LA ENFERMEDAD PERIODONTAL

Juan Ignacio Trobo Muñiz, Alejandra Trobo Montoliu, Fidel San Román Ascaso, Jesús M.ª Fernández Sánchez, M.ª Carmen Herranz Sorribes

GINGIVITIS

Juan Ignacio Trobo Muñiz, Alejandra Trobo Montoliu

INTRODUCCIÓN

La enfermedad periodontal se describe principalmente en dos etapas: gingivitis y periodontitis.

La gingivitis es la etapa inicial y reversible de la enfermedad periodontal y se define como cualquier inflamación que se limita a la encía. Esta inflamación viene ligada al depósito de placa bacteriana y son varios los estudios que demuestran que mientras exista una biopelícula bacteriana, la inflamación persistirá hasta que no sea eliminada.

Debemos tener en cuenta que la gingivitis (fig. 2.1) se trata de una fase previa y que acompaña a la periodontitis, pero no todos los casos de gingivitis derivan en periodontitis.

Para poder determinar la alteración o patología de la encía es necesario conocer sus características normales. El tejido gingival normal debe presentar un color rosa coral (en el caso de no mostrar tinciones melánicas o de otra etiología) (fig. 2.2), bordes delgados con una superficie lisa y regular, y no deben observarse placa ni cálculos (fig. 2.3).

En odontología humana, cuando no existe gingivitis se clasifica como índice gingival 0, pero, en odontología veterinaria, las *Guías Dentales de la Asociación Mundial de Veterinarios de Pequeños Animales* clasifican como clínicamente normal con la abreviatura PD0 (PD y cero) cuando la inflamación gingival o la periodontitis no son clínicamente evidentes.

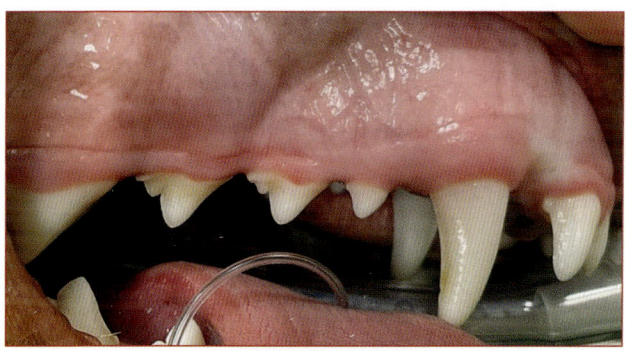

FIGURA 2.2. Tejido gingival normal. Sin inflamación, placa o cálculo.

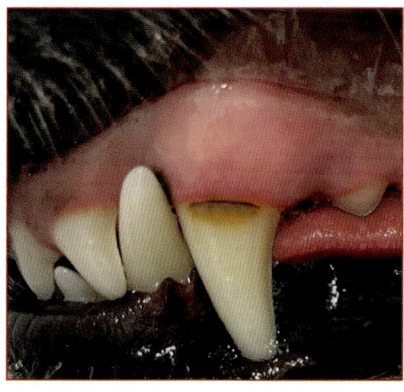

FIGURA 2.1. Depósito de placa y cálculo en un canino con leve gingivitis marginal.

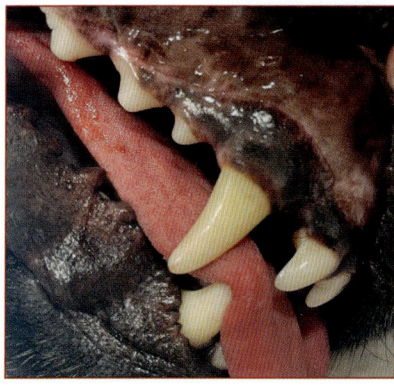

FIGURA 2.3. Tejido gingival normal con pigmentación. Sin inflamación, placa o cálculo.

ETIOLOGÍA

La enfermedad periodontal es multifactorial, por lo que diferentes factores pueden influir para que un animal desarrolle o no la enfermedad. Los animales con patologías previas a menudo no son capaces de luchar contra los patógenos periodontales.

Algunas de las patologías que predisponen a perros y gatos a sufrir enfermedad periodontal son diabetes, hipotiroidismo, hiperadrenocorticismo, infecciones por el virus de la leucemia felina (FeLV) e inmunodeficiencia felina (FIV), lupus o pénfigo.

Otros factores que favorecen la acumulación de placa bacteriana y por ello del desarrollo de gingivitis son el apiñamiento de dientes (figs. 2.4 y 2.5), traumatismos (fig. 2.6), cuerpos extraños a nivel subgingival, superficies dentales rugosas debidas a fracturas, hipoplasias de esmalte (fig. 2.7) o restauraciones

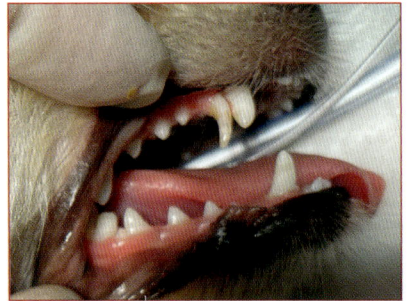

FIGURA 2.4. Apiñamiento por diente persistente 504 en un perro de raza Pomerania de 1 año.

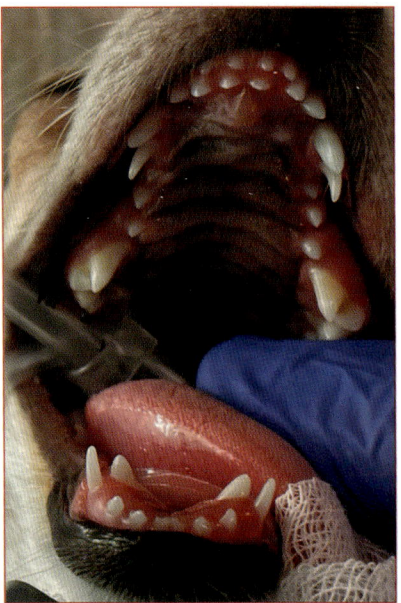

FIGURA 2.5. Apiñamiento por dientes primarios persistentes en un perro de raza Chihuahua de 9 meses.

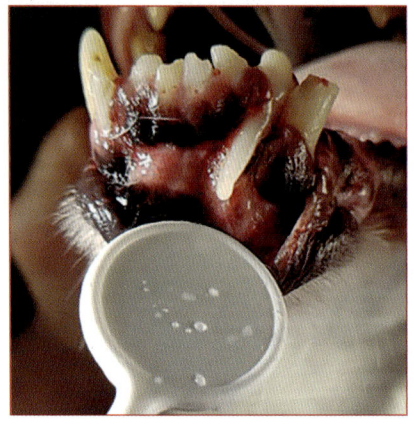

FIGURA 2.6. Traumatismo contuso contra un árbol. Se aprecia la fractura coronal complicada del diente 304.

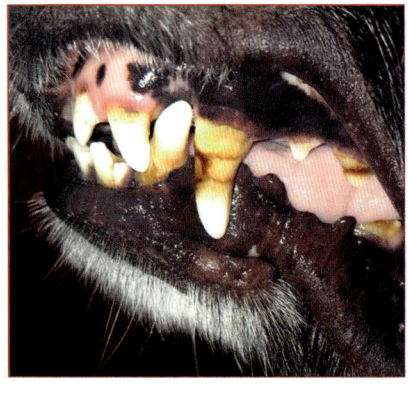

FIGURA 2.7. Paciente canino de 3 años con hipoplasia generalizada hereditaria de esmalte.

deterioradas. Por otro lado, el uso de algunos fármacos como corticoesteroides o quimioterapéuticos pueden predisponer al desarrollo de gingivitis por parte del hospedador al alterar su respuesta inflamatoria.

Los perros de raza miniatura (*toy*) son más propensos a desarrollar enfermedad periodontal debido a que tienen los dientes más grandes en proporción al tamaño de su mandíbula, con menos espacio para su soporte óseo. Se trata de animales con una esperanza de vida media superior frente a las razas grandes, por lo que tienen más tiempo para desarrollar enfermedad periodontal y otras patologías. Además, son animales propensos a las maloclusiones dentales y el apiñamiento de los dientes, factores que predisponen al desarrollo de enfermedad periodontal. Según estudios recientes, algunas de las razas que presentan mayor predisposición a sufrir periodontitis son Yorkshire Terrier, Chihuahua, Caniche, Boxer, Doberman Pinscher, Pomerania y Bichón Maltés. Debemos recordar que no todas las razas mencionadas en estos estudios van a desarrollar necesariamente enfermedad periodontal.

Para que tenga lugar el inicio y desarrollo de la gingivitis debemos contar con un hospedador susceptible, una respuesta inflamatoria y la presencia de placa bacteriana. La placa bacteriana es una biopelícula (*biofilm*) compuesta por diferentes bacterias dentro de una matriz de glucoproteínas presentes en la saliva y polisacáridos. El proceso de gingivitis comienza cuando la placa se adhiere a los dientes.

El nivel de adhesión epitelial de la encía a la superficie del diente no se altera en la gingivitis, por lo que, al no haber pérdida periodontal, la gingivitis es reversible mediante la eliminación de la placa subgingival. Aunque en el caso de que las toxinas producidas por las bacterias de la biopelícula sigan estimulando las prostaglandinas y la liberación de lisosomas, la pared de neutrófilos que separa la biopelícula del epitelio de unión se dañará y las bacterias invadirán este epitelio.

La enfermedad periodontal no se debe al aumento de bacterias, sino que se inicia al cambiar la población de bacterias grampositivas a gramnegativas comenzando así el proceso de la gingivitis. Existen diferencias en el proceso de formación de la placa dental humana y canina.

Para mantener la mucosa oral en su estado fisiológico, la saliva es imprescindible por su acción antibacteriana y por ejercer un efecto limpiador mecánico de la boca.

SIGNOS CLÍNICOS DE LOS ESTADIOS DE LA GINGIVITIS

La encía debe tener un color rosa coral en las zonas donde su coloración no se vea alterada por pigmentaciones melánicas fisiológicas. Cuando hay gingivitis, la placa bacteriana puede ser visible macroscópicamente. La inflamación que se produce inicialmente en la encía provoca eritema y redondeo del margen gingival (fig. 2.8). Al ir aumentando esta inflamación, la encía comienza a sangrar y el eritema se extiende a la encía adherida en su totalidad (fig. 2.9). En este punto, muchos propietarios advierten un problema e informan de que sus mascotas presentan sangrado en el momento del cepillado, al masticar alimentos duros o mientras juegan con objetos. También comentan la presencia de halitosis. Cuando se mide la profundidad del surco gingival se considera patológica si la profundidad es mayor de 3 mm en el caso del perro y de 0,5 mm en el caso del gato.

El nivel de inflamación se clasifica en distintos grados. Los estadios de clasificación son arbitrarios y no hay unas demarcaciones claras, especialmente cuando se habla de una encía normal y de las fases iniciales de la gingivitis (fig. 2.10).

Estadio I (gingivitis inicial)

Se observa una leve gingivitis marginal en la que no existe pérdida de la unión mucogingival. Tanto la altura como la arquitectura del margen alveolar es normal, no hay movilidad de

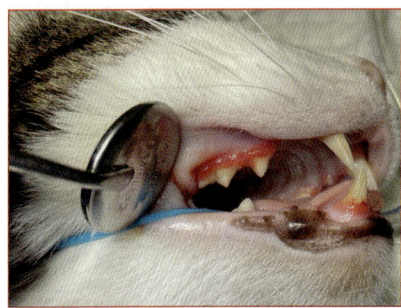

FIGURA 2.8. Gato positivo al virus de la inmunodeficiencia felina (FIV) con gingivitis de la encía adherida en los premolares superiores derechos.

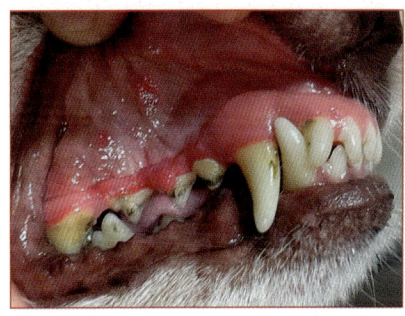

FIGURA 2.9. Perro de raza Podenco de 9 años con gingivitis establecida, hiperplasia gingival en la mitad distal del diente 106 y úlceras en la mucosa oral vestibular a la altura de los dientes 106 y 107.

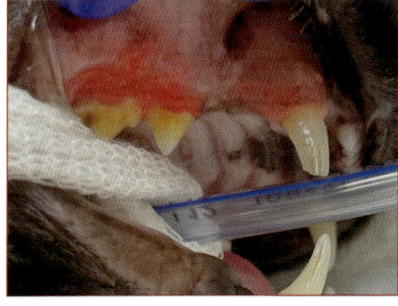

FIGURA 2.10. Gingivitis marginal aguda en los dientes 107 y 108 y fractura coronal complicada del diente 104 en un gato Común Europeo de 3 años.

dientes ni pérdida de estos, pero se observa eritema y edema leves. Esta gingivitis es reversible mediante un tratamiento adecuado, así como unos cuidados en casa por parte del propietario.

Cuando existe gingivitis marginal puede manifestarse con y sin placa y cálculo evidentes. Este nivel inicial se clasifica como **índice gingival 1 (IG 1)**.

En este primer estadio se producen cambios en la vascularización de la encía, con dilatación de los capilares a las horas o días tras el comienzo de la acumulación de placa bacteriana (desde 20 horas hasta 7 días).

La respuesta que tenga el hospedador es importante, ya que determinará el curso de la enfermedad. Si es adecuada, la lesión se resuelve, pero si no, pasa a una inflamación crónica.

A medida que la gingivitis progresa aumenta la inflamación, el edema se extiende a toda la encía adherida y aparece sangrado al sondaje (fig. 2.11).

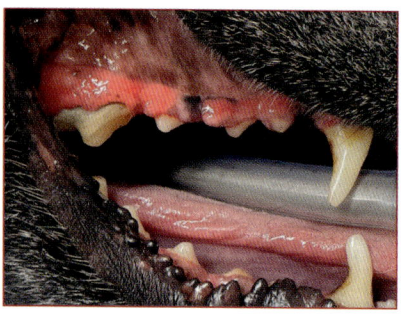

FIGURA 2.11.
Inflamación gingival inducida por enfermedad periodontal. Se aprecia la hiperplasia gingival en la mitad distal del diente 106.

Estadio II (lesión temprana)

Tras una semana del comienzo de acúmulo de placa, se puede determinar la presencia una lesión temprana. Los leucocitos polimorfonucleados son atraídos por las bacterias y las fagocitan liberando lisosomas. La inflamación de la encía hace que los fibroblastos se alteren, disminuyendo la producción de colágeno y aumentando la destrucción.

Realizar sondajes periodontales sirve como un marcador temprano de la gingivitis, además de como una medida del grado de inflamación. Si hay sangrado tras el sondaje se considera que hay destrucción tisular activa.

> **La causa más frecuente de hemorragia gingival es la inflamación crónica como consecuencia de la acumulación de placa bacteriana y/o cálculo, pero se deben tener en cuenta otras patologías como trastornos en la coagulación y uremias.**

Estadio III (gingivitis establecida)

En el caso de no tratar la gingivitis en sus estadios previos acaba por ser una lesión establecida. Se produce un aumento de la inflamación que determina cambios como vasos congestionados, un retorno venoso deficiente y un flujo sanguíneo más lento. Clínicamente observaremos que la encía se encuentra más congestionada, de color rojo oscuro y comienza a verse afectada toda la encía adherida debido a la inflamación crónica que sufre. La hemorragia gingival espontánea se puede dar en los casos avanzados (fig. 2.12).

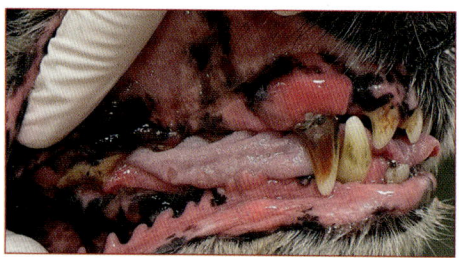

FIGURA 2.12.
Gingivitis grave con mucho cálculo en el diente 104.

Estadio IV (gingivitis avanzada)

En este estado vemos afectación del hueso alveolar que causa pérdida periodontal. Se debe tener en cuenta que no todos los casos de gingivitis evolucionan a una periodontitis, pero sí a todas las periodontitis les precede la gingivitis. En este punto es importante la susceptibilidad del paciente (fig. 2.13).

La halitosis se asocia con la enfermedad periodontal, pero en los estadios avanzados de gingivitis crónica puede estar presente.

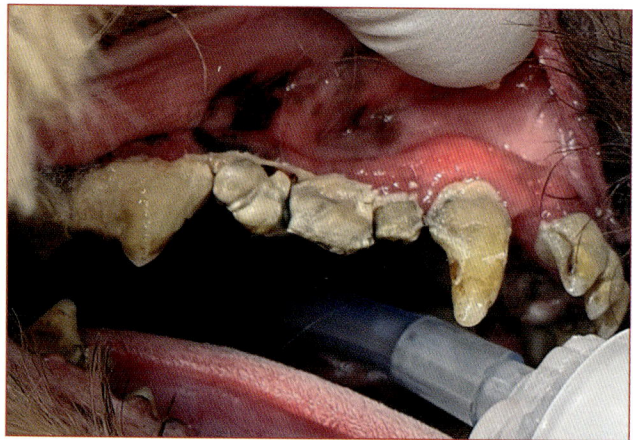

FIGURA 2.13. Perro de raza Yorkshire Terrier de 10 años con secreción purulenta gingival, bolsas periodontales, gingivitis, periodontitis y depósito grave de cálculos dentales.

ÍNDICES DIAGNÓSTICOS DE GINGIVITIS

En odontología humana hay dos índices utilizados habitualmente para establecer con mayor precisión el nivel de enfermedad gingival, que también se aplican en odontología veterinaria porque actualmente no se dispone de uno estandarizado. Por tanto, se debe hacer uso de ellos para evaluar el grado de gingivitis y la gravedad del cuadro.

El Colegio Americano de Odontología Veterinaria (AVDC, American Veterinary Dental College) no tiene una estandarización del índice de gingivitis, por ello se hace uso de las clasificaciones más utilizadas en odontología humana.

El primer índice lo estableció Löe en el año 1967, que también se conoce como **índice de placa de Löe y Silness**. Fue desarrollado por dos investigadores noruegos llamados Harald Löe y John Silness. Es una herramienta para evaluar el estado de salud de la encía midiendo la inflamación y la presencia de placa bacteriana. Se basa en la observación visual y la palpación de las encías. Debido a que hace uso de una sonda periodontal es más apropiado su utilización en exámenes bajo sedación o anestesia.

La clasificación es la siguiente:

- **IG 0** = Encía normal; ausencia de inflamación gingival (figs. 2.14 y 2.15).
- **IG 1** = Inflamación/gingivitis leve; enrojecimiento leve e inflamación del borde gingival, sin sangrado al sondaje (fig. 2.16).
- **IG 2** = Inflamación/gingivitis moderada; borde gingival enrojecido e inflamado con edema, sangrado al contacto con la sonda periodontal (fig. 2.17).
- **IG 3** = inflamación/gingivitis grave; marcado enrojecimiento, inflamación y edema, tendencia al sangrado espontáneo y/o ulceraciones gingivales (figs. 2.18 y 2.19).

Todas estas medidas se realizan individualmente en cada diente en seis puntos: mesial, distal, vestibular, lingual/palatino, mesiovestibular y distovestibular.

Como segunda opción, **Lobene y colaboradores** (1986) desarrollaron una modificación de este índice, denominándolo **IGM o índice gingival modificado**. Se analiza sin sonda, usando una puntuación de 0 a 4, y se examinan los dos márgenes gingivales y las dos papilas de cada diente, en toda la boca o parcialmente. Al no utilizar la sonda se puede realizar en pacientes despiertos, lo que en veterinaria es una ventaja añadida.

Este índice se calcula evaluando la inflamación de las encías en diferentes zonas de la cavidad oral. Divide la boca en seis áreas o zonas para evaluar la encía, tres de ellas en la zona mesial y tres en la distal. En cada zona asigna una puntuación en función o no de la presencia de inflamación:

- **GI 0** = Ausencia de inflamación.
- **GI 1** = Inflamación leve; ligero cambio de coloración y textura en una parte de la encía, pero no en toda la encía marginal.
- **GI 2** = Inflamación leve como la anterior, pero que involucra toda la encía marginal.
- **GI 3** = Inflamación moderada; presencia de enrojecimiento moderado, edema, brillo y/o hipertrofia de la encía marginal.
- **GI 4** = Inflamación grave; enrojecimiento marcado, edema y/o hipertrofia de la encía marginal, sangrado espontáneo, congestión y ulceración (fig. 2.20).

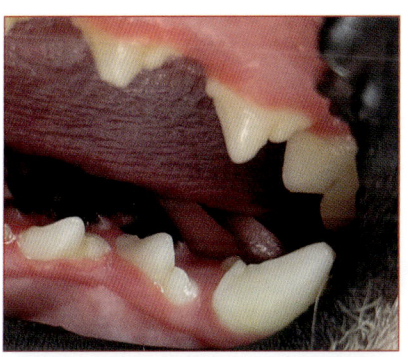

FIGURA 2.14. Índice gingival de Löe y Silness 0 (IG 0). Encía normal, sin inflamación.

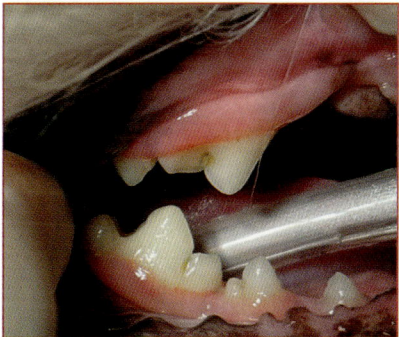

FIGURA 2.15. Otro paciente con índice gingival de Löe y Silness 0 (IG 0). Encía normal, sin inflamación.

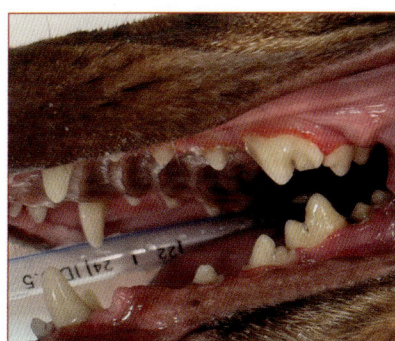

FIGURA 2.16. Índice gingival de Löe y Silness 1 (IG 1), gingivitis marginal leve, sin afectar a toda la encía marginal.

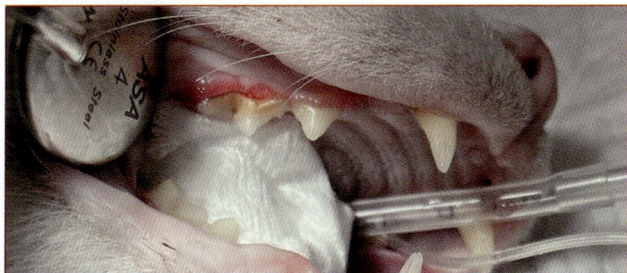

FIGURA 2.17. Índice gingival de Löe y Silness 2 (IG 2), inflamación de leve a moderada.

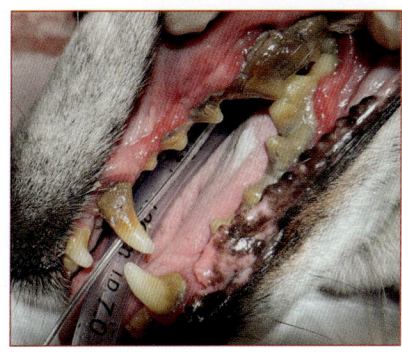

FIGURA 2.18. Índice gingival de Löe y Silness 3 (IG 3), inflamación moderada con edema.

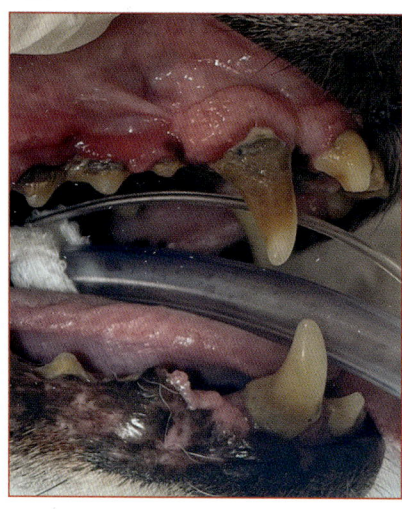

FIGURA 2.19. Otro caso de índice gingival de Löe y Silness 3 (IG 3), inflamación moderada con edema.

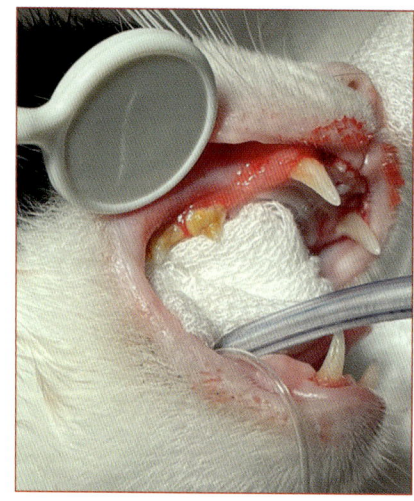

FIGURA 2.20. Índice gingival de Lobene 4 (GI 4), grave inflamación de la encía con sangrado espontáneo.

TRATAMIENTO DE LA GINGIVITIS

El tiempo que tarda en adherirse la placa bacteriana al diente son 24 horas. Al cambiar la población de bacterias grampositivas a gramnegativas comienza el proceso de gingivitis, pero si se realiza un control adecuado sobre la placa, el microbioma oral se restablece en poco tiempo. Por lo tanto, el tratamiento de la gingivitis se basa en el control de la placa bacteriana para evitar su proliferación y establecimiento.

El éxito del tratamiento se basa en combinar cuidados por parte de los propietarios en casa y por parte del veterinario especialista. Por ello, es muy importante instaurar una serie de pautas que deben realizarse en casa desde que los animales son jóvenes y planificar revisiones periódicas.

Por otro lado, se deben tratar de corregir otros factores predisponentes como hiperplasias gingivales o superficies rugosas en la encía. La hiperplasia gingival es un proceso benigno que consiste en el sobrecrecimiento de la encía. Existe predisposición genética en razas como el Boxer y el West Highland White Terrier. Esta alteración gingival puede verse asociada a medicamentos (ciclosporina, fenobarbital, bloqueadores de los canales de calcio) o estar inducida por la proliferación de placa bacteriana.

En el caso de la hiperplasia gingival asociada a medicamentos, en el momento que estos se retiran, la encía retorna habitualmente a su estado fisiológico. Si se trata de una hiperplasia gingival inducida por la presencia de placa bacteriana o inducida genéticamente, el tratamiento es la gingivectomía. Se debe tener en cuenta la posible recidiva de este cuadro.

PERIODONTITIS

Juan Ignacio Trobo Muñiz, Alejandra Trobo Montoliu

INTRODUCCIÓN

La enfermedad periodontal es muy frecuente en los perros y gatos. En el caso de no existir una higiene adecuada y una profilaxis rutinaria del periodonto, se produce una degradación de todas las estructuras periodontales dando lugar a la pérdida de dientes, dificultad en la prensión y en la masticación de los alimentos, llegando incluso a imposibilitar que los animales puedan comer.

La periodontitis es la etapa posterior a la gingivitis y se define como la inflamación de las estructuras de soporte del diente (encía, ligamento periodontal, cemento y hueso alveolar), causada por microorganismos o grupos de microorganismos específicos, que provoca la destrucción progresiva del ligamento periodontal y del hueso alveolar generando la formación de bolsas, recesión o ambas. La característica clínica que la distingue de la gingivitis es la pérdida de inserción.

Las bacterias implicadas de forma directa son las anaerobias gramnegativas y las del género *Porphyromonas* son las más involucradas. A medida que la inflamación progresa, hay una pérdida paulatina del hueso alveolar debido a la actividad osteoclástica, que llega a provocar la exfoliación dental.

La alta prevalencia de la enfermedad periodontal indica que es uno de los mayores problemas de salud.

A partir de los 2 años, el 80 % de los perros y el 70 % de los gatos presentan algún tipo de enfermedad periodontal. Los perros pequeños y de razas miniatura muestran una especial susceptibilidad.

ETIOLOGÍA

Si la barrera epitelial se mantiene intacta, junto con una alta tasa de renovación epitelial y descamación superficial, se impide que las bacterias penetren en el tejido sano. Los mecanismos de defensa del hospedador limitan la penetración de las bacterias y, así, los efectos dañinos asociados por su acceso al tejido gingival.

Las bacterias que se adhieren a la superficie del diente forman una biopelícula compuesta por proteínas y glucoproteínas depositadas por la saliva y el líquido crevicular de la encía. Esto atrae a las bacterias aerobias grampositivas que se ubican a nivel supragingival, donde se adhieren más bacterias y se continúa formando la placa bacteriana. Esta placa se mineraliza hasta transformase en un cálculo dental que va irritando la encía. Poco a poco las bacterias se quedan sin oxígeno y encontramos poblaciones de bacterias anaerobias gramnegativas a nivel subgingival. Estas bacterias liberan endotoxinas que causan la destrucción del tejido y, como consecuencia, una periodontitis.

Se ha visto correlacionada la periodontitis con numerosos problemas sistémicos, como afecciones cardiovasculares, hepáticas, renales y del sistema nervioso.

La evolución a periodontitis está determinada por la virulencia de las bacterias presentes y la respuesta inmunitaria por parte del hospedador.

Según un estudio, las bacterias anaerobias gramnegativas (*Porphyromonas gulae*, *P. salivosa*, *P. denticanis*, *Prevotella* spp., *Bacteroides* spp. y *Fusobacterium* spp.) ubicadas a nivel subgingival tienen gran presencia en las bolsas periodontales de perros que padecen periodontitis.

En el caso de los gatos, encontramos las siguientes bacterias: *Peptostreptococcus, Actinomyces* y *Porphyromonas* spp.

Hay múltiples factores que pueden promover el desarrollo de periodontitis, como el apiñamiento de dientes, dientes persistentes, dientes supernumerarios, maloclusiones, enfermedades concomitantes, traumatismos, dieta, cuerpos extraños y predisposiciones genéticas.

La prevalencia y gravedad de la periodontitis en animales de compañía suele aumentar con la edad, aunque algunos gatos jóvenes pueden padecer lo que se conoce como periodontititis juvenil. Esta periodontitis va acompañada de una gingivitis proliferativa que progresa rápidamente en animales cercanos al año. Se considera que las razas Siamés y Maine Coon tienen predisposición a padecer la enfermedad, asociándose a una deficiente respuesta inmunitaria por parte del gato.

SIGNOS CLÍNICOS

Conforme la gingivitis progresa hacia periodontitis vemos cambios como eritema, edema y hemorragias, siendo la pérdida de inserción la característica principal que diferencia la gingivitis de la periodontitis.

A medida que la periodontitis avanza se pierde el hueso alveolar, lo que supone un proceso irreversible si no se trata con cirugía regenerativa avanzada. En general, la periodontitis se considera un proceso irreversible por la incapacidad para la regeneración del cemento, ligamento periodontal y hueso alveolar normal, pero es posible detener su progresión.

La pérdida de inserción se puede determinar de dos maneras. Mediante un examen con el paciente despierto en consulta, podemos evaluar la migración apical que genera una recesión gingival sin que la profundidad del surco se haya visto afectada. Por otro lado, mediante una exploración bajo sedación con sonda periodontal, veremos que no hay recesión gingival, pero sí bolsa periodontal. Ambas situaciones las podemos encontrar en el mismo paciente, así como en el mismo diente.

La fase final de este proceso termina con la exfoliación dental dejando atrás una pérdida ósea de manera permanente.

Los animales pueden presentar molestias y cambios en su comportamiento alimentario como disminución del apetito, preferencia por alimentación blanda frente a la seca o incluso tragarse la comida entera sin masticar. Además, pueden mostrar dolor o molestia a la hora del manejo, al tocarles la cara o la zona de la boca. Algunos propietarios refieren menor actividad por parte del animal, que se da cuando la infección es extensa.

Las periodontitis avanzadas conllevan una serie de consecuencias y complicaciones, descritas en el cuadro siguiente.

Consecuencias derivadas de las periodontitis avanzadas

- Las **fístulas oronasales** son consecuencias típicas en animales de raza pequeña o miniatura de edad avanzada, aunque es una patología que nos podemos encontrar en perros de mayor tamaño y en gatos. Estas fístulas se deben a que la enfermedad periodontal avanza provocando una destrucción ósea en la superficie palatina a nivel de los caninos superiores. Estos animales presentan estornudos con o sin secreción nasal (fig. 2.21).

- También en animales de raza pequeña o miniatura de pueden observar **fracturas espontáneas de mandíbula**. Se deben a que la periodontitis provoca una pérdida ósea tan grave que al ejercer una presión mínima al masticar pienso o un pequeño traumatismo se produce una fractura mandibular patológica. Suele ser a la altura del primer molar o caninos inferiores.

- **Sinusitis maxilares** secundarias a la destrucción ósea en el receso maxilar.

- **Abscesos periodontales** al extenderse la periodontitis apicalmente llegando incluso a fistulizar a través de la piel. Estos abscesos se dan en la zona debajo del ojo (fístula infraorbitaria) o a lo largo del borde caudoventral de la mandíbula (figs. 2.22 y 2.23).

- Un **párulis**, que es una lesión de tejido de granulación proliferativo que genera una apertura intraoral de una fístula de origen dentario (fig. 2.24).

- **Osteomielitis** en el hueso maxilar y/o mandibular.

- **Lesión endo-perio de clase II** en dientes multirradiculares. Al haber pérdida periodontal se produce un acceso al canal pulpar y este se contamina.

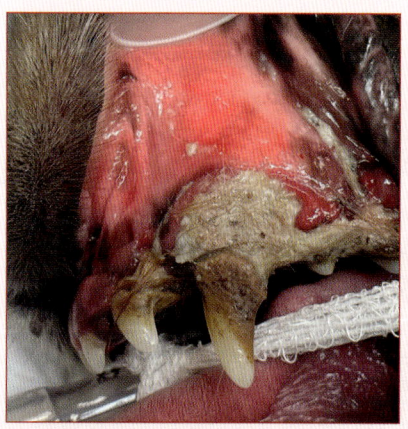

FIGURA 2.21. Perro con una fístula oronasal por grave enfermedad periodontal. Se observa una marcada recesión gingival con gran acumulación de restos de pelo, pus y placa bacteriana.

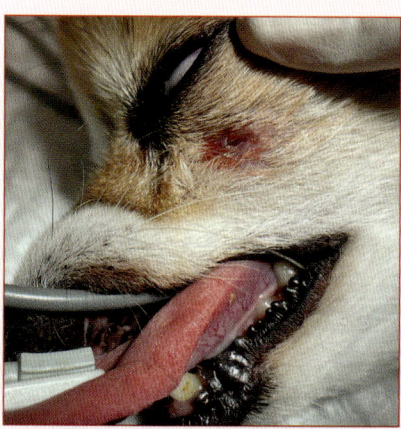

FIGURA 2.22. Fístula infraorbitaria izquierda por patología del diente 208.

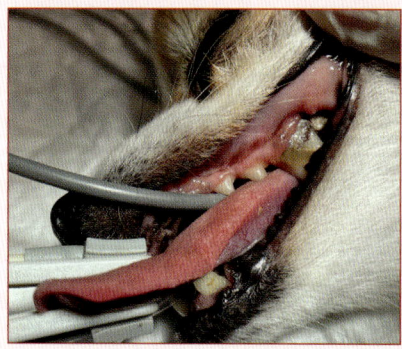

FIGURA 2.23. Diente 208 con periodontitis causante de la fístula infraorbitaria izquierda de la figura anterior.

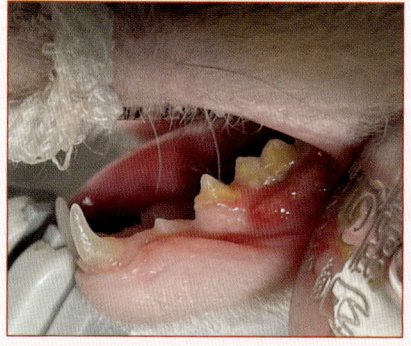

FIGURA 2.24. Párulis en la mucosa oral vestibular a la altura del diente 309 en un hurón de 4 años.

PATRONES DE PÉRDIDA DEL HUESO ALVEOLAR

Existen dos patrones habituales de pérdida ósea alveolar: horizontal y vertical.

La pérdida ósea alveolar horizontal es el patrón más frecuente en odontología veterinaria, se produce una pérdida de espesor del hueso alveolar alrededor de los dientes. Puede deberse a diversos factores como enfermedad periodontal, traumatismos o infecciones. Este tipo de pérdida ósea puede dar lugar a movilidad en los dientes, dolor y dificultades en la masticación.

Sin embargo, existen excepciones a este patrón de pérdida ósea horizontal. En el caso de los caninos maxilares y la raíz distal de los premolares y molares inferiores, es común encontrar bolsas verticales o angulares, donde el defecto óseo se encuentra en un solo lado del diente y puede presentar un patrón más vertical.

Es importante tener en cuenta que la pérdida ósea horizontal es el patrón más habitual, pero pueden existir variaciones dependiendo de la ubicación y el tipo de dientes afectados. La evaluación radiográfica y la exploración clínica son necesarias para determinar el tipo y grado de pérdida ósea en cada caso (figs. 2.25-2.29).

La pérdida ósea alveolar vertical (fig. 2.30) hace referencia a la reducción en la altura del hueso alveolar. Puede deberse a pérdida de dientes, maloclusiones y traumatismos. Este tipo de pérdida ósea puede provocar la exposición de las raíces de los dientes, sensibilidad dental y problemas estéticos. Se diagnostica cuando hay una pérdida de hueso apicalmente. Este patrón es más frecuente en odontología humana que en veterinaria.

Los diferentes tipos de pérdida ósea vertical son considerados defectos óseos y su pronóstico de curación con cirugía regenerativa varía dependiendo del número de paredes óseas

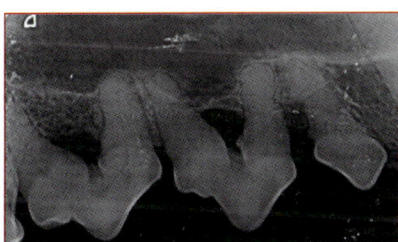

FIGURA 2.25.
Radiografía intraoral periapical de los dientes 105, 106 y 107 en un perro con pérdida de hueso alveolar por enfermedad periodontal crónica.

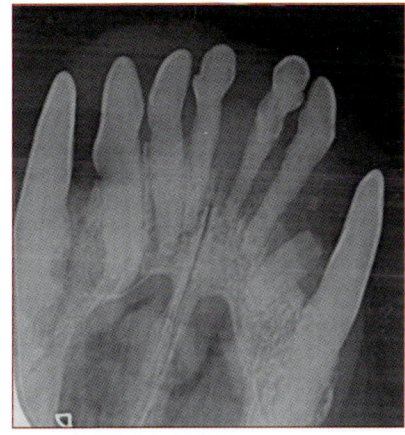

FIGURA 2.26.
Radiografía intraoral oclusal con pérdida ósea horizontal en el hueso incisivo en un perro con enfermedad periodontal y fractura coronorradicular del incisivo 203.

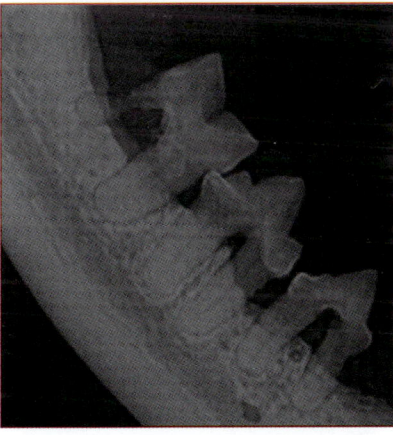

FIGURA 2.27.
Radiografía intraoral periapical de un gato con pérdida de hueso horizontal por enfermedad periodontal en los dientes 407, 408 y 409. Se aprecia también la reabsorción radicular externa inflamatoria de la raíz distal del diente 409 por enfermedad periodontal.

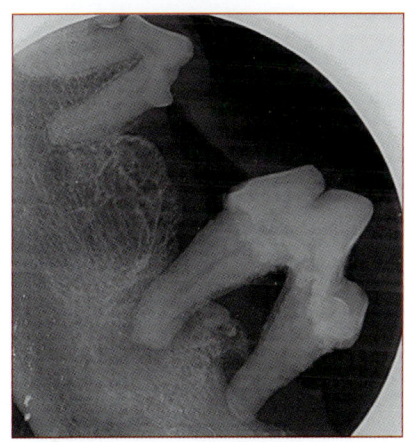

FIGURA 2.28.
Radiografía intraoral periapical de la mandíbula en un perro con patrón de pérdida ósea horizontal y vertical por enfermedad periodontal.

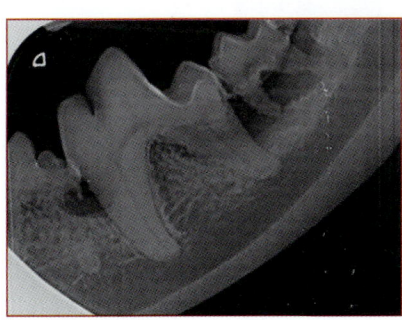

FIGURA 2.29.
Radiografía intraoral periapical de la mandíbula en un perro con pérdida ósea horizontal y vertical por enfermedad y bolsas periodontales.

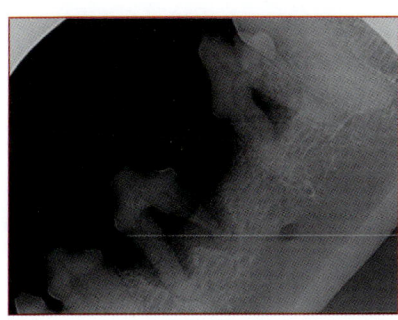

FIGURA 2.30.
Radiología intraoral periapical de la mandíbula de un perro con un patrón de pérdida ósea horizontal y vertical en el diente 307.

que rodean a la raíz. Las bolsas de cuatro y tres paredes tienen un pronóstico favorable, mientras que las de dos, una o cero paredes tienen un peor pronóstico en cuanto a resultados positivos tras una cirugía periodontal. La bolsa de una pared es aquella en la que solo queda hueso en una cara de la bolsa, mientras que la bolsa de cero paredes no tiene hueso entre las raíces de los dientes adyacentes.

Ambos patrones de pérdida ósea alveolar (horizontal y vertical) tienen consecuencias significativas en la salud oral de los animales y requieren de tratamientos específicos, y ambos se pueden dar en el mismo paciente y en el mismo diente.

El patrón de pérdida ósea viene determinado por el grosor del hueso adyacente, la posición de los dientes, la anatomía y posición de la raíz, así como por la presencia de enfermedades periodontales y la proximidad de otras estructuras anatómicas. Es importante tener en cuenta todos estos factores para mantener una buena salud de la cavidad oral y prevenir la pérdida ósea.

ESTADIOS DE PERIODONTITIS

Teniendo en cuenta que se trata de una enfermedad crónica de curso irregular, con gravedad diferente en los distintos dientes, podemos clasificar la enfermedad periodontal según el grado de afectación de los tejidos en:

- **Normal (PD0):** encía clínicamente normal. El color de la encía es normal, la gingivitis o periodontitis no son clínicamente evidentes (fig. 2.31).
- **Estadio 1 (PD1):** leve gingivitis marginal sin pérdida de unión mucogingival. La arquitectura y el margen alveolar es normal, se observa eritema y edema leves (fig. 2.32).
- **Estadio 2 (PD2):** periodontitis temprana. Se caracteriza por inflamación y eritema evidentes con sangrado de la encía al contacto con la sonda. La pérdida de unión mucogingival es menor del 25 % medida por sondaje del nivel de inserción clínica o por determinación radiológica de la distancia del margen alveolar desde la unión amelocementaria en relación con la longitud de la raíz. Se puede encontrar una lesión de furca de grado 1 en dientes multirradiculares. Se evidencian signos radiológicos de periodontitis temprana (fig. 2.33).
- **Estadio 3 (PD3):** periodontitis moderada. Hay inflamación generalizada del tejido periodontal y sangrado al contacto con la sonda. La pérdida de unión mucogingival se sitúa entre el 25 y el 50 % medida por sondaje del nivel de inserción

clínica o por determinación radiológica de la distancia del margen alveolar desde la unión amelocementaria en relación con la longitud de la raíz. Puede haber una lesión de furca de grado 2 en dientes multirradiculares (fig. 2.34).

- **Estadio 4 (PD4):** periodontitis avanzada. Hay una pérdida avanzada de la arquitectura normal de los tejidos y existe más de un 50 % de pérdida de la unión mucogingival medida por sondaje del nivel de inserción clínica o por determinación radiológica de la distancia del margen alveolar desde la unión amelocementaria en relación con la longitud de la raíz. Puede haber una lesión de furca de grado 3 en dientes multirradiculares (fig. 2.35).

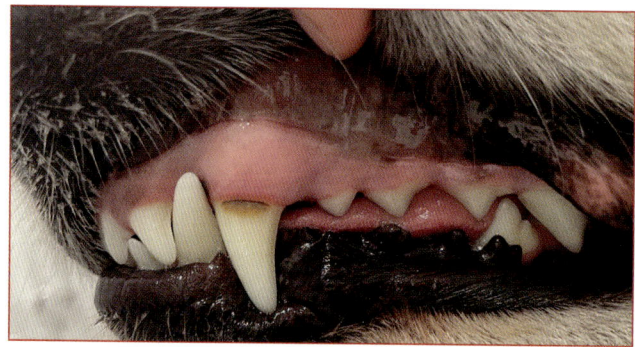

FIGURA 2.31. Encía normal (PD0) en un perro de 1 año con sarro en el diente 204.

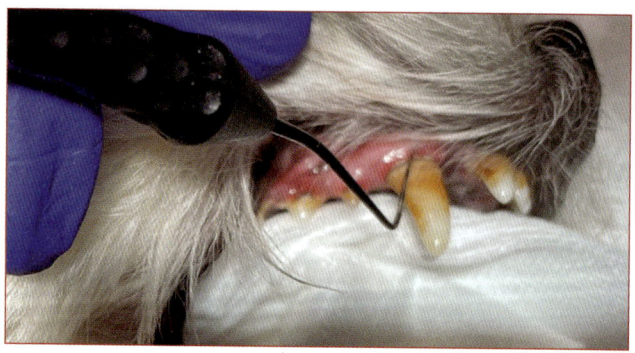

FIGURA 2.32. Perro con gingivitis marginal sin pérdida de inserción mucogingival (PD1).

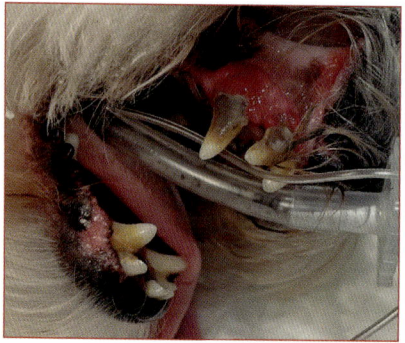

FIGURA 2.33. Periodontitis temprana (PD2) en un perro con úlcera de contacto en la mucosa oral del labio superior.

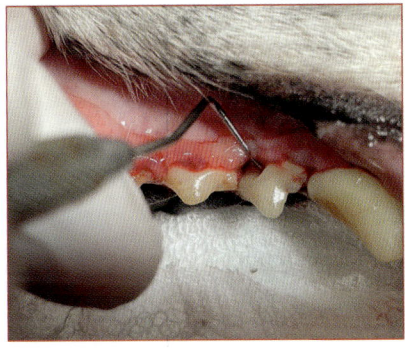

FIGURA 2.34. Periodontitis moderada (PD3) con lesión de furca de grado 2 en el diente 207.

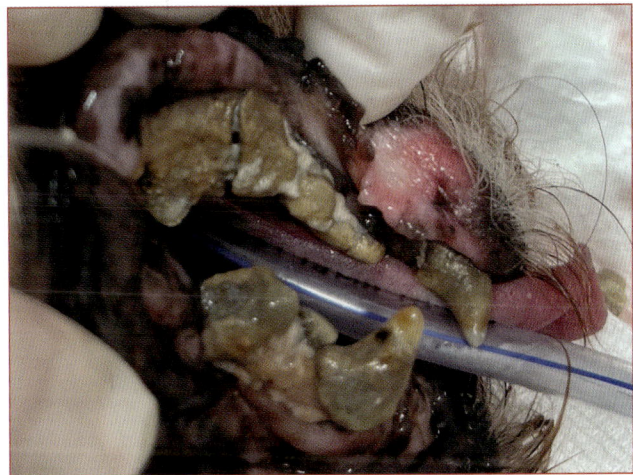

FIGURA 2.35. Perro de 10 años con dientes unidos coronalmente por la acumulación de sarro o cálculo dental con presencia abundante y extensa de placa y pus en todos los dientes y zonas interdentales. Se aprecia una periodontitis avanzada con movilidad de todos los dientes y lesión de furca de grado 3 en todos los dientes multirradiculares.

ÍNDICES DIAGNÓSTICOS DE PERIODONTITIS

Otros signos clínicos importantes en el diagnóstico y pronóstico en la enfermedad periodontal son la lesión de furca, la movilidad dentaria, la recesión gingival y el sangrado.

Lesión de furca

Se refiere a la pérdida de hueso interradicular en la zona anatómica de la furca dental. Se evalúa introduciendo una sonda específica llamada sonda de Nabers (fig. 2.36) entre las raíces del diente multirradicular. En gatos y perros de razas pequeñas cuando se produce una pérdida ósea alveolar de 1 mm se puede dar este proceso.

Según las *Guías Dentales de la Asociación Mundial de Veterinarios de Pequeños Animales* la clasificación del grado de lesión de furca sería la siguiente:

- **Estadio 1 (F1):** existe lesión de furca 1 cuando la sonda de exploración de Nabers se introduce en la región anatómica de la furca dentaria y profundiza a menos de la mitad de la distancia vestibulolingual de la corona dentaria en cualquier dirección en un diente multirradicular con pérdida de inserción a este nivel.
- **Estadio 2 (F2):** la lesión de furca 2 se produce cuando una sonda de exploración de Nabers profundiza a más de la mitad de la distancia vestibulolingual de la corona de un diente multirradicular con pérdida de inserción, pero no pasa a través de ella completamente (fig. 2.37).
- **Estadio 3 (F3):** existe lesión de furca 3 cuando una sonda de exploración de Nabers al introducirse en la región anatómica de la furca, puede pasar libremente sin obstáculos desde la superficie vestibular hasta la superficie lingual dentaria por debajo de la corona de un diente multirradicular (fig. 2.38 y 2.39).

Cuando se establece la lesión de furca, se acumulan en esa zona restos alimenticios, placa y por consiguiente se forma sarro. Lo que incrementa la predisposición a sufrir una enfermedad periodontal avanzada. Este proceso se observa en los dientes que tienen peor acceso para llevar a cabo limpiezas y tratamientos profilácticos en casa por parte del propietario, con un mantenimiento más complicado. Los dientes donde más se diagnostica son los últimos premolares y molares superiores de tres raíces, en los que el pronóstico es peor. En el caso de los premolares anteriores, si se tratan y reciben una atención adecuada en casa de cuidados dentales tienen un mejor pronóstico a medio y largo plazo.

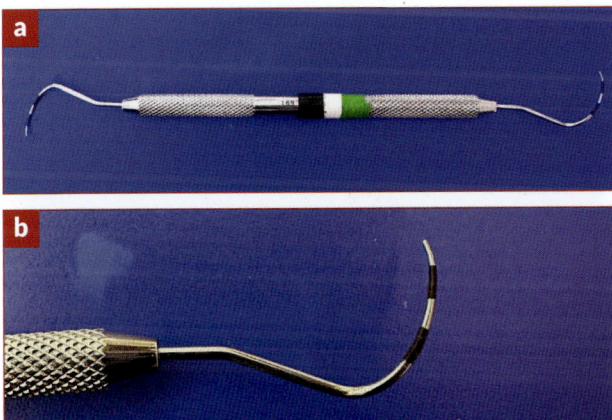

FIGURA 2.36. Sonda de exploración de Nabers para evaluar la zona de la furca (a). Esta graduada en cuatro zonas separadas por color negro en 3, 6, 9 y 12 mm (b).

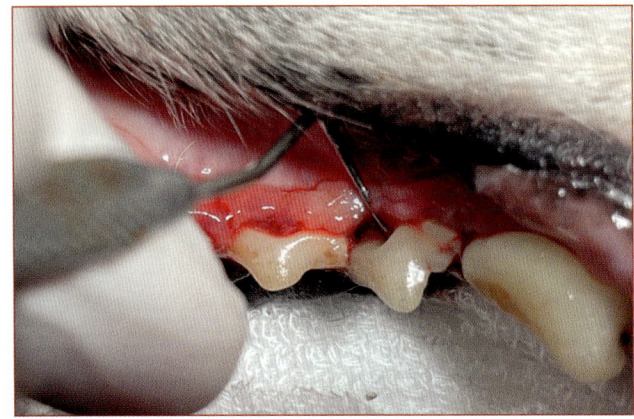

FIGURA 2.37. Lesión de furca de grado 2 (F2) en el diente 207 observada tras la realización de una profilaxis dental en un perro.

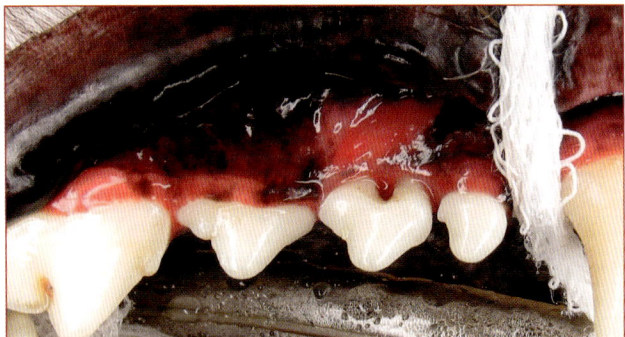

FIGURA 2.38. Lesión de furca de grado 3 (F3) en el diente 106 observada tras una profilaxis dental en un perro.

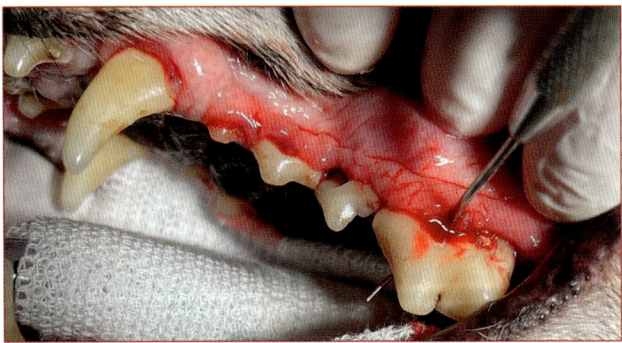

FIGURA 2.39. Lesión de furca de grado 2 (F2) en el diente 207 y de grado 3 (F3) en el diente 208 en un perro.

Movilidad

La movilidad es un valor pronóstico importante. Conforme se produce la pérdida de hueso alveolar y el periodonto migra apicalmente, comienza el proceso de movilidad de los dientes afectados. La movilidad de los dientes también puede deberse a causas inflamatorias que afecten a la encía o produzcan lesiones periapicales, a traumatismos o, en el caso de la odontología humana, al embarazo.

Hay factores importantes en cuanto a la pérdida ósea como son la longitud de la raíz y el tipo de hueso alveolar. Por ejemplo, el hueso mandibular es más denso que el maxilar y el distal es más duro y compacto que el rostral. Por ello, sabemos que para que los dientes mandibulares distales presenten movilidad, la pérdida ósea debe ser mayor que en el caso de los dientes mandibulares o maxilares rostrales.

Según las *Guías Dentales de la Asociación Mundial de Veterinarios de Pequeños Animales* la clasificación de movilidad sería la siguiente:

- **Grado 0 (M0):** movilidad fisiológica de hasta 0,2 mm en sentido mesiodistal.
- **Grado 1 (M1):** movilidad aumentada en cualquier dirección distinta de la axial, que oscila entre 0,2 mm y 0,5 mm.
- **Grado 2 (M2):** movilidad entre 0,5 mm y 1 mm en cualquier dirección distinta de la axial.
- **Grado 3 (M3):** movilidad superior a 1 mm incluso en el eje axial (fig. 2.40).

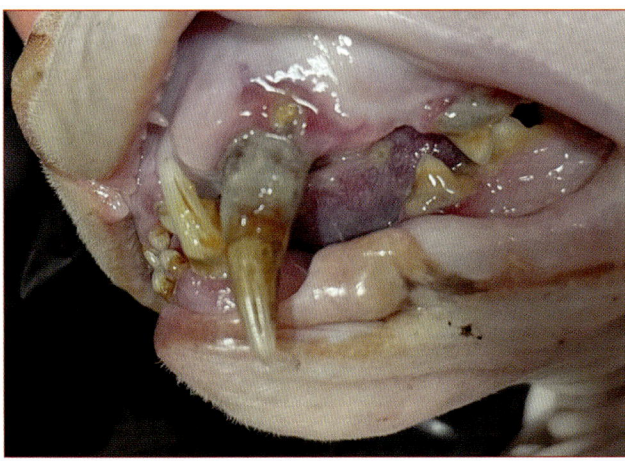

FIGURA 2.40. Recesión gingival y movilidad de grado 3 (M3) del diente 204 por enfermedad periodontal avanzada en un gato de raza Esfinge de 12 años.

Nivel de inserción

Si hay sangrado durante el sondaje periodontal significa que hay inflamación en la zona periodontal. La sonda se introducirá en el surco gingival en contacto siempre con el diente y a lo largo del eje axial, principal o longitudinal del diente.

Si el margen gingival está desplazado apicalmente indica la existencia de una recesión gingival (figs. 2.41 y 2.42). Si el margen gingival se desplaza coronalmente habrá que evaluar la posible existencia de hiperplasia gingival.

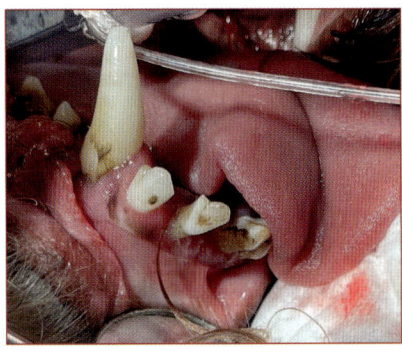

FIGURA 2.41. Recesión gingival en los incisivos y caninos inferiores con movilidad de grado 2 (M2) en los dientes 401 y 402.

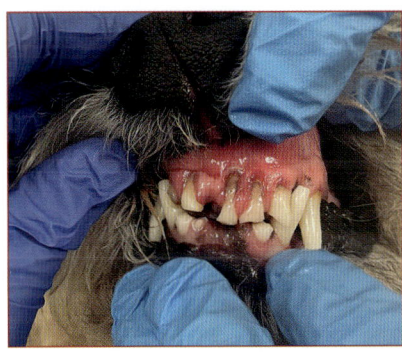

FIGURA 2.42. Recesión gingival en incisivos superiores 101, 201 y 202.

Las endotoxinas que se localizan en la raíz pueden eliminarse mediante instrumentación ultrasónica o manual teniendo siempre cuidado de no dañar la dentina ni el cemento.

El raspado y alisado radicular se realiza para eliminar las sustancias irritantes que se encuentran presentes en la superficie de las raíces de los dientes, con el objetivo de que la encía se adhiera nuevamente al diente y comience el proceso de cicatrización. Al eliminar la placa, los cálculos y el cemento reblandecido se reduce la inflamación y el sangrado de la encía, por lo que es un punto clave en el tratamiento. Para poder llevar a cabo el raspado y alisado es imprescindible que el animal se encuentre bajo sedación profunda o, mejor aún, con anestesia general.

Para el mantenimiento se debe tener una buena rutina de higiene oral en casa por parte de los propietarios para prevenir su reaparición. En definitiva, es un procedimiento fundamental en el tratamiento de la periodontitis, pues ayuda a desbridar mecánicamente las superficies de los dientes y las encías, eliminando el sarro y la placa bacteriana y promoviendo la cicatrización periodontal. Sin embargo, para su mantenimiento es necesario el control de la placa subgingival.

El uso de antibióticos de manera local permite una liberación lenta y prolongada del medicamento, lo que puede ayudar a mantener una concentración efectiva en el sitio de tratamiento durante un periodo de tiempo más largo.

Esto es especialmente beneficioso en el caso de las bolsas periodontales, ya que puede ser difícil alcanzarlas con los antibióticos sistémicos. Sin embargo, es importante tener en cuenta que el uso de un antibiótico local no debe reemplazar una buena higiene oral y el seguimiento regular por parte del veterinario.

La adhesión de las bolsas periodontales de 3-6 mm de profundidad se puede mejorar al aplicar antibióticos localmente tras el raspado y alisado radicular. Una opción sería un gel de doxiciclina cuyo uso se encuentra autorizado en perros. En odontología humana se ha visto que su uso reduce las bacterias anaerobias hasta 6 meses después de su aplicación. La ventaja de administrar localmente el antibiótico es que se conoce la concentración, a diferencia de los sistémicos.

Los dientes que tienen bolsas periodontales superiores a 5-6 mm o presentan lesión de furca de grado 2 o 3 requieren otro tipo de tratamiento. Debe considerarse la cirugía

En un animal sin patología periodontal el margen de la encía se sitúa sobre la línea amelocementaria y el epitelio de unión.

Al progresar la enfermedad periodontal el epitelio de unión se retrae apicalmente destruyéndose el ligamento periodontal.

El desarrollo de la hiperplasia gingival supone la formación de pseudobolsas periodontales. En el caso de los perros sanos la profundidad de la bolsa clínicamente normal es de 1 mm a 3 mm, y hasta 0,5 mm en el caso de los gatos.

Sangrado

El sangrado de encías es un indicio de enfermedad periodontal y periodontitis. Para ello, se hace uso del índice de inflamación gingival y sangrado, que se clasifica en cuatro grados:

■ **Grado 0:** encía clínicamente sana.
■ **Grado 1:** encía ligeramente inflamada y no existe sangrado.
■ **Grado 2:** inflamación moderada, hiperemia y sangrado al sondaje.
■ **Grado 3:** inflamación grave, hiperemia y sangrado profuso espontáneo. Podemos encontrar úlceras en la mucosa oral.

TRATAMIENTO DE LA PERIODONTITIS

El tratamiento básico de la periodontitis es la eliminación tanto de la placa como del cálculo dental. Por lo tanto, el objetivo principal es la eliminación o reducción de las bacterias alojadas a nivel subgingival.

periodontal, donde se incluyen los colgajos periodontales. En estos casos se visualiza la superficie radicular de los dientes y se hace uso de la regeneración tisular guiada para poder aumentar la altura del hueso. En dientes con una pérdida de inserción mayor del 50-70 % y movilidad de grado 3 se debe realizar la extracción.

Son las radiografías intraorales las que ofrecen los criterios necesarios para evaluar las pérdidas óseas y realizar la elección adecuada del tratamiento.

No existen unas directrices claras para el uso de antibióticos en el tratamiento periodontal en perros y gatos, pero en odontología humana se ha visto que la administración sistémica de antibióticos a pacientes con periodontitis que presentaban bolsas periodontales profundas, tras realizar raspado y alisado, mejoraba los resultados frente a los que no se les había administrado.

En ningún caso está justificado si es mejor o no administrar tratamientos antibióticos, aunque podrán ser buenos candidatos los pacientes con periodontitis graves o que no responden al tratamiento.

Se recomienda el uso de antibióticos de amplio espectro durante 7-14 días para tratar la enfermedad periodontal grave. La amoxicilina-ácido clavulánico, la clindamicina y el metronidazol son opciones frecuentes y recomendadas debido a su actividad contra los microorganismos anaerobios asociados con la enfermedad periodontal. Sin embargo, es importante tener en cuenta que el uso indiscriminado de antibióticos puede llevar al desarrollo de resistencias bacterianas, por lo que es importante seguir las pautas de prescripción adecuadas y evaluar la respuesta del paciente al tratamiento.

En casos de enfermedad periodontal refractaria o recurrente, puede ser necesario realizar un cultivo de las bacterias presentes en las bolsas periodontales para guiar la selección de antibióticos específicos y ajustar el tratamiento de manera individualizada.

Además del tratamiento con antibióticos, el apoyo nutricional puede ser beneficioso en pacientes con deficiencias nutricionales. Una dieta equilibrada y complementos vitamínicos pueden ayudar a fortalecer las defensas del hospedador y las barreras inmunitarias, favoreciendo la salud periodontal.

En resumen, la elección de los antibióticos en el tratamiento de la enfermedad periodontal se basa en el espectro de actividad antimicrobiana y la naturaleza anaerobia de los patógenos implicados. Y es muy importante seguir las pautas adecuadas de prescripción y evaluar la respuesta del paciente al tratamiento.

El uso de gluconato de clorhexidina al 0,12 % o 0,2 % antes de realizar una profilaxis dental se ha demostrado que ayuda a disminuir la carga bacteriana. También el uso de productos que contengan clorhexidina en casa puede resultar muy beneficioso, así como aditivos para el agua o algunas barritas (*sticks*) dentales. Entre los diferentes productos que se pueden utilizar en casa es importante buscar aquellos que cuenten con el sello de aprobación VOHC (Veterinary Oral Health Council).

El uso de probióticos a nivel oral se ha visto que puede ser altamente beneficioso al contribuir a que las bacterias patógenas se vean desplazadas por bacterias beneficiosas en la cavidad oral, lo que equilibra la microbiota y mejora la salud oral.

Los probióticos son microorganismos vivos, principalmente bacterias, que resultan beneficiosos para la salud del hospedador siempre que sean administrados en las cantidades apropiadas. Son muchos los estudios que avalan el papel de los probióticos en la salud gastrointestinal; además, numerosos autores están demostrando su papel en el mantenimiento de la salud bucal, ya que los mecanismos de acción en la cavidad oral y en el intestino son paralelos. Se ha demostrado que el uso de los probióticos es eficaz en la prevención o tratamiento de la caries, gingivitis, periodontitis y halitosis gracias a la modulación de la microbiota oral, al reemplazo de la subpoblación patógena y a la disminución del recuento de unidades formadoras de colonias (UFC) de patógenos orales.

El cuidado en casa es un aspecto importante en la terapia periodontal, pero se ignora frecuentemente. Por ello, una educación temprana con pautas sencillas para el propietario son un aspecto clave en el éxito. El cepillado de dientes sigue siendo un punto fundamental, que debe realizarse de manera diaria con productos adecuados.

ALTERACIONES LOCALES DE LA ENFERMEDAD PERIODONTAL

Juan Ignacio Trobo Muñiz, Alejandra Trobo Montoliu

INTRODUCCIÓN

En odontología humana, en la actualidad, se han establecido relaciones entre la enfermedad periodontal y patologías oncológicas en esófago, estómago y colon (Song, 2020). En personas, existe una asociación directa entre la enfermedad periodontal y el infarto de miocardio y accidente cerebrovascular. En caninos, se ha vinculado con alteraciones locales como fístulas oronasales, fracturas, afecciones oculares, osteomielitis y un posible incremento en la incidencia de neoplasias orales; y con cambios sistémicos que incluyen los sistemas renal, hepático, pulmonar y cardiaco, así como enfermedades sistémicas, entre ellas osteoporosis, artritis, efectos adversos en la gestación y diabetes (Pavlica *et al.*, 2008; DeBowes, 2010; Niemiec, 2012).

Las afecciones periodontales, en función de su gravedad o fases más o menos avanzadas, pueden afectar a las estructuras cercanas o adyacentes, planteando una mayor o menor dificultad para su resolución. En ocasiones estas lesiones pueden ser irreversibles y afectar no solo al lugar donde aparecen, sino también a otros órganos y alterar funciones como la respiración o la visión.

Las consecuencias locales incluyen fístulas oronasales, lesiones perio-endo de clase II, fracturas patológicas, problemas oculares, osteomielitis y una mayor incidencia de cáncer oral.

FÍSTULAS ORONASALES

La fístula oronasal supone la aparición y comunicación de las cavidades referenciadas. Puede deberse a varias etiologías como traumatismos locales, enfermedad periodontal avanzada, posibles fracturas maxilares, exodoncias en las que no se ha realizado una técnica adecuada y cuidadosa y ha podido suponer una pérdida excesiva de tejido óseo, cuerpos extraños orales o nasales y complicaciones de procesos y tratamientos oncológicos.

Las fístulas oronasales pueden ser de origen congénito o adquirido:

- Las **fístulas oronasales congénitas** son unas comunicaciones anormales de la cavidad oral con la nasal, se deben a defectos en el paladar duro, paladar blando, hueso maxilar y labios. Por ello, pueden ser defectos completos o incompletos en función de las estructuras que se vean afectadas. Pueden ser primarias, donde se afectan los labios y el hueso maxilar, o bien secundarias, con afectación del paladar blando y paladar duro. Estos defectos se conocen también con el nombre de fisuras palatinas, paladar hendido, hendidura palatina o palatosquisis y labio leporino o queilosquisis. Para la resolución de estas fístulas, se debe restablecer el suelo de la fosa nasal y el techo palatino mediante técnicas de cirugía maxilofacial avanzada con injertos o reposiciones.
- Las **fístulas oronasales adquiridas**, en la mayoría de los casos, suelen ser consecuencia de un grado avanzado de enfermedad periodontal grave, que debido a la infección y por la proximidad de las raíces dentarias con la cavidad nasal se produce una rinitis. Si esta rinitis avanza, puede producir una fenestración en el hueso por una osteólisis y abrir y comunicar la cavidad oral con la cavidad nasal. En principio, se aprecia un aumento de la bolsa periodontal y al final puede incluso apreciarse con el sondaje la penetración de la sonda en la fosa nasal.

Diagnóstico de las fístulas oronasales

Para su diagnóstico, realizaremos un sondaje de los espacios periodontales de los dientes caninos (aunque en otras ocasiones pueden afectarse otros dientes) mediante la introducción de la sonda en el espacio periodontal en la superficie palatina del diente (fig. 2.43). En ocasiones, no solo hay defecto de hueso en la zona palatina, también podemos encontrarlo a lo largo de todo el perímetro del diente. Como consecuencia de las patologías periodontales graves aparece destrucción de las estructuras de soporte, aumento de las bolsas, incluso epistaxis y destrucción de hueso tanto en patrón horizontal como vertical por zonas vestibulares y palatinas o por avance de la lesión en la zona apical.

Pueden apreciarse en ocasiones recesiones de la encía, denudaciones radiculares e incluso reabsorción del hueso maxilar, lo que conlleva una falta de anclaje dental, movimientos e incluso caída del diente y se puede producir una fenestración del hueso a la fosa nasal.

En los controles radiológicos podemos apreciar abscesos a nivel apical, presentación de patrones de pérdida ósea que pueden ser verticales u horizontales y pérdida de hueso en la zona de la furca (fig. 2.44).

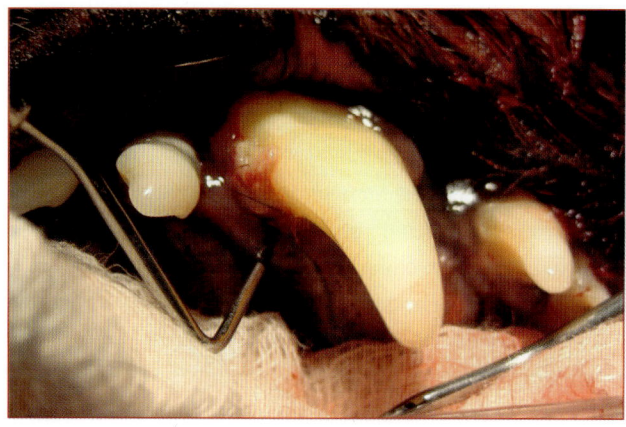

FIGURA 2.43. Aumento de la bolsa periodontal en el diente 104 en la zona mesiopalatina.

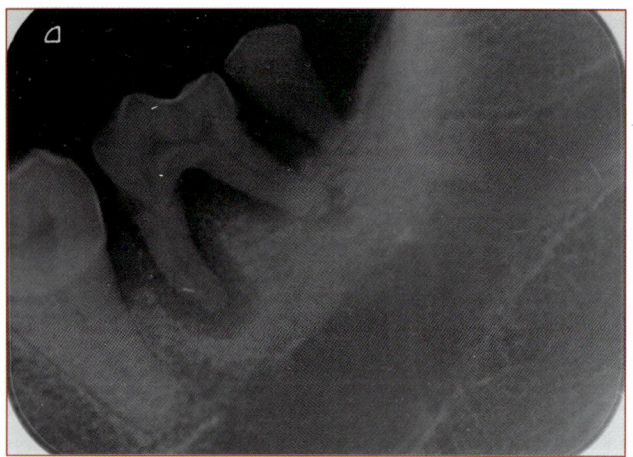

FIGURA 2.44. Diente 310 (centro de la imagen) con pérdida de hueso horizontal por periodontitis crónica y también en la zona de la furca y con una grave pérdida de hueso vertical en la raíz mesial. En el diente posterior (diente 311) también se aprecia una extensa y grave pérdida de hueso horizontal, el cual solo se mantiene en el tercio apical radicular.

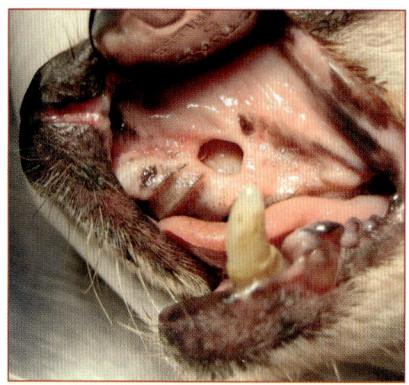

FIGURA 2.45. Fenestración a la fosa nasal a nivel de la zona edéntula del diente 204.

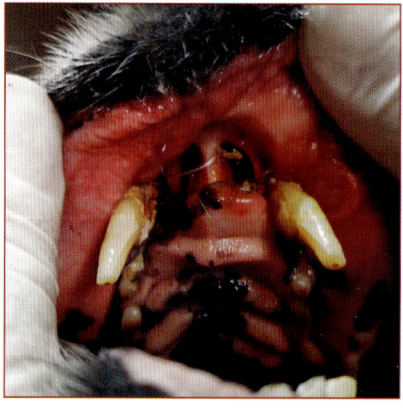

FIGURA 2.46. Fístula oronasal a nivel de los incisivos superiores del primer y segundo cuadrante.

Debemos considerar la proximidad anatómica de las raíces dentales con la fosa nasal, especialmente a nivel de los dientes caninos, que son lo que habitualmente se ven afectados. Aunque en estados avanzados, se pueden observar fístulas oronasales tan extensas y graves que lleguen a comunicar una amplia zona oral desde los dientes caninos hasta los premolares. Esto puede ocurrir cuando se ha dejado al paciente sin seguimiento o acude a la consulta con estados muy evolucionados, con fenestraciones a la cavidad nasal (fig. 2.45).

Una vez determinada la extensión, debemos tener en cuenta factores pronóstico como la edad del paciente, el tiempo de evolución de la patología y su extensión y el diámetro de los orificios existentes. En ocasiones, las fenestraciones pueden incluir grandes espacios óseos por la gravedad de la infección de grupos dentales como los incisivos, que pueden extenderse hacia la zona distal (fig. 2.46).

Tratamiento de las fístulas oronasales

Para la resolución de las fístulas, el tratamiento dependerá de que la cavidad oral esté en un estado sanitario lo mejor posible para evitar infecciones de las técnicas de sutura de los tejidos que realicemos. Por lo que, cuando sea necesario, se llevará a cabo una profilaxis dental y el establecimiento de planes de tratamientos higiénicos y médicos para que la boca no tenga una sobrecarga bacteriana que contamine las técnicas efectuadas.

Según las extensiones de las fístulas oronasales se pueden poner en prácticas varias técnicas. Cuando son defectos mínimos se pueden cerrar de forma espontánea. Cuando son mayores, deben realizarse las exodoncias necesarias de los dientes que estén en las zonas fistulosas. Debemos tener en cuenta la existencia o no de hueso afectado y evaluar su posible eliminación.

Para el cierre de estos orificios o fístulas se realizarán colgajos mucosos de espesor parcial o total mediante el desplazamiento del mismo tejido del paciente para asegurar un adecuado aporte vascular (fig. 2.47).

Se pueden utilizar membranas de colágeno debajo del colgajo o injerto, así como membranas de colágeno impregnadas con plasma rico en plaquetas (PRP).

En otras ocasiones pueden utilizarse injertos libres posicionados en la zona procedentes de varias localizaciones, como la fibromucosa palatina (intentando evitar las rugas o rugosidades palatinas) o de la mucosa oral vestibular.

La técnica de doble colgajo de mucosa oral con otro colgajo de mucosa del paladar es muy eficaz, pues evita que la línea media de la sutura quede en el centro de la fístula. Así se evita la tensión y la presión negativa que sufre el colgajo con cada inspiración del paciente.

También podemos utilizar materiales de regeneración ROG/RTG (regeneración ósea guiada/regeneración tisular guiada) que serán descritos en capítulos posteriores (fig. 2.48).

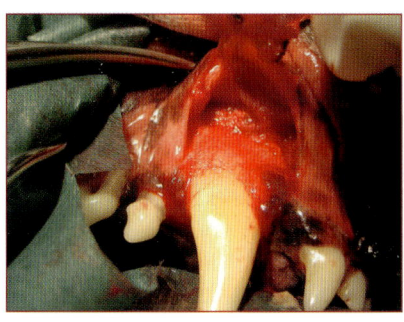

FIGURA 2.47. Colgajo mucoperióstico de espesor completo para cubrir la superficie vestibular del diente 104.

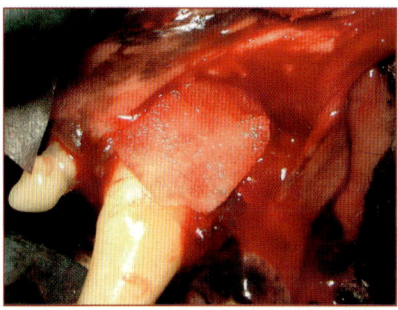

FIGURA 2.48. Membrana de regeneración bajo el colgajo de desplazamiento coronal del diente 104.

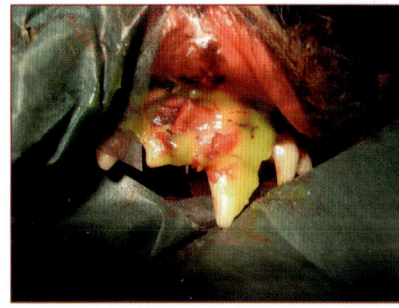

FIGURA 2.49. Mezcla de oxitetraciclina y gel de clorhexidina depositada sobre el lecho quirúrgico.

Una vez realizada la intervención correspondiente, hay que esperar el adecuado cierre de las distintas técnicas que se hayan utilizado y vigilar la evolución y su integración. Ya se ha comentado la importancia de la vascularización, pero otro factor fundamental es la falta de tensión de los tejidos. En el posoperatorio inmediato se puede cubrir la superficie con una mezcla de oxitetraciclina y clorhexidina en gel (fig. 2.49).

En los distintos tratamientos debemos establecer un posoperatorio con antibióticos, antisépticos en forma fluida y de gel y proteger los colgajos durante unos 21 días para poder optimizar los resultados.

LESIONES PERIO-ENDO DE CLASE II

Son afecciones endodónticas en dientes multirradiculares por alteraciones derivadas de las infecciones de origen periodontal.

Cuando la placa bacteriana de las superficies dentales externas supera el nivel marginal y avanza a través del espacio periodontal, se pueden originar bolsas periodontales.

El proceso periodontal avanzado con pérdida de estructuras de soporte (fig. 2.50) y pérdida ósea afecta a los conductos pulpares a través de varios mecanismos: uno de ellos es por la contaminación a través de los tubulillos dentinarios y otro por el paso de agentes nocivos a través de la zona de los ápices radiculares (lesión perio-endo de clase II). En odontología humana, estas lesiones son relativamente frecuentes por la existencia de conductos radiculares accesorios que no son habituales en los dientes de los perros y gatos.

Bergenholtz y Lindhe (1978) llevaron a cabo un estudio en perros a los que les inducían una enfermedad periodontal que generaba una pérdida ósea de alrededor del 30-40 %. Observaron que en el 70 % de los casos no se producía ninguna alteración en la pulpa, y que era necesario que la periodontitis estuviera muy avanzada para que afectara a la pulpa, produciendo una pulpitis irreversible o una necrosis pulpar.

También se ha estudiado la posibilidad de contaminaciones pulpares a partir de tratamientos periodontales como el raspado y alisado radicular (frecuentes en la odontología humana), pero

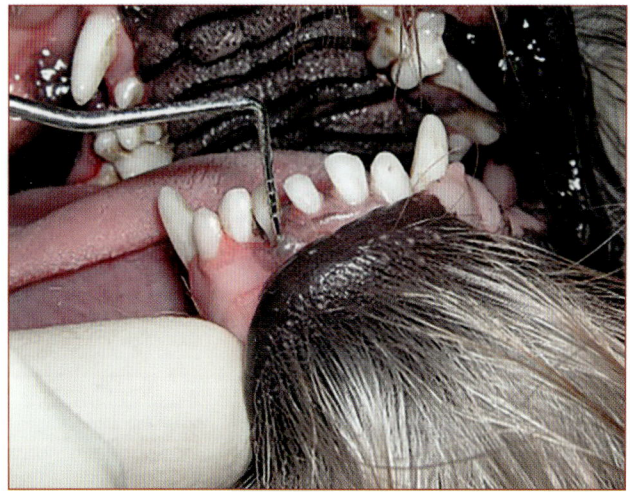

FIGURA 2.50. Sondaje periodontal en el diente 301 que muestra gran cantidad de pérdida de soporte, lo que puede ocasionar una lesión perio-endo de clase II.

no se han apreciado contaminaciones en los perros, posiblemente por lo ya referido de la inexistencia de conductos radiculares accesorios en la raíz.

Las lesiones perio-endo de clase I se desarrollan cuando se produce una lesión periodontal secundaria a una lesión de la pulpa o de los canales pulpares y las lesiones perio-endo de clase III son una combinación de las clases I y II.

Las lesiones perio-endo de cualquier clase se tratan mediante la realización de técnicas combinadas de profilaxis dental, cirugía mucogingival y tratamientos pulpares.

FRACTURAS PATOLÓGICAS

Dada la elevada prevalencia (70-80 %) de enfermedad periodontal en los animales domésticos, y especialmente en los perros de razas pequeñas con más de 2 o 3 años, la mandíbula es la estructura del macizo craneofacial que se fractura con más frecuencia. Según el estudio de Tiwari y colaboradores (2012), las fracturas mandibulares suponen el 1,5-3 % de todas las fracturas en perros y entre el 15 % y el 23 % de las fracturas en gatos por diversas causas, como traumatismos de distinta etiología (peleas y mordiscos entre perros, accidentes de tráfico y caídas) y fracturas patológicas por procesos periodontales avanzados.

En muchos casos, en estados muy avanzados de periodontitis con pérdida del soporte óseo pueden aparecer alteraciones en la sínfisis y en los cuerpos mandibulares. Las fracturas a ambos niveles suponen en los gatos un 73 % de las fracturas mandibulares, en cambio, en los perros representan el 31 % de las fracturas de mandíbula.

En los animales geriátricos se puede llegar a mover de manera muy apreciable la sínfisis mandibular en una exploración rutinaria sin generar dolor, aunque sí cierto grado de incapacidad masticatoria (fig. 2.51), y también en pacientes con traumatismo facial debido a una luxación o separación sinfisaria. Cuando las fracturas se producen en las ramas mandibulares, la mayoría son abiertas y contaminadas en mayor o menor grado, particularmente en los casos derivados de patologías periodontales existentes, que son muy frecuentes en los perros de razas pequeñas y de edades avanzadas.

La patología periodontal provoca una pérdida de estructuras de soporte incluido el hueso y aparecen defectos tanto verticales, que suelen ser mesiales o distales con respecto a las zonas interproximales coincidiendo con las raíces, como horizontales. Por esta razón, en los casos de perros de edad avanzada y raza pequeña, al ocurrir esta pérdida ósea en la mandíbula, sobre todo a nivel del primer molar y con lesiones de furca de grado 3, se puede producir una fractura mandibular de forma espontánea ante cualquier traumatismo e incluso comiendo. En ocasiones, pueden aparecer fracturas mandibulares en zonas interproximales de dientes posteriores como los cuartos premolares (dientes 308 y 408) y primeros molares inferiores (dientes 309 y 409), más localizadas en las raíces distales de los cuartos premolares y mesiales de los primeros molares (fig. 2.52). En estos casos y ante cualquier traumatismo, incluso realizando una exodoncia, podemos tener un grave problema por fractura ósea de origen iatrogénico.

La fractura mandibular patológica por enfermedad periodontal puede ocurrir de forma espontánea como consecuencia del movimiento de masticación o de forma iatrogénica al realizar una exodoncia, es una consecuencia muy grave en la que las soluciones no son muy alentadoras, ya que el hueso mandibular está muy debilitado y delgado y no tiene rigidez suficiente para soportar un sistema de osteosíntesis.

En algunas ocasiones puede existir una osteítis u osteomielitis con la presencia de una fístula que drena a la zona ventral de la mandíbula.

La función masticatoria efectiva se realiza entre el cuarto premolar superior y el primer molar inferior de cada lado (dientes 108/208 con los dientes 309/409) (fig. 2.53) que son los dientes que soportan mayor fuerza. Además, por esta zona discurre la cara ventral del arbotante maxilar, que es un área de refuerzo óseo que hace de armazón protector con respecto a la cavidad oral y la cuenca orbitaria. Este arbotante se corresponde con una línea vertical imaginaria que pone en contacto el cuarto premolar superior con el primer molar inferior, y es en esa zona donde se producen las fracturas mandibulares patológicas por procesos periodontales.

Otra localización donde es relativamente frecuente encontrarse fracturas mandibulares es por la zona distal de las raíces de los dientes caninos inferiores (dientes 304 y 404).

Cuando se producen fracturas patológicas mandibulares pueden aparecer los siguientes signos clínicos: hemorragia oral o nasal, asimetría y desalineación de la rama mandibular, alteración de la oclusión normal, halitosis, secreciones purulentas, inflamación, dolor e incluso caída o depresión de la mandíbula por las zonas de fracturas si son bilaterales, que caen por gravedad, e incompetencia funcional de los músculos de la masticación.

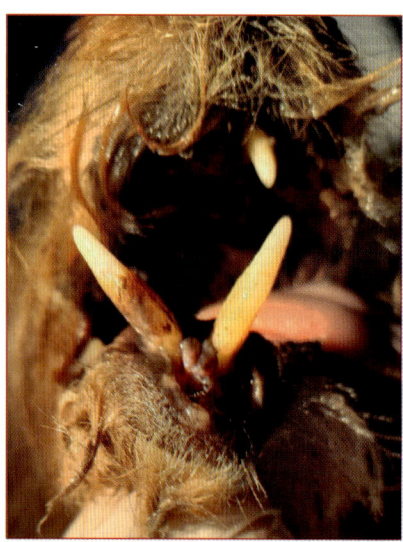

FIGURA 2.51. Pérdida ósea en la sínfisis mandibular y en la superficie vestibular de los dientes 304 y 404 con gran recesión gingival.

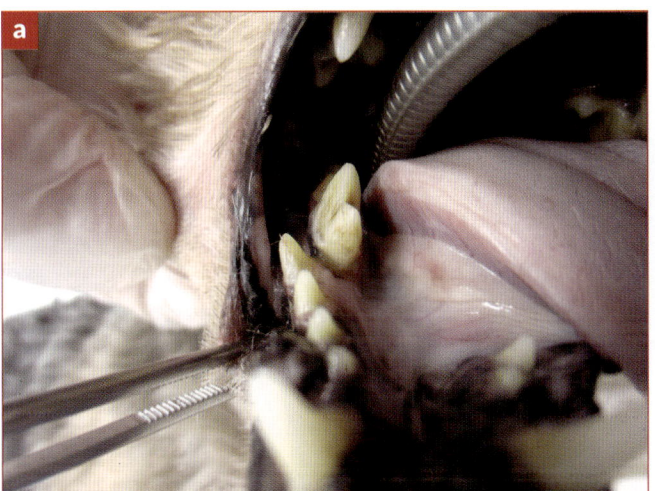

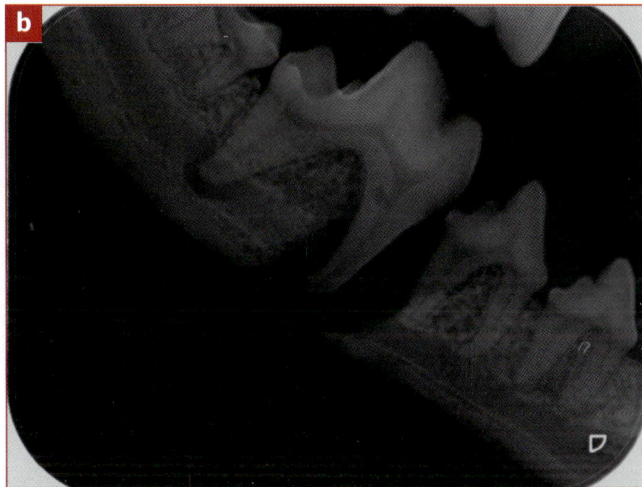

FIGURA 2.52. Fractura antigua del cuerpo mandibular derecho en la zona interproximal de los dientes 408 y 409 (a). Radiografía intraoral del paciente (b). Se aprecia que la fractura fue patológica por la pérdida de hueso vertical por la presencia de una bolsa periodontal en la raíz mesial del diente 409.

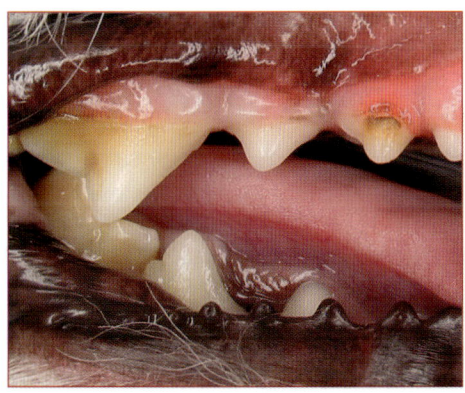

FIGURA 2.53. Zona de oclusión entre el diente 108 y el diente 409.

La exploración y los controles radiológicos o por tomografía computarizada (TC) son los que nos delimitarán la extensión y las zonas afectadas para poder evaluar el defecto tisular y establecer el posible plan de tratamiento.

La finalidad del tratamiento es recuperar la función masticatoria y, si es posible, rehabilitarlos con una correcta oclusión.

Dentro de los posibles tratamientos podemos utilizar: bozales, reducción interdental con resinas (composites), cerclajes sinfisarios, alambres intraóseos, sutura labial inversa mediante el uso de botones, fijaciones intraorales, fijaciones externas, placas y tornillos e incluso mandibulectomías.

DAÑOS OCULARES

Existen múltiples estudios en medicina humana que relacionan las cataratas con mediadores inflamatorios debidos a alteraciones periodontales, tanto por acción local, por proximidad, como sistémica, por la llegada de estos mediadores inflamatorios por vía hematógena.

El microbioma oral de los pacientes con periodontitis puede contribuir a la formación de cataratas mediante la alteración de la respuesta inmunitaria.

La proximidad de las raíces de los cuartos premolares superiores (dientes 108 y 208), sobre todo la raíz distal, y de los primeros y segundos molares superiores (dientes 109, 110 y 209, 210) con el suelo de la fosa orbitaria, puede ocasionar que una infección odontogénica, producida por caries profundas (fig. 2.54), periodontitis, abscesos, fístulas, osteoperiostitis, osteomielitis, necrosis alveolar y cuerpos extraños se extiendan hacia el tejido celular subcutáneo o hacia la fosa pterigomaxilar generando lesiones oculares.

También puede haber cuerpos extraños que se hayan introducido por la zona retromolar o en la fosa pterigopalatina y que puedan migrar a estas zonas o por infección afecten al globo ocular.

En estos casos, algunos de los signos clínicos que pueden presentarse son exoftalmía, prolapsos del tercer parpado, estrabismo, secreciones hemorrágicas, serohemorrágicas o

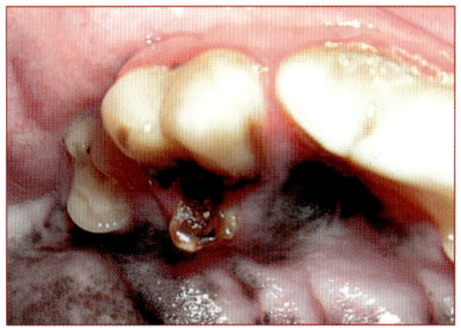

FIGURA 2.54. Caries profunda en el diente 109, responsable de un absceso ocular.

purulentas, dolor al abrir la boca, trismos, dolor a la palpación, linfadenopatía y fiebre.

En la exploración intraoral evaluaremos bien los dientes, la posible existencia de fístulas con exudados, las zonas retromolares y la fosa pterigopalatina. Hay que averiguar si el paciente se ha tratado recientemente, ya que en ocasiones ha podido surgir una complicación tras un tratamiento periodontal rutinario profesional o pueden quedar restos radiculares de exodoncias previas.

En la exploración de los globos oculares podemos apreciar un aumento de la presión intraocular e incluso dificultad para realizar la prueba de hundimiento del globo ocular por esta presión.

Para el diagnóstico pueden realizarse pruebas complementarias como ecografía oftálmica, radiología dental, TC o incluso resonancia magnética nuclear (RMN), así como tomas de muestras citológicas y cultivos.

Estos cuadros pueden conllevar una serie de complicaciones periorbitarias, como oftalmoplejia interna, parálisis facial por presión, prolapso de la glándula nictitante o incluso ceguera por el aumento de la presión del nervio óptico, así como lesiones orbitarias como úlceras corneales, aumento de la presión intraocular (glaucoma), uveítis y coriorretinitis o incluso desprendimiento de retina. Como se ha comentado antes, en medicina humana parece haber relación con la aparición de cataratas.

Para el tratamiento pueden efectuarse drenajes quirúrgicos, que se retirarán pasados entre 3 y 7 días, orbitotomías y exodoncia de los dientes responsables o restos radiculares. En el posoperatorio se administrarán antibióticos, antiinflamatorios (AINE o corticoesteroides) y analgésicos.

NEOPLASIAS ORALES

Los tumores de la cavidad oral en perros representan el cuarto lugar de localización oncológica. Son más frecuentes en los perros que en los gatos, y la prevalencia es mayor en los machos que en las hembras (2,5:1). Hay mayor predisposición racial en el Cocker Spaniel, Caniche, Golden Retriever, Boxer y Pastor Alemán.

Los tumores malignos que aparecen con más frecuencia son el melanoma maligno, el carcinoma de células escamosas, el fibrosarcoma, el osteosarcoma y el ameloblastoma acantomatoso canino (fig. 2.55).

En un estudio realizado en 8.608 perros (Lucena *et al.*, 1996) se determinó una prevalencia de las neoplasias orales del 5,6 % con respecto a los procesos neoplásicos del perro en un periodo de 4 años. La edad media de presentación fue de 5,3 años para los tumores benignos y de 8,8 años para los

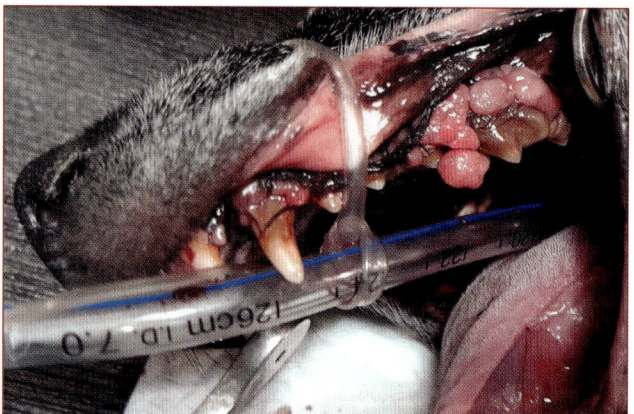

FIGURA 2.55. Carcinoma de células escamosas en la encía vestibular y mesial del diente 208.

tumores malignos. El 75,6 % de los tumores orales de perros mayores (>7 años) fueron de carácter maligno, mientras que en perros jóvenes y adultos (<7 años) este porcentaje se reducía a un 36 %. Los machos (62,7 %) se afectaron con más frecuencia que las hembras (37,3 %). La prevalencia fue mayor en perros cruzados (26,7 %) y en perros de las razas Pastor Alemán (11,7 %), Boxer (10 %), Caniche (6,7 %) y Pekinés (6,7 %). Con carácter general, las neoplasias orales benignas (18 %) fueron menos frecuentes que las malignas (58,1 %), correspondiendo el 23,9 % restante a lesiones pseudotumorales (fibromas odontogénicos). Los papilomas (8,9 % del total) representaron los tumores benignos más habituales, mientras que los carcinomas de células escamosas (17,9 %), seguidos de los fibrosarcomas (15 %), los melanomas (8,9 %) y los osteosarcomas (8,9 %), constituyeron las lesiones malignas más frecuentes. Clínicamente, las neoplasias orales se presentaron en general como tumores solitarios, con un crecimiento lento pero invasivo localmente y con capacidad de metástasis variable en función del tipo tumoral.

La periodontitis se ha asociado con la génesis y progresión de carcinomas. La presencia de un ambiente bacteriano e inflamatorio pueden inducir la transformación de lesiones potencialmente malignas en carcinomas de células escamosas. Por otra parte, las bacterias gramnegativas pueden causar inestabilidad genómica y estimular el desarrollo de un carcinoma. La relación entre la periodontitis y el carcinoma se establece por la destrucción de tejidos duros y blandos, y se debe a la activación de los osteoblastos produciéndose una colonización de células tumorales a los tejidos adyacentes orales. Además, la periodontitis induce una respuesta inflamatoria sistémica de bajo grado que puede ser una vía de la promoción de la carcinogénesis para los carcinomas.

Los tratamientos recomendables son varios e incluyen quimioterapia, radioterapia y resecciones quirúrgicas más o menos amplias en función de la estirpe tumoral, la estadificación tumoral, la afectación del nódulo linfático regional y las metástasis (clasificación TNM).

OSTEOMIELITIS

La osteomielitis es un proceso inflamatorio que puede cursar de forma crónica o aguda, local o difusa y con reacción perióstica y destructiva de la estructura ósea. La zona maxilofacial está afectada por este proceso y, en el caso que nos ocupa, con un origen bacteriano.

En el territorio maxilofacial, la mandíbula es el hueso más afectado por la osteomielitis y su causa es generalmente de origen bacteriano (fig. 2.56), presentándose con una gran destrucción de tejidos.

Esta infección puede tener su origen en un foco contiguo o bien por diseminación vía hematógena, la cual es más habitual en huesos largos que en la mandíbula. Los focos contiguos son generalmente de origen pulpar o periodontal. En segundo lugar puede tener un origen traumático, sobre todo en caso de fracturas compuestas (fracturas abiertas).

Algunas de las bacterias y hongos responsables pueden ser *Staphylococcus* spp., *Streptococcus* spp., *Fusobacterium necrophorum*, *Trueperella pyogenes*, *Nocardia* spp., *Coccidioides immitis*, *Aspergillus* spp. y *Candida* spp.

Debe considerarse que, a partir de las patologías periodontales, con la contaminación de las bolsas por placa bacteriana, la pérdida de la adhesión gingival y del hueso alveolar, la diseminación bacteriana puede afectar a la zona radicular con inflamación y destrucción de los tejidos de soporte y del lecho, pudiendo ocasionar la destrucción ósea.

Otras causas pueden ser los efectos postratamiento de la radioterapia, procesos de falta de unión tras fracturas maxilomandibulares e incluso heridas en la cavidad oral.

La osteomielitis maxilar y mandibular cursa con una serie de signos clínicos generales como, fiebre, malestar general, dolor intenso, inflamación local, movilidad dental, trismos, secreción purulenta, tialismo, sialorrea, halitosis, edema y fístula de drenaje.

El diagnóstico se establecerá mediante la exploración, el cuadro clínico y la realización de pruebas diagnósticas como la toma de muestras para citologías y cultivos, radiología, TC y tomografía computarizada de haz cónico (CBCT, *cone beam computed tomography*).

La resolución del problema pasa por la eliminación de los tejidos afectados tanto duros como blandos y las exodoncias de los dientes en los focos maxilar o mandibular (fig. 2.57). Hay que tener en cuenta que, en función de su extensión, en la zona mandibular se pueden ver afectados nervios locales como el nervio mandibular o los nervios mentonianos (fig. 2.58). El tratamiento antibiótico debe ser adecuado y específico tras los cultivos y antibiograma. En ocasiones, el paciente deberá someterse a cirugía de reconstrucción según la extensión y los tejidos afectados.

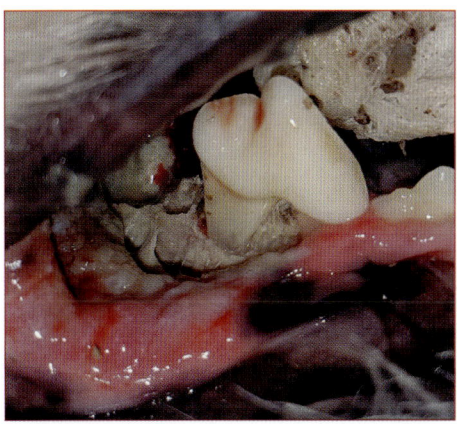

FIGURA 2.56. Osteomielitis con destrucción de hueso alveolar a nivel distal del diente 409.

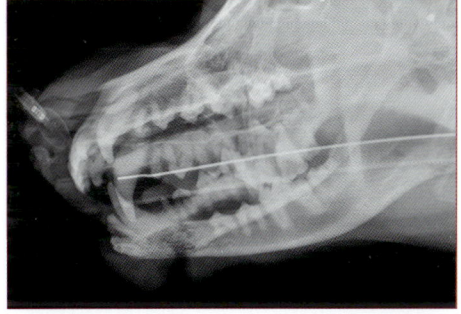

FIGURA 2.57. Imagen radiológica de una lesión ósea a la altura de los dientes 304, 305 y 306, con gran destrucción del tejido blando adyacente.

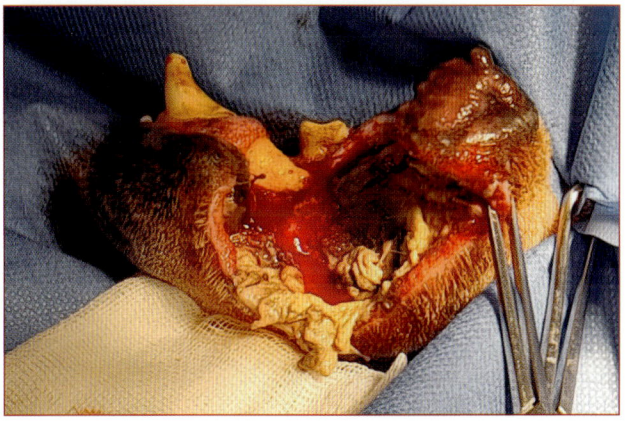

FIGURA 2.58. Imagen intraoperatoria del paciente de la figura anterior. Se observa la gran destrucción de los tejidos blandos, con necrosis en el labio y la mucosa oral.

MANIFESTACIONES SISTÉMICAS DE LA ENFERMEDAD PERIODONTAL

Fidel San Román Ascaso, Jesús M.ª Fernández Sánchez

INTRODUCCIÓN

Existen muchos estudios que comentan la relación entre la infección periodontal y alteraciones o patologías en el resto del cuerpo en medicina humana, y en los últimos años se han incrementado las referencias en medicina veterinaria.

Las anomalías asociadas con la periodontitis crónica incluyen enfermedad cardiovascular aterosclerótica y accidentes cerebrovasculares, diabetes, resultados adversos del embarazo, enfermedades respiratorias, enfermedad renal crónica (ERC), artritis reumatoide, deterioro cognitivo, enfermedad inflamatoria intestinal, obesidad, síndrome metabólico y cáncer.

La primera mención de una relación entre la enfermedad periodontal y anomalías en otras partes del cuerpo aparece en *Gingivitis Interstitial* de Talbot, un libro publicado en 1899. Este libro incluye descripciones clínicas y microscópicas detalladas de la gingivitis y la periodontitis en perros. Bodingbauer, en 1946, describió tres perros con "síntomas generales de enfermedad, relacionados con infecciones dentales, que mejoraron o desaparecieron mediante la extracción del diente afectado". Uno de estos perros murió más tarde, y había evidencia de cambios microscópicos en órganos distantes.

Hay dos estudios realizados en perros que han demostrado que los cambios microscópicos inflamatorios o degenerativos en órganos distantes, específicamente el riñón, el hígado y el corazón, aumentan a medida que aumenta la gravedad de la infección periodontal. Ambos estudios utilizan un sistema ponderado para evitar que las diferencias en el tamaño de los dientes subestimen la extensión de la periodontitis presente.

Lund (2021) realizó un amplio estudio en pacientes de la especie felina hospitalizados durante el año 2006 en la cadena de hospitales veterinarios Banfield de Estados Unidos, con una edad de 5 años o más y con, al menos, un diagnóstico de patología oral. Comparó estos casos con una muestra de 5.000 gatos hospitalizados, con una edad similar, pero sin diagnóstico de enfermedad oral. Se identificaron 103.934 gatos hospitalizados (≥5 años), de los cuales 55.455 (53,4 %) habían sido diagnosticados de enfermedad oral y 16.374 (15,8 %) de enfermedad periodontal. En este grupo se describieron los siguientes signos clínicos: sarro (94,2 %), inflamación de las encías (69,5 %), bolsas infectadas en las encías (18,1 %), retracción gingival (17,7 %) y halitosis (13,0 %). La edad media del grupo fue de 9,8 años, mientras que la edad media de la población control fue de 9,7 años.

En la tabla 2.1 se detalla la prevalencia de las enfermedades orales y periodontales seleccionadas en el grupo de casos de gatos con enfermedad periodontal, mientras que la tabla 2.2 refleja la prevalencia de las enfermedades sistémicas que tienen una hipotética relación con la enfermedad periodontal, tanto en el grupo de estudio como en el grupo control. En la tabla 2.3 pueden encontrarse los resultados estadísticamente significativos obtenidos del análisis multivariable.

A partir de estos resultados, en el estudio se concluye que la enfermedad periodontal es más frecuente en gatos de raza Himalaya, Siamés y Persa, y es más probable que estén diagnosticados también de sobrepeso u obesidad, así como de diabetes *mellitus*, soplo cardiaco, inmunodeficiencia o agresividad.

TABLA 2.1. Prevalencia del diagnóstico de enfermedad oral y/o periodontal en gatos con problemas periodontales (Lund, 2021).	
Enfermedad	**Población de casos con enfermedad periodontal (n=16.374)**
Sarro dental*	39,7 %
Gingivitis	28,6 %
Enfermedad periodontal de grado 2	25,1 %
Enfermedad periodontal de grado 1	20,6 %
Enfermedad periodontal (inespecífica)	16,2 %
Enfermedad periodontal de grado 3	15,9 %
Enfermedad periodontal de grado 4	4,6 %
Recesión gingival	1,7 %
Bolsas periodontales	0,4 %
Sarro subgingival	0,04 %

*Los valores de sarro no corresponden a la placa dental, ya que el sarro es un hallazgo durante la exploración. Así, se identificó sarro durante la exploración, pero no fue lo suficientemente grave como para justificar una intervención. La placa dental no se determinó. La enfermedad periodontal se clasifica en grados: grado 1: inflamación; grado 2: inflamación, encías inflamadas y pérdida temprana de hueso; grado 3: inflamación, tumefacción, pérdida de hueso y de dientes; grado 4: inflamación, tumefacción, pus, pérdida de hueso y de dientes.

TABLA 2.2. Prevalencia de diagnósticos seleccionados para gatos con y sin enfermedad periodontal (Lund, 2021).

Enfermedad	Casos (n: 16.374)	Control (n: 5.000)
Sobrepeso	15,6 %	3,5 %
Obesidad	5,0 %	1,1 %
Soplo cardiaco	5,0 %	1,2 %
Enfermedad renal crónica	3,3 %	3,1 %
Agresividad	2,1 %	0,8 %
Diabetes *mellitus*	1,9 %	1,1 %
Dermatitis	1,8 %	1,3 %
Virus de la inmunodeficiencia felina	0,7 %	0,3 %
Enfermedad renal aguda	0,5 %	0,4 %
Cardiomiopatía hipertrófica	0,3 %	0,1 %
Virus de la leucemia felina	0,2 %	0,2 %

TABLA 2.3. Resultados de análisis multivariables: factores de predicción de enfermedad periodontal en gatos ≥5 años de edad (Lund, 2021).

Variable	Riesgo relativo (RR)	Intervalo de confianza
Sobrepeso	5,0	4,3-5,9
Soplo cardiaco	4,5	3,5-5,9
Obesidad	4,5	3,4-5,9
Virus de la inmunodeficiencia felina (FIV)	2,8	1,6-4,9
Agresividad	2,2	1,5-3,0
Diabetes *mellitus*	1,5	1,1-2,0
Raza Himalaya	1,6	1,3-2,0
Raza Persa	1,3	1,1-1,6
Raza Siamés	1,3	1,1-1,5
Esterilización	1,5	1,2-1,8

El riesgo relativo (RR) estimado se calculó utilizando la razón de disparidad. Un RR >1 indica una asociación positiva entre el factor estudiado y la evolución, mientras que un RR <1 indica una relación inversa entre ambos. Un valor RR = 1 nos indica que no existe asociación entre ambos.

Niemec y Stewart (2020), tras una revisión bibliográfica sobre la enfermedad periodontal y sus consecuencias, resumen en una tabla los distintos efectos que esta desencadena en otros órganos y sistemas del organismo (tabla 2.4).

La vasodilatación producida en los tejidos que rodean al diente permite al sistema inmunitario del hospedador actuar frente a los microorganismos causantes de la infección, pero a la vez, esta vasodilatación favorece la entrada de los microorganismos y sus toxinas al torrente sanguíneo (Niemec, 2008). En los individuos sanos, aunque se produzca esta bacteriemia, el sistema reticuloendotelial normalmente se encarga de eliminar estas bacterias, pero si este proceso es prolongado puede comprometer la salud del paciente (De Simoi, 2021).

TABLA 2.4. Manifestaciones sistémicas en perros con enfermedad periodontal (Niemec y Stewart, 2020).

Órgano/ Sistema	Posible mecanismo de acción	Manifestaciones clínicas asociadas
Hígado	Bacteriemia	■ Inflamación del parénquima (perros). ■ Fibrosis portal (perros). ■ Colestasis (perros).
Riñón	Estimulación crónica del sistema inmunitario con depósito de inmunocomplejos	■ Glomerulonefritis. ■ Inflamación renal crónica y fibrosis. ■ Disminución de la función y de la tasa de filtración renal. ■ Enfermedad renal crónica (perros).
Corazón	Adhesión de bacterias del torrente sanguíneo a las válvulas cardiacas	■ Cambios cardiopulmonares (perros). ■ Aumento del riesgo de endocarditis (perros). ■ Hipertensión ■ Efectos endoteliales.
Metabolismo	Aumento del nivel de proteína C reactiva	■ Aumento de lípidos inflamatorios. ■ Estado lipidémico general aumentado. ■ Resistencia a la insulina.

La infección crónica presente en la enfermedad periodontal supone también un riesgo para la salud general en los perros y gatos, ya que puede producir lesiones en distintas partes del organismo. Los órganos más frecuentemente afectados por esta infección son el corazón, el hígado y los riñones (De-Bowes, 1998).

Se ha descrito, tanto en personas como en el perro y el gato, que la presencia de periodontitis eleva entre 1,7 y 3,3 veces el riesgo de patología cardiovascular y otras enfermedades sistémicas (San Román y Sánchez Valverde, 2016).

Los microorganismos patógenos causantes de la enfermedad periodontal y sus toxinas provocan una respuesta inflamatoria crónica con un aumento de las citocinas a nivel local y sistémico. En estudios realizados en perros, se ha demostrado que la periodontitis provoca un aumento de los lípidos inflamatorios, así como de los lípidos en general, conduciendo esto a un estado de inflamación corporal crónica y alteraciones de la respuesta inmunitaria (Niemec, 2008). No obstante, la respuesta inflamatoria en pequeños animales depende de muchos factores como la edad, raza, factores ambientales, genéticos, estado inmunológico y estado nutricional (De Simoi, 2012).

Ghezzi (2005), en un estudio sobre la composición del líquido gingival de personas con enfermedad periodontal, observó que dicho líquido poseía mayor concentración de citocinas, en particular interleucina-6 (IL-6), interleucina-1β (IL-1β) y factor de necrosis tumoral α (TNF-α). Estos mediadores de la inflamación son producidos por los macrófagos, neutrófilos y fibroblastos del sistema inmunitario del hospedador ante la presencia de las bacterias y sus metabolitos, y contribuyen en gran medida a la destrucción del tejido periodontal (McFadden y Manfra, 2013).

La migración de bacterias a través del torrente sanguíneo puede provocar una endocarditis, siendo esta patología más frecuente en perros de razas grandes (Harvey, 2022). Glickman, en 2009, tras un estudio observacional de cohorte histórica, realizado sobre 59.296 perros con enfermedad periodontal y un grupo control del mismo número de animales, emparejados por edad, que no hubieran sido diagnosticados de enfermedad periodontal, llegó a la conclusión de que el riesgo de endocarditis es aproximadamente 6 veces mayor en los perros con enfermedad periodontal de grado 3. Encontró asociaciones significativas entre la gravedad de la periodontitis y el riesgo consecuente de patologías cardiovasculares, como endocarditis y miocardiopatía, sin embargo, no la encontró entre el grado de enfermedad y el riesgo de padecer otras afecciones habituales, no relacionadas con el sistema cardiovascular (Glickman *et al.*, 2009) (fig. 2.59).

ALTERACIONES EN EL SISTEMA CARDIOVASCULAR

La unión de bacterias transportadas por el torrente sanguíneo a las válvulas cardiacas puede provocar potencialmente endocarditis. Los estudios que examinaron microscópicamente una variedad de tejidos tras un examen oral detallado demostraron un aumento en las patologías de la válvula cardiaca asociado a una mayor gravedad de la infección periodontal.

La enfermedad periodontal se ha relacionado con importantes cambios en el sistema cardiopulmonar.

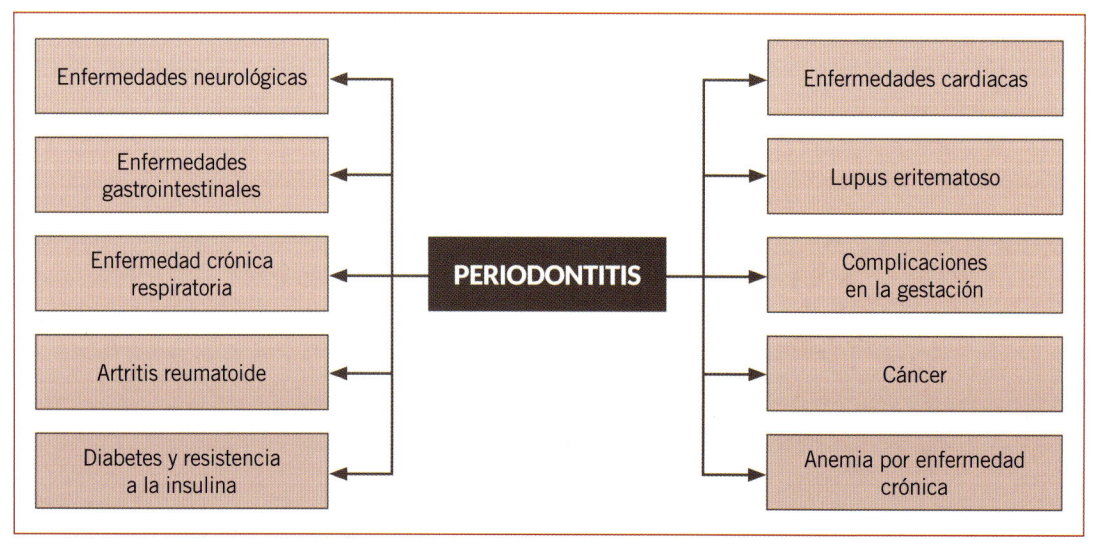

FIGURA 2.59. Manifestaciones sistémicas de la enfermedad periodontal.

Existen estudios veterinarios que han observado un aumento significativo en la incidencia de cambios en la válvula auriculoventricular en relación con la enfermedad periodontal.

Como se ha comentado previamente, en un estudio se determinó que el riesgo de endocarditis era aproximadamente 6 veces mayor en perros con enfermedad periodontal en estadio 3 que en perros sanos (Glickman, 2009).

Otro estudio, en el que se evaluó la bacteria prevalente en las placas de ateroma, se halló que el 44 % de las placas fueron positivas a un patógeno periodontal.

El riesgo de endocarditis valvular tradicionalmente se atribuía a los procedimientos dentales, pero estudios recientes describen que incluso actividades normales como comer son suficientes para crear una bacteriemia. Además, se encontró que la mayoría de los casos de endocarditis en personas y perros no se asociaban con un procedimiento dental reciente.

La miocardiopatía hipertrófica es una enfermedad bastante habitual en pacientes felinos mayores y la enfermedad periodontal puede participar en el progreso de esta enfermedad, ya que se ha demostrado que está asociada a la hipertrofia ventricular izquierda. Los cambios más negativos son más frecuentes en los pacientes con hipertensión. Otro estudio veterinario reveló también un posible vínculo entre la enfermedad periodontal y las miocardiopatías en perros.

Si bien la cardiopatía isquémica no es una enfermedad frecuente en los pacientes veterinarios, numerosos estudios han relacionado la enfermedad periodontal y las bacteriemias orales con los infartos de miocardio y otros cambios histológicos en personas. En medicina humana, también se ha descrito que la enfermedad periodontal está asociada a hipertensión.

La Inflamación crónica está considerada también como uno de los factores de riesgo de la enfermedad cardiovascular, pues provoca alteraciones en la función de las células del endotelio vascular, en el metabolismo de los lípidos y en la coagulación sanguínea. Todas estas alteraciones son factores desencadenantes de la formación de placas de ateroma en los vasos sanguíneos. Hay estudios en los que se han observado infecciones periodontales que causaron directamente ateroesclerosis en cerdos y ratones.

En 2008, Pavlica (Universidad de Manchester, Reino Unido) puso de manifiesto la mayor probabilidad que tienen los perros de sufrir alteraciones en distintos órganos relacionada con la enfermedad periodontal. Realizó un estudio en 44 perros adultos de raza Caniche enano y miniatura (con predisposición a enfermedad periodontal), fallecidos o eutanasiados por distintas causas y que no habían sido diagnosticados de ninguna enfermedad cardiaca. Se excluyeron los pacientes con lesiones macroscópicas observables. En el estudio *post mortem* se tomaron registros en cada uno de los animales del grado de enfermedad periodontal, que se estimó calculando la superficie total de encía afectada. Para ello, se midieron las circunferencias dentales y la profundidad del sondaje gingival en cada diente. Mediante análisis de regresión logística ordinal se llegó a la conclusión de que por cada cm² de encía afectada por la enfermedad periodontal existe una probabilidad 1,4 veces mayor de que se produzcan cambios importantes en la válvula auriculoventricular izquierda y una probabilidad 1,2 y 1,4 veces mayor de sufrir patología hepática y renal, respectivamente.

ALTERACIONES EN EL SISTEMA RESPIRATORIO

La cavidad bucal también puede servir como reservorio para la contaminación bacteriana de los pulmones con el posterior desarrollo de neumonía bacteriana.

Varios estudios en medicina humana han relacionado la enfermedad periodontal con una mayor incidencia de enfermedades respiratorias crónicas como la enfermedad pulmonar obstructiva crónica (EPOC) y la neumonía. La Infección crónica periodontal puede provocar la destrucción de los pulmones por la inhalación constante de un gran número de bacterias orales. Este tipo de infección provoca áreas de cicatrización dentro de los pulmones (simulando al patrón causado por el tabaquismo crónico), provocando bronquitis y enfisema. Estos cambios pueden provocar inflamación crónica y una secundaria cicatrización del órgano, lo que provoca una disminución de la función con el tiempo.

En pacientes con enfermedades respiratorias crónicas, se ha demostrado que las infecciones orales pueden agudizar estas enfermedades, agravándolas.

Se ha demostrado que el cuidado bucal disminuye la incidencia de exacerbaciones agudas de enfermedades respiratorias crónicas, y controlar las bacterias orales disminuye los microorganismos oportunistas.

Las infecciones respiratorias adquiridas en hospitales (nosocomiales) también son un problema importante (especialmente en pacientes gravemente enfermos y en pacientes con respirador), lo que provoca una mortalidad del 20 % al 50 % en personas. A este respecto, se ha observado que la utilización de antisépticos orales como el gluconato de clorhexidina y la acción mecánica del cepillado de los dientes tienen la capacidad de disminuir las infecciones nosocomiales.

En perros, también se ha asociado la enfermedad periodontal con enfermedades pulmonares crónicas tales como bronquitis crónica, fibrosis, enfisema y enfermedad pulmonar obstructiva crónica. Estos estudios fueron realizados en los años 90 por diversos veterinarios en universidades de los Estados Unidos (De Bowes, 1996). La infección crónica pulmonar podría deberse a la inhalación constante de bacterias por la respiración a través de la boca. Esta infección provocaría zonas de fibrosis pulmonar que con el tiempo desencadenan bronquitis crónica y enfisema (Niemec, 2016).

ALTERACIONES EN EL SISTEMA NERVIOSO CENTRAL

Los infartos cerebrales isquémicos (o accidentes cerebrovasculares) con frecuencia son provocados por una infección sistémica.

Estudios publicados en los últimos años incluso han relacionado la enfermedad periodontal en personas de edad avanzada con la demencia senil, así como con la enfermedad de Alzheimer (Borsa *et al.*, 2021) y la enfermedad de Parkinson. Desta publicó en 2021 un estudio de revisión bibliográfica sobre la asociación existente entre enfermedad periodontal y la enfermedad de Alzheimer. Se analizaron 27 estudios realizados en humanos y modelos animales (ratas y ratones) que intentaron encontrar una relación entre la enfermedad periodontal y la enfermedad de Alzheimer. La conclusión de esta revisión indica que, aunque la periodontitis no se muestra como un factor de riesgo concluyente para el desarrollo de la enfermedad de Alzheimer, su asociación con bacterias patógenas habituales y citocinas inflamatorias justifican la necesidad de realizar estudios más profundos sobre el tema.

En el año 2022, se publicó una revisión bibliográfica que confirma la existencia de datos sustanciales que respaldan la hipótesis de que la respuesta inmunoinflamatoria crónica a nivel cerebral provocada por la enfermedad periodontal contribuye al desarrollo de la depresión mayor (Carranza, 2022).

En perros se realizó un estudio comparativo a ciegas para ver si existía relación entre la enfermedad periodontal y el síndrome de disfunción cognitiva canina (SDCC). Todos los pacientes de edad avanzada seleccionados para el estudio se habían diagnosticado de dicha enfermedad (Dewey y Rishniw, 2021).

El SDCC se utiliza actualmente como modelo animal natural de la enfermedad de Alzheimer, ya que poseen características patológicas y clínicas notablemente similares.

Las repercusiones de la enfermedad periodontal en el sistema nervioso de los gatos han sido menos estudiadas hasta el momento. El primer trabajo que analizó este tema fue en el año 2012 en la Universidad de Massey (Nueva Zelanda). El estudio se llevó a cabo para estimar si en un grupo de gatos diagnosticados de periodontitis los índices de salud general podrían verse afectados por la gravedad de la enfermedad.

ALTERACIONES EN EL SISTEMA RENAL

Varios estudios han demostrado una asociación entre el aumento de la evidencia clínico-patológica de disfunción renal y el aumento de la gravedad de la enfermedad periodontal. En un estudio con 38 perros que se sometieron a tratamiento periodontal, hubo una correlación significativa entre la gravedad de la enfermedad periodontal y el aumento de la creatinina sérica y de la enfermedad hepática.

Finalmente, y quizá lo más importante, existen evidencias para sugerir que la terapia periodontal mejora la función renal. La terapia mejora la tasa de filtración glomerular en personas sanas, así como en pacientes renales en prediálisis. Es posible que la terapia periodontal pueda ser beneficiosa para otros órganos también, pero se necesita más investigación en esta área.

En 2011 se presentó el mayor estudio retrospectivo longitudinal realizado en perros (entre 2002 y 2008) gracias a la amplia base datos que comparten las clínicas Banfield, situadas en diferentes ciudades de Estados Unidos. Las clínicas Banfield poseen una base de datos que permite consultar las historias clínicas de todos sus pacientes a nivel nacional y acceder a las fotografías y mediciones que se toman para determinar cuál es el grado de afección de enfermedad periodontal en los perros (Glickman *et al.*, 2011). El objetivo de este estudio era demostrar la relación entre la enfermedad periodontal y la enfermedad renal crónica. En este estudio, 167.406 perros diagnosticados de enfermedad periodontal se compararon con 415.971 perros de la misma edad sin signos de enfermedad periodontal (grupo control). Los perros pertenecientes al primer grupo se clasificaron en subgrupos según el grado de enfermedad periodondal 1, 2, 3 y 4. La incidencia de enfermedad renal crónica aumentaba conforme lo hacía la edad de los animales y disminuía su peso. Este hallazgo se atribuyó a que los perros de menor talla suelen alimentarse con dietas húmedas comerciales y comida casera con mayor frecuencia que los perros de tallas mayores, que suelen alimentarse con piensos secos. Estas dietas húmedas favorecen el acúmulo de sarro. Como resultado final de este gran estudio se concluyó que el riesgo de sufrir enfermedad renal crónica azotémica en perros aumenta a medida que lo hace el grado de enfermedad periodontal, independientemente de la magnitud del aumento de los niveles séricos de creatinina. El aumento del grado de enfermedad periodontal se asoció significativamente con el aumento de los niveles de nitrógeno ureico en sangre y las concentraciones de creatinina, independientemente del estadio IRIS del paciente. El mayor índice de riesgo se dio en perros con enfermedad periodontal de grado 3 y 4 y en estadio IRIS II, con un índice de riesgo (IR) de 3,35 (intervalo de confianza —IC—: 2,48-4,52). Aun con estos resultados, la fisiopatología del proceso por el cual la periodontitis provoca enfermedad renal no está bien definida todavía.

Los estudios realizados en medicina humana apuntan a la inflamación crónica provocada por la enfermedad periodontal como la desencadenante de procesos de estenosis en las arteriolas renales, que originan daños isquémicos progresivos en el riñón, así como una reducción del gasto cardiaco, concluyendo que la probabilidad de padecer enfermedad renal crónica es 4,5 veces mayor en las personas con enfermedad periodontal (Carranza, 2006).

En el perro, las bacterias patógenas de la periodontitis parecen tener afinidad por la pared endotelial. El glomérulo renal es una zona de gran superficie endotelial expuesta a las bacterias presentes en la sangre de los individuos con enfermedad periodontal. Además, en situaciones de infección e inflamación crónica es frecuente la formación de inmunocomplejos y su depósito en el riñón, desencadenando la formación de glomerulonefritis (Niemec, 2016).

PATOLOGÍAS Y ESTADOS QUE PREDISPONEN A LA ENFERMEDAD PERIODONTAL

Fidel San Román Ascaso, Jesús M.ª Fernández Sánchez

DIABETES *MELLITUS*

En medicina humana, existe una clara asociación entre diabetes y enfermedad periodontal; las personas con diabetes tienen más probabilidades de sufrir esta patología que el resto de la población y la diabetes es más lábil en las personas con periodontitis. Recomendar un tratamiento dental si está indicado y

utilizar un régimen de higiene bucal eficaz son ahora estándares en el tratamiento de los pacientes diabéticos humanos.

La diabetes es un factor de riesgo para la enfermedad periodontal. Esto se explica por el hecho de que la diabetes debilita el sistema inmunitario, por lo que aumenta la susceptibilidad para el progreso de la enfermedad periodontal.

La enfermedad periodontal y la diabetes se considera que tienen una interrelación bidireccional, en la que cada patología empeora a la otra.

TUMORES

La enfermedad periodontal se considera un factor de riesgo de neoplasia oral. Estudios recientes proponen un vínculo entre la enfermedad periodontal y las neoplasias a distancia como gastrointestinales, renales, pancreáticas y hematopoyéticas, aunque estos estudios están lejos de ser definitivos debido al gran número de factores intervinientes. Sí hay consenso en que debemos evitar, abordar y controlar la inflamación periodontal cuando sea posible.

GESTACIÓN

Las bacteriemias orales pueden atravesar la membrana placentaria, permitiendo que las bacterias afecten directamente al feto.

La enfermedad periodontal está asociada con una mayor incidencia de efectos adversos en el embarazo, como preeclampsia y nacimiento con bajo peso. Por el contrario, el cuidado dental adecuado puede ayudar a reducir la tasa de nacimientos prematuros. Esta información puede ser crítica para los veterinarios y sus clientes, especialmente los criadores de animales pequeños y razas miniatura.

HIPERPARATIROIDISMO

El hiperparatiroidismo nutricional o renal, produce la reabsorción de calcio de los huesos para mantener la homeostasis del calcio. El calcio se reabsorbe mediante la actividad osteoclástica en los huesos y esta situación facilitará la progresión de la gingivitis y periodontitis.

La mayoría de los estudios revisados anteriormente que relacionaban el hiperparatiroidismo con la enfermedad periodontal fueron de naturaleza transversal. Se encuentran disponibles algunos estudios longitudinales que muestran la progresión de las infecciones periodontales en perros y su relación con el hiperparatiroidismo.

FORMAS INUSUALES DE LA ENFERMEDAD PERIODONTAL

Jesús M.ª Fernández Sánchez, M.ª Carmen Herranz Sorribes

ABSCESOS PERIODONTALES

El absceso periodontal es una infección localizada purulenta de los tejidos periodontales, que normalmente se localiza en una bolsa periodontal preexistente, y que cursa con dolor e inflamación localizada por el súbito paso de bacterias a la pared blanda de la bolsa periodontal.

Los abscesos periodontales en odontología humana han sido reconocidos como entidades clínicas distintas desde la última parte del siglo XIX. Ranney (1991), en el marco de la Conferencia Internacional sobre Investigación en Biología de la Enfermedad Periodontal celebrada en Chicago (Estados Unidos), definió al absceso periodontal como un proceso agudo, destructivo en el periodonto, que da como resultado colecciones localizadas de contenido purulento que se comunican con la cavidad bucal a través del surco gingival u otros sitios periodontales y que no provienen del complejo dentinopulpar.

Aunque siempre se hace referencia a una forma crónica, los abscesos periodontales crónicos pueden no distinguirse de las lesiones de la periodontitis crónica, aun cuando exista una fístula. Cuando un absceso se limita a la encía marginal se denomina absceso gingival. Dependiendo de su origen, los abscesos de origen dental u odontogénicos pueden ser endodónticos (también llamados periapicales, dentales o dentoalveolares), periodontales y pericoronarios.

Los términos abscesos dental, periapical o dentoalveolar se recomiendan cuando nos referimos a abscesos de origen endodóntico para evitar confusiones con la nomenclatura. Entre los abscesos odontogénicos, los dentoalveolares son la patología aguda más frecuente, seguidos de los abscesos pericoronarios y de los periodontales.

Los tejidos afectados en los abscesos periodontales son la raíz del diente, con depósitos de cálculo y placa bacteriana, y la pared interna de la bolsa. Cuanto más profunda sea esta, más posibilidades hay de que se produzca el desequilibrio entre la microflora bacteriana de la bolsa y las defensas del hospedador, dando origen al absceso periodontal (fig. 2.60).

En este desequilibrio pueden influir factores locales como la eliminación incompleta del cálculo y de la placa bacteriana de la superficie radicular durante el tratamiento periodontal, lo que conduce al cierre en falso del tejido blando cervical que no

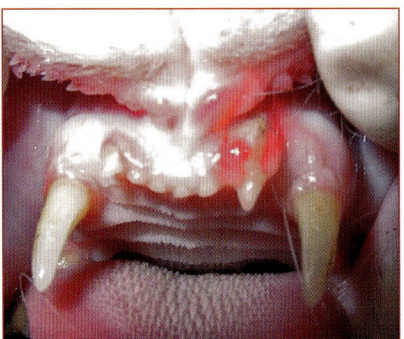

FIGURA 2.60. Cálculos y placa bacteriana subgingivales en la superficie vestibular de la raíz del diente 203. Esta afección puede desarrollar un absceso periodontal.

deja salir el material purulento de la parte profunda de la bolsa. También anomalías anatómicas como perlas de esmalte, surcos de desarrollo, furcas de molares muy invaginadas, maloclusiones o la impactación de alimentos u objetos. Además, pueden influir factores sistémicos como diabetes, defectos genéticos y del sistema inmunitario, terapia antibiótica incorrecta, estrés, gestación, etc.

Clasificación

Se han propuesto diversas clasificaciones para los abscesos periodontales: crónico o agudo, único o múltiple y gingival o periodontal, según ocurran en los tejidos periodontales de sostén o en la encía.

Según su localización

La Academia Americana de Periodontología (AAP, American Academy of Periodontology) y Meng (1999) basan la clasificación según la localización de la infección en:

- **Absceso gingival:** la infección purulenta se localiza en la encía marginal o en la papila interdental. Está asociado con la impactación de objetos extraños, con frecuencia semillas, o comida que se introducen por la fuerza dentro del tejido gingival por el surco gingival o el saco, lo que facilita la entrada y proliferación de las bacterias (fig. 2.61).
- **Absceso periodontal:** infección purulenta localizada con destrucción del ligamento periodontal y del hueso alveolar (fig. 2.62).
- **Absceso pericoronal o pericoronario:** la infección purulenta se localiza alrededor de la corona de un diente parcialmente erupcionado. En estos abscesos, la superficie oclusal del diente afectado está cubierta con una capa de tejido gingival denominada opérculo. Este tejido cubre de manera parcial la corona del diente durante la erupción y persiste después de la erupción parcial o completa, en particular si existe poco espacio para una erupción pasiva completa de la encía después de que el diente erupciona. Con la acumulación de

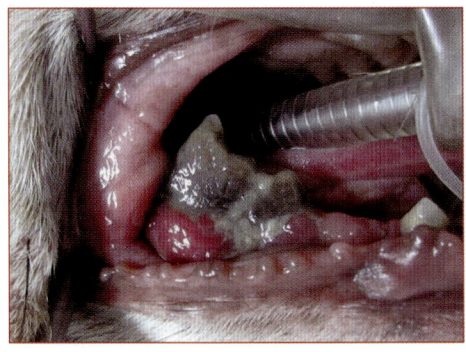

FIGURA 2.61.
Absceso gingival en la encía vestibular de los dientes 408 y 409.

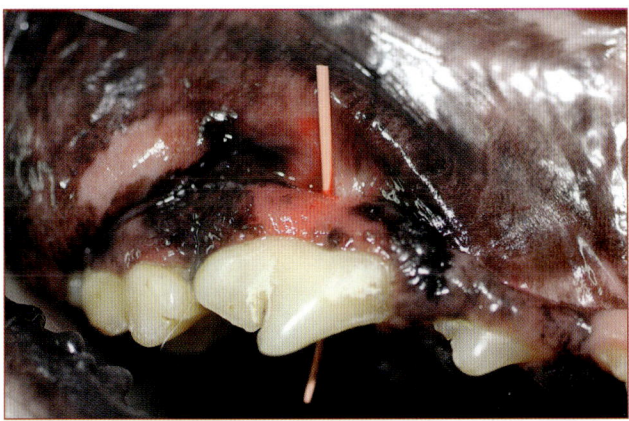

FIGURA 2.62. Absceso periodontal en la zona de la furca del diente 108. Se puede apreciar la punta de gutapercha en el trayecto fistuloso del absceso.

bacterias, el colgajo sobre la superficie oclusal presenta inflamación aguda sumamente dolorosa, que entra en oclusión con el diente opuesto y se traumatiza durante la masticación. Con la inflamación en aumento, el proceso se hace más grave, aumenta de tamaño y es posible la presencia de trismo y temperatura elevada; también hay acumulación de exudado inflamatorio en los tejidos adyacentes. Este tipo de absceso es frecuente en personas, pero muy infrecuente en perros y gatos.

Según su comportamiento

La clasificación más racional es la que se basa en criterios etiológicos. Según la causa del proceso infeccioso agudo pueden presentarse dos tipos de abscesos: abscesos relacionados con periodontitis (con destrucción periodontal) y los no relacionados (sin destrucción periodontal).

Absceso con destrucción periodontal

Aparece en un saco periodontal preexistente, y puede ser:

- **Absceso por exacerbación o agudización de una lesión crónica:** debido a un cambio en la virulencia de las bacterias

subgingivales o a una disminución de las defensas sistémicas del hospedador. A este grupo pertenecen los abscesos que aparecen en la fase de mantenimiento del tratamiento periodontal, en periodontitis recurrente o en periodontitis no tratada o refractaria.

- **Absceso postratamiento:** es el caso del absceso periodontal que aparece después de la cirugía (posquirúrgico), relacionado con un raspado incompleto o defectuoso (por una instrumentación radicular defectuosa han quedado restos de cálculo, o bien estos se han empujado hacia los tejidos periodontales profundos), una sutura o una membrana de regeneración periodontal. Hay otro tipo, el absceso periodontal posantimicrobianos, que es el que aparece en pacientes que toman antimicrobianos sistémicos sin una correcta instrumentación, por lo que la microbiota puede cambiar y desarrollar una sobreinfección y un absceso.

En lo que respecta al comportamiento de los abscesos dentoalveolares por lesiones combinadas endoperiodontales, la clasificación es:

- **Lesión primaria endodóntica con afección secundaria periodontal:** se denominan lesiones endo-perio. En estas alteraciones la pérdida ósea comienza en el complejo dentinopulpar (necrosis) y después se produce la afectación periodontal.

- **Lesión primaria periodontal con afección secundaria endodóntica:** se denominan lesiones perio-endo. En estos casos la pérdida ósea está causada por un problema periodontal generalizado o localizado que, al evolucionar, transmite las bacterias al complejo dentinopulpar y se produce la necrosis.

Absceso sin destrucción periodontal

Se desarrolla en pacientes sin sacos periodontales preexistentes. A este tipo pertenecen los siguientes:

- **Absceso por impactación:** relacionado con la presencia e impactación de cuerpos extraños en el surco gingival como huesos, material vegetal o por una higiene bucal traumática por cepillados dentales muy vigorosos con cerdas muy duras.

- **Absceso radicular:** relacionado con la morfología de la raíz, como en caso de reabsorción radicular externa y desgarro del cemento radicular, lágrimas de cemento, perforaciones endodónticas, diente fisurado y diente invaginado. Este grupo se interrelaciona claramente con el del absceso dentoalveolar.

Según su evolución clínica

Genco y colaboradores (1990) establecen la siguiente clasificación:

- **Abscesos agudos:** aparecen de forma rápida y en muchos casos puede expulsarse el contenido purulento del margen gingival mediante la presión digital. Generalmente se aprecia una elevación de forma ovoide en la encía con una coloración roja y edematosa. Al no tratarse o tratarse mal pueden evolucionar al tipo crónico.
- **Abscesos crónicos:** se presentan como una fístula que se abre en la mucosa gingival. Al realizar un sondaje de esta fístula, se aprecia un trayecto fistuloso en la profundidad de los tejidos periodontales. En la superficie de la fístula puede haber tejido de granulación. Suelen ser asintomáticos en los periodos de latencia; se reagudizan esporádicamente y presentan dolor, elevación del diente y movilidad y la exudación es de tipo intermitente.

Cuadro clínico

Las manifestaciones clínicas de los abscesos periodontales, con frecuencia, suelen caracterizarse por movilidad de los dientes, que en algunos casos pueden extruirse del alvéolo, dolor constante pero soportable, posible sangrado al sondaje y un exudado seropurulento en el saco periodontal, que puede ser profundo, alrededor del diente afectado y con un drenaje a través de un trayecto fistuloso. De modo ocasional, el absceso puede presentar uno o más conductos sinuosos de drenaje hacia la cavidad bucal.

Los pacientes con abscesos periodontales suelen tener un mal estado de salud periodontal con mala higiene, cálculos, placa, bolsas generalizadas, dientes con movilidad, fístulas de origen dentario en la mucosa oral (párulis) o en la piel (figs. 2.63, 2.64 y 2.65).

Ocasionalmente, los abscesos periodontales se acompañarán de una linfadenopatía regional, leucocitosis y un pequeño aumento de la temperatura corporal.

El absceso periodontal de tipo gingival afecta solo a la encía y suele presentarse como una lesión inflamatoria aguda localizada. Suele aparecer como una inflamación roja, lisa y edematosa.

El absceso de tipo periodontal es una extensión de una bolsa periodontal y afecta al ligamento periodontal y al hueso alveolar, lo que puede provocar su destrucción. Los abscesos periodontales agudos de cualquier tipo suelen ser dolorosos, aunque es posible que los pacientes veterinarios no lo demuestren. Suelen aparecer como inflamaciones rojas y edematosas de los tejidos gingivales, con posible dolor a la percusión del diente.

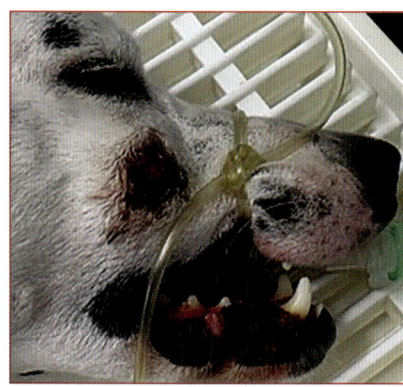

FIGURA 2.63. Fístula en la piel de la región infraorbitaria derecha por un absceso periapical en la raíz del diente 108.

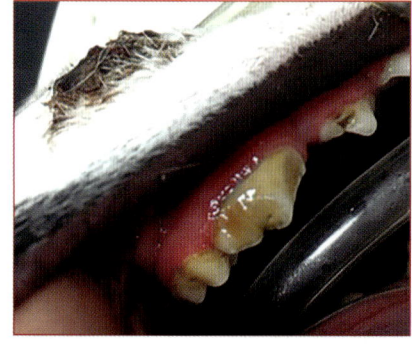

FIGURA 2.64. Gingivitis grave con depósito moderado de cálculo dental en el diente 108. Se puede apreciar que tiene una fractura coronal con exposición pulpar en toda la mitad distal de la superficie vestibular del diente 108.

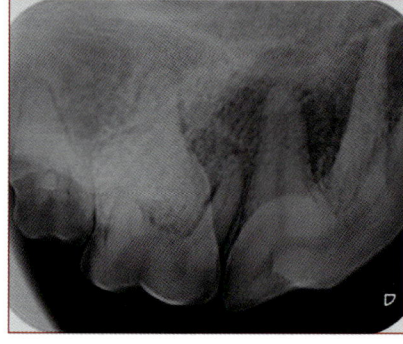

FIGURA 2.65. Radiografía periapical de los dientes 108, 109 y 110. Se aprecia una zona radiotransparente perirradicular en la raíz distal del diente 108 causante de la fístula infraorbitaria del paciente de las figuras anteriores.

Los abscesos periodontales crónicos se forman después de que la infección aguda se haya controlado, pero no se haya eliminado por completo.

Diagnóstico

El diagnóstico de los abscesos periodontales es clínico y radiológico. Es importante establecer un correcto diagnóstico diferencial entre un absceso periodontal y un absceso de origen endodóntico. Hay varios signos clínicos que ayudan a diferenciar estas dos afecciones:

- Los abscesos periodontales se asocian a una bolsa periodontal y suelen fistulizarse coronalmente a la unión mucogingival. Radiográficamente, puede observarse una pérdida angular del hueso alveolar que se inicia en la cresta alveolar próxima al cuello dentario y progresa estrechándose hacia la región apical. Se aprecia la típica imagen de pérdida ósea vertical y no horizontal (figs. 2.66 y 2.67).

■ Los abscesos endodónticos se asocian generalmente a un diente que presenta signos de patología endodóntica, como tinciones, fracturas coronales, coronorradiculares o radiculares (complicadas o no) y caries profundas. Estos abscesos suelen fistulizarse apicalmente. Radiográficamente, los abscesos endodónticos se diagnostican por la presencia de radiotransparencia periapical típica no comunicada con el hueso de la cresta alveolar cervical. Es importante destacar que esta lesión periapical radiotransparente es el resultado de un granuloma apical crónico, no del absceso agudo.

La imagen radiográfica de los abscesos crónicos es una zona radiotransparente junto a la raíz del diente causal. Se puede hacer una radiografía simple y otra recorriendo el trayecto fistuloso con una sonda de exploración, un explorador bucal o una punta de gutapercha.

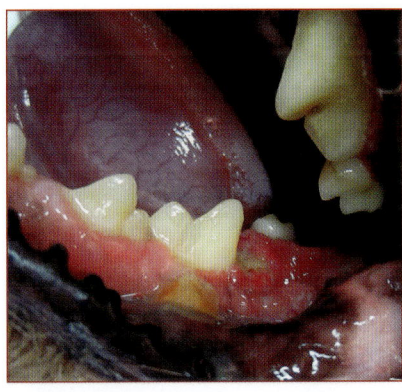

FIGURA 2.66. Absceso periodontal muy grave con osteomielitis extensa y necrosis ósea en el diente 309. Se aprecia la ausencia del diente 310.

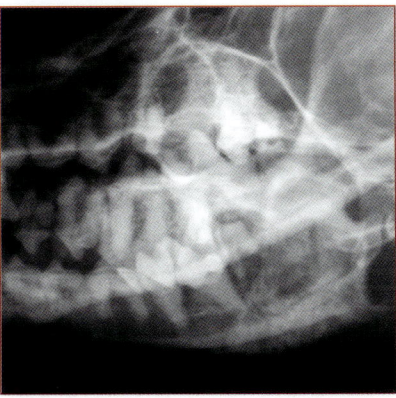

FIGURA 2.67. Radiografía extraoral de la mandíbula izquierda. Se observa la extensa osteomielitis en la porción caudal del cuerpo mandibular, craneal a la apófisis angular. Existe una intensa reacción perióstica en la cortical ventral mandibular.

Microbiología de los abscesos

La microbiota específica de los abscesos periodontales no se distingue de la encontrada en la periodontitis crónica. Está dominada por bacilos gramnegativos (66,2 %), anaerobios estrictos como *Porphyromonas gingivalis*, *Porphyromonas gulae* (55-100 %) y *Prevotella intermedia* (25-100 %). También son frecuentes otros patógenos anaerobios como *Fusobacterium nucleatum* (44-65 %).

Tratamiento

El tratamiento de elección dependerá del tipo de absceso. Los abscesos gingivales se tratan eliminando la causa desencadenante (cuerpo extraño o cálculo subgingival) y realizando un raspado y alisado radicular. Si esto no resuelve la infección, puede estar indicada la cirugía gingival.

En el caso de los abscesos periodontales, el tratamiento puede ser urgente en la fase aguda, para aliviar el dolor, establecer un drenaje y controlar la propagación de la infección, realizando un desbridamiento. Posteriormente, se aplicará un tratamiento diferido consistente en un raspado y alisado radicular para eliminar el cálculo y la placa subgingival.

En aquellos casos en los que la pérdida del tejido periodontal sea tan grave que el diente tenga mucha movilidad, estará indicada la extracción del diente. No es necesario administrar antibióticos sistémicos si no hay afectación del estado general del paciente o fiebre. En tal caso, los antibióticos de elección son el metronidazol, la clindamicina y la azitromicina.

La forma crónica de los abscesos periodontales se trata como cualquier bolsa periodontal crónica, con la realización de una profilaxis dental, raspados y cirugía periodontal combinada con una atención domiciliaria meticulosa por parte del propietario; o en los casos más graves con la exodoncia del diente afectado.

En los abscesos endodónticos, el tratamiento no es urgente y se recomienda administrar antibióticos hasta que desaparezca el absceso. Los más indicados son la amoxicilina, cefalexina y clindamicina. Una vez resuelta la fase aguda de estos abscesos, se realizará el tratamiento de los conductos.

GINGIVOESTOMATITIS CRÓNICA FELINA

La gingivoestomatitis crónica (GEC) es un síndrome clínico caracterizado por una inflamación local o difusa de la encía y de la mucosa oral. Esta enfermedad aparece con más frecuencia en gatos, aunque también puede aparecer en perros (fig. 2.68).

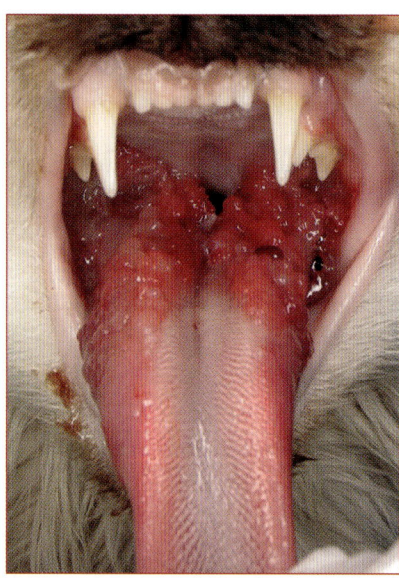

FIGURA 2.68.
Gingivoestomatitis crónica hiperplásica muy grave en la zona caudal oral de un gato de 7 años.

Los hallazgos laboratoriales descritos en gatos que padecen GEC incluyen una elevación de las inmunoglobulinas en el suero (IgG, IgM e IgA). Los gatos tienden a mostrar concentraciones elevadas en saliva de IgG e IgM, pero las concentraciones de IgA suelen estar reducidas. No está claro si este patrón serológico es una causa o es un resultado de la enfermedad inflamatoria oral. El examen histológico de la mucosa oral muestra un infiltrado inflamatorio de la submucosa consistente en células plasmáticas, linfocitos, macrófagos y neutrófilos.

Las globulinas elevadas en el suero de los gatos afectados y la naturaleza del infiltrado inflamatorio de la submucosa han sido descritas por numerosos autores como indicativas de que esta enfermedad pudiera tener un origen inmunitario. Pero hasta la fecha, no ha sido identificada ninguna causa inmunitaria intrínseca en los gatos afectados por GEC; sin embargo, podría tener una base inmunomediada junto con otros factores concomitantes.

> **A pesar de que la etiología de la GEC no se conoce con certeza, se acepta generalmente que se debe a una respuesta inmunitaria inadecuada a una estimulación antigénica crónica de la cavidad oral, potencialmente de naturaleza multifactorial e influida por distintas causas desencadenantes.**

Entre los factores propuestos se encuentran (Lyon, 2005; Bellows, 2012; Winer *et al.*, 2016):

- Diversos patógenos sistémicos: virus, como el de la leucemia felina (FeLV), inmunodeficiencia felina (FIV), herpesvirus felino de tipo 1 (FHV-1) y calicivirus felino (FCV) y bacterias como *Bartonella* spp.
- Enfermedades orales: periodontitis y lesión reabsortiva odontoclástica felina (FORL, *feline odontoclastic resorptive lesion*).
- Hipersensibilidad frente a componentes de la dieta.
- También pueden contribuir a su aparición otras causas como el estrés y factores genéticos.

En lo que se refiere a los virus, se ha investigado el papel del FCV, FIV, FeLV y FIV en esta enfermedad, con resultados dispares. El papel del calicivirus felino (FCV) en esta enfermedad es controvertido, pues se ha aislado casi en el 97 % de los casos de gatos con GEC, comparándolo con el 25 % de la población sana, lo que indica que el estado de portador puede ser un requisito previo para la inducción de la GEC. Sin embargo, en varios estudios en colonias de gatos, el calicivirus felino que se aisló de gatos con signos clínicos de GEC, se inoculó en gatos libres de patógenos específicos y produjo en ellos signos de infección respiratoria por calicivirus pero no de GEC, lo que nos sugiere que hay otros factores que contribuyen al desarrollo de la inflamación oral característica de la GEC felina.

El establecimiento de una relación causal directa entre los virus investigados y la GEC es problemático debido a que:

- Estos agentes se han detectado también en animales que no presentan la enfermedad.
- En algunos estudios, no se detectan en todos los animales que padecen la enfermedad.
- Existe la posibilidad de que su presencia en las lesiones se deba a una infección oportunista en lugar de a su papel como agente causal de la enfermedad, especialmente teniendo en cuenta que los animales que presentan GEC sufren estrés crónico y son tratados frecuentemente con corticoesteroides.
- Hasta la fecha, no se ha conseguido desarrollar un modelo experimental de la enfermedad.

Por otra parte, en lo que se refiere a las bacterias, las más frecuentemente investigadas por su posible correlación con la GEC han sido *Bartonella henselae* y *Bartonella clarridgeiae*.

Cuadro clínico

La edad media de los gatos afectados es de 7 años. La historia clínica del paciente a menudo incluye disfagia o anorexia que causa pérdida de peso, tialismo, bruxismo (rechinar de dientes) y frotado excesivo de la cara contra objetos o con las extremidades anteriores. Puede haber también resistencia a abrir la boca para comer y el pelo del gato tiene mal aspecto, está seco, con numerosos nudos y descamación por la falta de acicalamiento debido al dolor oral. La halitosis y las hemorragias en la cavidad oral son frecuentes, así como la glositis, queilitis y las linfadenopatías mandibulares. En algunos gatos, la inflamación solo aparece alrededor de los dientes más caudales (molares) (fig. 2.69), extendiéndose desde la encía hasta la mucosa alveolar y oral. Otros gatos, en cambio, muestran una gingivitis muy marcada y periodontitis grave alrededor de los incisivos, premolares y/o molares. La estomatitis de la mucosa caudal, denominada incorrectamente en el pasado faucitis (fig. 2.70), aparece clínicamente como lesiones ulcerativas, proliferativas e hiperémicas que afectan a los pliegues palatoglosos y a las regiones laterales a los pliegues. Un estudio descubrió que el 15 % de los gatos solo tenían estomatitis caudal sin lesiones aparentes más rostrales.

Diagnóstico

La GEC es un síndrome clínico y no indica una etiología o diagnóstico específico. El diagnóstico se realizará siempre mediante inspección visual de la cavidad oral. Los gatos con estomatitis crónica requieren un examen exhaustivo previo al tratamiento, el objetivo de esta exploración no es alcanzar un diagnóstico *per se*, sino un intento de identificar las posibles causas subyacentes.

El examen clínico incluye la realización de pruebas diagnósticas frente al virus de la inmunodeficiencia felina (FIV) y frente al virus de la leucemia felina (FeLV), hematología rutinaria, perfil bioquímico y un examen oral y dental, incluyendo radiografías completas de la boca para identificar la presencia de periodontitis, lesiones de reabsorción dental, dientes retenidos remanentes u otras lesiones.

Las enfermedades sistémicas como la enfermedad renal crónica y la diabetes *mellitus*, que predisponen al desarrollo de graves inflamaciones gingivales en presencia de placa dental, deben ser excluidas o confirmadas antes del inicio de cualquier tratamiento. Los exámenes adicionales pueden incluir test para el calicivirus felino (FCV) (aunque ya hemos comentado anteriormente que es de poca relevancia por el elevado número de gatos positivos a este virus y su papel de agente infeccioso concomitante u oportunista, pero no causante) y en algunos casos biopsias para estudios histopatológicos de los tejidos afectados. Los autores rutinariamente no efectúan el test de calicivirus, realizan esta prueba solo si el gato no responde al tratamiento de la extracción de todos o de algún diente. Las biopsias para exámenes histopatológicos de los tejidos afectados se realizan solo si las lesiones son asimétricas. Se han descrito casos de carcinoma de células escamosas en desarrollo en gatos con GEC.

Las radiografías intraorales revelan a menudo una enfermedad periodontal moderada o marcada, con todos los estadios de reabsorción dental, dientes ausentes y fragmentos radiculares

Tratamiento

Históricamente, la naturaleza incurable de la enfermedad, en combinación con los escasos conocimientos que se tenían de la misma y de su etiopatogénesis, han promovido la aplicación de una gran variedad de opciones de tratamientos médicos empíricos sintomáticos y de tratamientos quirúrgicos.

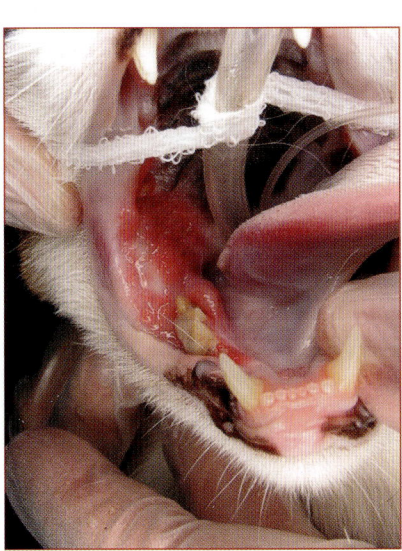

FIGURA 2.69.
Gingivoestomatis crónica caudal asociada a enfermedad periodontal.

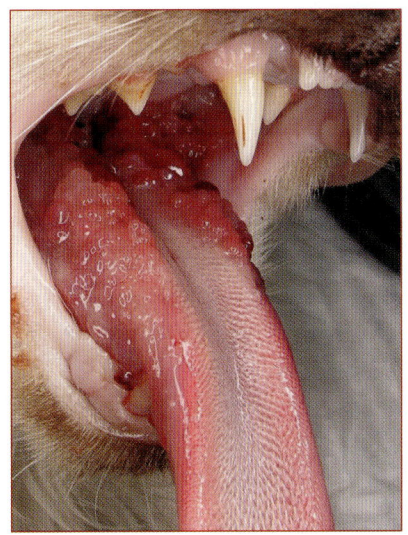

FIGURA 2.70.
Estomatitis hiperplásica grave con extensión hacia las superficies laterales de la lengua en un gato.

En general, los abordajes terapéuticos disponibles actualmente se clasifican en médicos y quirúrgicos. Independientemente del tratamiento aplicado, es de suma importancia controlar simultáneamente el dolor, lo que generalmente se lleva a cabo mediante la administración de antiinflamatorios con efecto analgésico y/u opioides combinados con gabapentina. Adicionalmente, se recomienda la eliminación de la placa dental, que puede actuar como causa de inflamación, mediante una profilaxis dental profesional, así como el mantenimiento de una buena higiene oral en casa.

Las recomendaciones de tratamiento más frecuentes para gatos son una combinación de la profilaxis dental y un régimen de cuidados en casa para mantener la acumulación de placa en el mínimo. En algunos casos, esto puede conllevar una reducción de la inflamación. Desgraciadamente, la mayoría de los gatos no cooperarán adecuadamente con los cuidados en casa, por lo que la placa volverá a los niveles críticos iniciales. Estos gatos que no responden a este tratamiento con frecuencia necesitan la extracción de los dientes posteriores (molares y premolares), pues al ser los dientes con mayor superficie, son los que retienen más placa bacteriana. La placa es un estímulo antigénico para la inflamación de la mucosa oral, que puede ser una de las causas de esta enfermedad en algunos casos y un factor predisponente en la mayoría de ellos. Con la extracción dental se obtienen resultados positivos en el 70-80 % de los gatos, que se han curado clínicamente o han mejorado significativamente. El 20-30 % de los gatos que no han respondido a la extracción de los dientes pueden recibir tratamientos médicos con varios tipos de fármacos.

Tratamiento médico

En muchos casos, tras el diagnóstico de la GEC, se inicia un tratamiento farmacológico mediante la administración de:

- Antisépticos: clorhexidina al 0,05-0,20 %.
- Antibióticos en ciclos intermitentes: amoxicilina-ácido clavulánico, clindamicina, lincomicina, metronidazol, espiramicina y azitromicina.
- Antiinflamatorios no esteroideos (AINE): meloxicam, robenacoxib, ácido tolfenámico y firocoxib.
- Analgésicos: gabapentina, buprenorfina, tramadol, fentanilo y butorfanol.
- Inmunosupresores: corticoesteroides (triamcinolona, prednisona y metilprednisolona), ciclosporina y azatioprina.
- Inmunomoduladores: interferón.
- Dietas hipoalergénicas.
- Láser diodo terapéutico o sesiones de fotovaporización con láser quirúrgico de CO_2.

Los corticoesteroides se han utilizado ampliamente en el tratamiento de la GEC felina debido a su capacidad para reducir la inflamación oral y su efecto inmunosupresor, logrando una rápida mejoría como consecuencia de la reducción del dolor y el aumento del apetito. No obstante, a pesar de su eficacia a corto plazo, pueden conducir progresivamente a una forma de la enfermedad refractaria al tratamiento, además de ser bien conocida la relación entre su uso prolongado y la aparición de diabetes *mellitus* tipo II y otros efectos adversos como polidipsia, poliuria, fragilidad de la piel, etc. Asimismo, debido al efecto inmunosupresor, pueden estimular la replicación vírica en portadores crónicos. Por esta razón, estos fármacos no se recomiendan para el manejo rutinario de la GEC felina, sino que deben emplearse únicamente en casos concretos (por ejemplo, en animales que tras la cirugía no respondan al tratamiento con inmunomoduladores y antibióticos) y siguiendo posteriormente una pauta de disminución gradual para su retirada.

Otros medicamentos y terapias

Se ha descrito el uso de otros medicamentos como la lactoferrina tópica, células madre mesenquimales, sales de oro, levamisol, doxiciclina, coenzima Q10 y la nisina (bacteriocina de uso alimentario). De todos estos últimos tratamientos, destacan por su relevancia, amplio uso y buenos resultados terapéuticos la ciclosporina, las células madre mesenquimales, el interferón ω felino recombinante, la lactoferrina y la nisina.

Ciclosporina

La ciclosporina es un fármaco con efecto inmunosupresor resultante de la inhibición de la activación de los linfocitos T al reducir la expresión de interleucina-2 (IL-2), una citocina inflamatoria involucrada en un circuito de retroalimentación positiva que aumenta el número de linfocitos T; asimismo, se ha demostrado que la ciclosporina inhibe la producción de linfocitos B *in vitro*.

En un estudio retrospectivo con 8 animales no tratados previamente de GEC, la administración de este fármaco inmunosupresor produjo la remisión clínica en la mitad de los pacientes, mientras que en un estudio prospectivo con 9 casos sometidos previamente a exodoncia parcial (premolares y morales) o total, la remisión clínica se obtuvo en el 45 % de los casos. Por otra parte, el porcentaje de animales que presentaron una mejoría significativa fue del 50 % y 32 % (frente al 14 % en los controles tratados con placebo), respectivamente. En ambos estudios, la eficacia del fármaco se determinó mediante un sistema de evaluación semicuantitativo de las lesiones orales.

Adicionalmente, el estudio de Lommer (2013) puso de manifiesto la presencia de una variabilidad individual en la absorción de la ciclosporina, lo que supuso niveles más bajos del fármaco en sangre en algunos animales. En este sentido, los animales que alcanzaron concentraciones en sangre por debajo de 300 ng/ml presentaron peor respuesta al tratamiento y esta mejoró parcialmente cuando se aumentó la dosis de ciclosporina de 2,5 a 5 mg/kg. Otra observación interesante de este estudio es que, a pesar de no ser estadísticamente significativas, se encontraron diferencias en el porcentaje de mejoría entre los animales que habían sido tratados previamente con corticoesteroides y los que no, alcanzándose valores más altos en los últimos, lo que sugiere que debe evitarse el uso de estos fármacos de forma no seleccionada en el manejo de la GEC.

Células madre mesenquimales

Las células madre mesenquimales (MSC, *mesenchymal stem cells*) son células parecidas a los fibroblastos, multipotentes y con efectos inmunomoduladores debido a la inhibición de la proliferación de los linfocitos T, la alteración de la función de los linfocitos B, la regulación negativa del complejo mayor de histocompatibilidad de tipo II en las células presentadoras de antígeno y la inhibición de la maduración de las células dendríticas. Los estudios llevados a cabo en gatos con GEC sobre la terapia con MSC incluyen el uso de MSC tanto autólogas como alogénicas, siendo las primeras originarias del propio animal al que se le inocularán posteriormente y las segundas extraídas de un animal diferente.

En un primer estudio realizado con MSC autólogas derivadas de tejido adiposo y administradas por vía intravenosa en gatos con GEC refractaria (Arzi *et al.*, 2016), obtuvieron un porcentaje de remisión clínica del 42,8 % y una mejoría significativa del 28,6 % de los casos; asimismo, en este estudio se determinó que los gatos que respondieron a este tratamiento presentaban un aumento de los linfocitos T CD8+ totales circulantes y una disminución de los linfocitos T CD8+ citotóxicos con baja expresión de CD8 (T CD8^{lo}) antes de la terapia, lo que sugiere que los linfocitos T CD8+ circulantes y algunos de sus subgrupos pueden ser biomarcadores prometedores para prever el efecto del tratamiento.

En un estudio posterior realizado por los mismos autores en animales que tampoco habían respondido a los tratamientos previos, el empleo de MSC alogénicas derivadas de tejido adiposo administradas por la misma vía obtuvo un menor porcentaje de remisión clínica (28,6 %), con un 28,6 % adicional de animales con mejoría significativa, siendo además

necesario mayor tiempo de administración para lograr esta respuesta.

Finalmente, en un estudio del mismo grupo publicado en 2021, en el que se inocularon MSC autólogas y alogénicas en un grupo de 18 gatos, se apreció la remisión completa en un 27,8 % de los casos y una mejoría significativa en el 44,4 %, por lo que, en general, un 72,2 % de los casos tuvieron una buena respuesta al tratamiento. En este estudio, los gatos que respondieron positivamente al tratamiento habían mostrado, antes de la administración de las MSC, un aumento de los neutrófilos y una disminución de los linfocitos T CD8+, acompañados de una disminución significativa de las proteínas totales debido al descenso de globulinas. Sin embargo, los pacientes que no respondieron al tratamiento mostraron previamente un aumento significativo de linfocitos T CD8+, lo que apoya la hipótesis de que los pacientes con bajos porcentajes de linfocitos T CD8^{lo} antes de la terapia presentan un mejor pronóstico.

En los tres casos, los estudios fueron de tipo prospectivo y se llevaron a cabo en grupos de 7 animales y de 18 animales. Los resultados se determinaron mediante análisis histológico de la mucosa oral (únicamente en los dos primeros estudios), un sistema de evaluación semicuantitativo de las lesiones orales y las observaciones aportadas por los propietarios (apetito, nivel de actividad, acicalamiento y grado de bienestar oral percibido).

Interferón ω felino recombinante

Los interferones (INF) son un grupo de proteínas de señalización que tienen la capacidad de interferir en la replicación vírica. El interferón ω felino recombinante (rFeINF-ω) se comercializa para su uso en infecciones por parvovirus canino, FeLV y FIV. Los interferones también presentan actividad contra el FHV-1, FCV y coronavirus felino.

Hennet y colaboradores (2011) realizaron un ensayo clínico doble ciego en el que compararon el efecto de la administración tópica en la mucosa oral de rFeINF-ω con la administración oral de glucocorticoides, en el que incluyeron 39 animales (24 casos y 15 controles) positivos a FCV y refractarios a tratamientos previos. La aplicación de este fármaco produjo la remisión clínica en el 10 % de los animales, así como la mejoría significativa del 35 %, con un 10 % adicional de animales con una mejoría moderada. Sin embargo, estos resultados no difirieron estadísticamente de forma significativa de los obtenidos con los glucocorticoides (7,7 % de remisión y mejoría significativa del 15,4 %). Los resultados se determinaron tanto mediante análisis histológico de la mucosa oral como mediante un sistema de evaluación semicuantitativo de las lesiones orales y una serie de signos clínicos. Más recientemente, Matsumoto y colaboradores (2018) determinaron el efecto de la administración subcutánea de este fármaco en 13 animales, comparándolo con el de la administración de corticoesteroides a 4 animales por la misma vía. Al igual que en el estudio anterior, los animales incluidos en este ensayo fueron positivos a FCV. El efecto del fármaco se determinó mediante un sistema de evaluación semicuantitativo de las lesiones orales y una serie de signos clínicos y por la variación en la carga de FCV, estimada mediante PCR en tiempo real. A pesar de que los autores no especifican el porcentaje de animales que presentaron remisión clínica o mejoría, encontraron diferencias significativas entre las puntuaciones obtenidas al principio y al final del ensayo, únicamente indicativas de una mejoría de las lesiones orales y de los signos clínicos y únicamente en el grupo tratado con rFeINF-ω. Asimismo, se detectó una reducción de la carga de FCV en el grupo tratado con este compuesto, lo que sugiere que la mejoría en estos animales podría estar relacionada con la inhibición de la multiplicación del virus.

Finalmente, en dos estudios realizados con uno (caso refractario tras la extracción de premolares y molares) y dos (casos que desarrollaron diabetes *mellitus* como consecuencia de la terapia prolongada con prednisolona) animales, a los que se les administró rFeINF-ω por vía oral (en un caso tras cinco dosis por vía subcutánea), se obtuvo una eficacia del 100 % de remisión clínica cuando los resultados se evaluaron mediante el aspecto macroscópico de las lesiones orales y los signos clínicos.

Lactoferrina

La lactoferrina (LF) es una glucoproteína de 80 kDa que presenta la capacidad de unirse al hierro y que participa en la respuesta inmunitaria primaria. Está presente en la leche, secreciones exocrinas y neutrófilos. Sus receptores específicos se encuentran en la superficie de los neutrófilos, linfocitos y monocitos. Se ha demostrado que ejerce una actividad inmunomoduladora, antiinflamatoria, antimicrobiana y anticancerígena. Con respecto a la actividad reguladora de las respuestas inmunitaria e inflamatoria, la LF modula la proliferación de linfocitos y monoblastos y disminuye significativamente el interferón γ (IFN-γ), el factor de necrosis tumoral α (TNF-α) o la producción de interleucinas (IL-1 e IL-6) por las células mononucleares de sangre periférica. También puede inducir un aumento de las interleucinas antiinflamatorias (IL-4 e IL-10).

En un estudio prospectivo doble ciego, en el que se comparó el uso tópico de lactoferrina bovina en forma de aerosol combinada con piroxicam por vía oral frente al tratamiento únicamente con este antiinflamatorio (5 casos y 5 controles), se observó que el 77 % de los animales que recibieron la medicación combinada presentaron mejoría. Sin embargo, los autores no especifican los porcentajes de remisión clínica y de mejoría significativa dentro de este grupo. Asimismo, debido a que, como consecuencia de su empeoramiento y por razones humanitarias, se comenzó a tratar a los controles con esta combinación, tras 4 semanas no se pudo determinar la eficacia de este fármaco en el grupo de estudio. En este estudio, los resultados se determinaron tanto mediante análisis histológico de la mucosa oral como mediante un sistema de evaluación semicuantitativo de las lesiones orales junto con los signos clínicos (Hung *et al.*, 2014).

Por otra parte, se describió la remisión clínica en un gato positivo a FCV tratado con lactoferrina en polvo administrada de forma tópica junto con talidomida en cápsulas (Addie *et al.*, 2003). La talidomida es un fármaco con efecto inmunomodulador que actúa estimulando la respuesta inmunitaria basada en Th1 frente a la Th2, así como reduciendo la secreción de citocinas proinflamatorias como TNF-α e IL-6 y antiinflamatorias como la IL-10 (Moreira *et al.*, 1997). Con respecto a este estudio, es destacable que poco tiempo después del inicio del tratamiento el apetito del gato comenzó a mejorar y las lesiones dejaron de sangrar a la manipulación; asimismo, la resolución de los signos clínicos coincidió con el cese de la eliminación de FCV. No obstante, debido a que el tiempo necesario para esta resolución (11 meses) fue largo en comparación con el observado en personas con estomatitis aftosa tratadas con estos fármacos, los autores cuestionan que estos sean los responsables de dicha remisión. En este sentido, plantean como posibles hipótesis para explicarla: (i) la curación espontánea, a pesar de que otros autores la consideran inexistente y (ii) la influencia de la dieta, ya que esta se modificó durante el tratamiento. Así, este cambio pudo conllevar la eliminación de algún componente frente al que el animal presentara hipersensibilidad, o la incorporación de nutrientes en los que la dieta previa fuera deficitaria, como micronutrientes o vitaminas A, D_3 y E.

Nisina

Las bacteriocinas pueden definirse como péptidos o proteínas de síntesis ribosómica (con o sin modificaciones postraduccionales) con actividad antimicrobiana (bactericida o bacteriostática) producidos tanto por bacterias grampositivas como gramnegativas y actividad inmunomoduladora. La bacteriocina mejor caracterizada hasta la fecha es la nisina. La actividad antimicrobiana de esta molécula frente a microorganismos alterantes y patógenos transmitidos por los alimentos es de gran relevancia para la industria alimentaria, por lo que está autorizada como aditivo (conservador) en algunos alimentos, siendo la única bacteriocina aprobada para este fin en la actualidad.

El amplio espectro de acción de la nisina frente a otros microorganismos patógenos para las personas y los animales, junto con su efecto inmunomodulador, la convierten en una bacteriocina con un interesante potencial en medicina humana y veterinaria.

Basándose en los antecedentes del uso seguro de la nisina como conservador de los alimentos desde los años 90, en las dos últimas décadas se han realizado numerosos estudios de las posibles aplicaciones clínicas derivadas de sus actividades biológicas antimicrobiana, inmunomoduladora y antitumoral.

La potente actividad antimicrobiana y amplio espectro de acción de la nisina, así como su reducida tasa de generación de resistencias antimicrobianas, baja toxicidad celular y seguridad demostrada en su empleo como conservador en la industria alimentaria demuestra su interesante potencial como estrategia terapéutica en infecciones en medicina humana y veterinaria. A este respecto, el incremento de las resistencias bacterianas a los antibióticos ha estimulado la búsqueda de métodos alternativos o complementarios para tratar las enfermedades producidas por estos microorganismos resistentes. Así, además de ejercer actividad antimicrobiana frente a MRSA (*Staphylococcus aureus* resistente a la meticilina) y VRE (enterococos resistentes a la vancomicina), reconocidos como causas importantes de infecciones nosocomiales graves, también se ha demostrado la posible utilidad de esta bacteriocina para el tratamiento de infecciones del tracto respiratorio, del tracto gastrointestinal y de la piel, así como de la mastitis y la úlcera gástrica por *Helicobacter pylori*. Asimismo, se ha investigado la posible aplicación de la nisina como estrategia para el control y tratamiento de patologías de la cavidad oral, como caries y periodontitis.

Recientemente, el autor (Dr. Jesús María Fernández Sánchez) junto con la Dra. Carmen Herranz Sorribes (Dpto. de Nutrición y Ciencia de los Alimentos de la Facultad de Veterinaria de la Universidad Complutense de Madrid) han realizado un proyecto de investigación para ver la composición de la microbiota oral felina y la aplicación de la bacteriocina nisina en gatos con GEC. En este estudio se ha evaluado la eficacia de un preparado oral en forma de suspensión líquida que contiene la bacteriocina nisina en el tratamiento de la GEC felina. Para

ello, mediante una exploración física del paciente, se determinaron diversos parámetros clínicos orales relacionados con la enfermedad oral antes y después del tratamiento, observándose en la mayoría de los casos (88 %) una mejoría de las lesiones de inflamación de la mucosa oral, así como del cuadro clínico. Asimismo, se comparó la composición de la microbiota oral de gatos con GEC con la de gatos clínicamente sanos empleando técnicas dependientes e independientes (secuenciación masiva) de cultivo antes y después del tratamiento. Esta comparación aportó información muy relevante acerca de la asociación de determinadas especies microbianas con el estado de salud o enfermedad oral que nos permitirá desarrollar nuevas estrategias de prevención y tratamiento de esta grave patología.

Tratamiento quirúrgico

La eliminación diaria de la placa dental mediante cepillado constituye una adecuada medida preventiva frente a esta patología; no obstante, esta tarea es a menudo difícil de cumplir por el propietario, especialmente en animales que presentan dolor al abrir la boca. Por lo tanto, la extracción total o parcial de los dientes representa la medida más eficaz para reducir las superficies a las que puede adherirse la placa y, con ello, la inflamación oral. Este hecho, unido a que el tratamiento médico con antiinflamatorios y antimicrobianos por sí solo no presenta resultados favorables a largo plazo, hace que generalmente se considere de elección el tratamiento quirúrgico (exodoncia parcial, con la extracción de premolares y molares, o total), seguido o no de la administración de fármacos durante un tiempo variable tras la cirugía, que puede extenderse a toda la vida del animal.

En la tabla 2.5 se recogen los resultados obtenidos en estudios de tipo prospectivo y retrospectivo sobre la evaluación de la eficacia de la exodoncia total o parcial para el tratamiento de la GEC (generalmente refractaria) realizados en los últimos 20 años. A continuación, se describen brevemente estos resultados, indicando el porcentaje de animales que mostraron una remisión clínica (definida por la resolución de las lesiones y los signos clínicos) o una mejoría significativa tras su empleo.

En un estudio prospectivo de un grupo de 21 gatos con GEC que se sometieron a la extracción de premolares y molares, se obtuvieron porcentajes de remisión clínica y mejoría significativa del 57,1 y 23,8 %, respectivamente (Bellei *et al.*, 2008). Por otra parte, se llevó a cabo un estudio prospectivo doble ciego en el que se comparó la administración de dietas con proporciones 10:1 y 40:1 de ácidos grasos ω-6:ω-3 en dos grupos de 7 gatos con GEC tras la extracción de los premolares y molares (Corbee *et al.*, 2012). En este sentido, se ha descrito que el reemplazo de los ácidos grasos ω-6 de los fosfolípidos presentes en la membrana de los linfocitos por ácidos grasos ω-3 podría inhibir la respuesta linfoproliferativa y reducir la producción de citocinas proinflamatorias. A pesar de que los autores no pudieron demostrar su hipótesis de que la dieta con la proporción 10:1 reduciría la inflamación y mejoraría la cicatrización tras la cirugía con respecto a la de proporción 40:1, sí detectaron una "mejoría" (literalmente según los autores *good improvement*) en 9 de los 14 animales (64 %) incluidos en el estudio, lo que pudo deberse al efecto beneficioso de ambos tipos de ácidos grasos en la cicatrización y/o a la propia exodoncia.

En un estudio retrospectivo realizado en 95 gatos que habían sido tratados mediante exodoncia total (aprox. 2/3 de los casos) o extracción de premolares y molares (aprox. 1/3 de los casos), los resultados obtenidos revelaron un porcentaje de remisión clínica (28,4 %) menor que en el estudio anterior, aunque el porcentaje de animales con mejoría significativa tras la cirugía (39 %) fue mayor (Jennings *et al.*, 2015). Conviene destacar que 2/3 de estos animales requirieron tratamiento médico (antibióticos, antiinflamatorios y/o analgésicos) durante un tiempo limitado tras el posoperatorio. Asimismo, se puso de manifiesto que no existían diferencias significativas entre la eficacia de la

Tratamiento estudiado; control	Referencia	Tipo de estudio	N	Evaluación de los resultados	Duración del estudio	Estado vírico	Otros datos de interés	% N
Exodoncia de premolares y molares	Bellei *et al.*, 2008	Prospectivo	21	Evaluación semicuantitativa de lesiones orales y signos clínicos	N/D	25 % FIV+	Refractarios al tratamiento antiinflamatorio y antibiótico	80,9 % (57,1 %)
Exodoncia de premolares y molares + dieta A/B*	Corbee *et al.*, 2012	Prospectivo	14	Evaluación semicuantitativa de lesiones orales y signos clínicos	1 mes	FeLV– y FIV–	Sin tratamientos anteriores	64,3 %
Exodoncia parcial (premolares y molares)/exodoncia completa	Jennings *et al.*, 2015	Retrospectivo	95	Evaluación semicuantitativa de lesiones orales y signos clínicos	1-88,5 meses (media 7,7 meses)	FeLV– y 4,1 % FIV+	Refractarios al tratamiento antiinflamatorio	67,4 % (28,4 %)
Exodoncia parcial (premolares y molares), extracción selectiva o exodoncia completa	Druet y Hennet, 2017	Retrospectivo	56	Evaluación semicuantitativa de lesiones orales y signos clínicos	12 meses	FCV +, 12,2 % FIV+ y 16,3 % FHV+	Refractarios al tratamiento antiinflamatorio	51,7 % (32,1 %)
Laser de CO_2	Lewis *et al.*, 2007	Caso clínico	1	Aspecto macroscópico de las lesiones orales	36 meses	N/D	Positivo a *Bartonella henselae*	N/A
Exodoncia parcial de molares y premolares	Baird, 2005	Caso clínico	1	Aspecto macroscópico de las lesiones orales	2,2 meses	N/D	Refractario a antiinflamatorios y antibióticos	N/A

TABLA 2.5. Estudios de evaluación de la eficacia del tratamiento de tipo quirúrgico para el control de la gingivoestomatitis crónica felina.

N: número de animales a los que se les administró el tratamiento; % N: porcentaje de N con remisión clínica y/o mejoría clínica, entre paréntesis, animales que mostraron remisión clínica; N/A: no aplicable; N/D: no disponible.
*Dieta A: ácidos grasos ω-6:ω-3 en proporción 10:1 (7 pacientes). Dieta B: ácidos grasos ω-6:ω-3 en proporción 40:1 (7 pacientes).

exodoncia total y parcial en el tratamiento de la GEC, ni entre la administración o no de tratamiento médico convencional antes o durante la exodoncia.

Finalmente, en otro estudio retrospectivo en 56 gatos positivos a FCV, se obtuvieron porcentajes de remisión clínica y mejoría significativa en el 32,1 % y 19,6 % de los gatos, respectivamente (Druet y Hennet, 2017). De la misma forma que en el estudio anterior, no se encontraron diferencias significativas entre la eficacia de la exodoncia total y parcial. Por lo tanto, de acuerdo con estos resultados, la recomendación sería llevar a cabo la extracción únicamente de premolares y molares (además de aquellos dientes cuya extracción esté indicada por otras causas como periodontitis grave, reabsorciones radiculares, etc.), lo que presenta como ventajas la reducción del tiempo de anestesia y del traumatismo para el animal, que a su vez permite reducir el dolor posoperatorio y acortar el tiempo de recuperación. En caso de que la respuesta a esta cirugía no sea adecuada después de un periodo de 1-4 meses, los autores del estudio recomiendan llevar a cabo una exodoncia total. A este respecto, Lewis y colaboradores (2007) describieron que la inflamación persistente de los pliegues palatoglosos en un gato al que se había sometido a una exodoncia parcial desapareció tras la extracción de los caninos. En este sentido, la existencia de superficies dentales capaces de acumular placa podría ser responsable de la perpetuación de la inflamación incluso cuando estos dientes se encuentran alejados de la zona inflamada; no obstante, dado que el animal estaba siendo simultáneamente sometido a una terapia con láser de CO_2, los autores no pudieron establecer la contribución de cada una de estas dos variables en la resolución de la inflamación.

En los estudios prospectivos y retrospectivos anteriores, la determinación de la eficacia de las exodoncias se llevó a cabo mediante un sistema de evaluación semicuantitativo de las lesiones orales, acompañado en algunos casos de los signos clínicos y de comportamiento reportados por los propietarios, como mayor acicalamiento, comportamiento más afectivo, disminución de la halitosis y mejora del apetito o la disminución de comportamientos anómalos tales como hostilidad, vocalización, letargo, permanecer escondido o bruxismo. En este sentido, estos últimos autores observaron una mejor respuesta a largo plazo en aquellos animales que mostraron una resolución de dichos comportamientos en la primera revisión posquirúrgica.

Por último, en dos presentaciones de casos únicos, se describió la eficacia de la extracción de premolares y molares y de la aplicación de láser de CO_2 para el control de la GEC, determinada a partir de la evaluación del aspecto macroscópico de las lesiones. En cuanto a esta terapia, conviene señalar que el tratamiento con láser no sustituye a la exodoncia parcial o total, sino que se plantea como adyuvante en gatos que no responden a la cirugía y posterior tratamiento médico. Concretamente, en el caso presentado por Lewis y colaboradores (2007), el paciente mostraba una inflamación proliferativa en la mucosa de los pliegues palatoglosos no resuelta tras la extracción de premolares y molares, por lo que se le aplicó la terapia láser con los siguientes objetivos: (i) eliminar el tejido proliferativo, que puede actuar como reservorio de restos de alimento en sus pliegues; (ii) estimular la fibrosis para reducir la tendencia del tejido a la inflamación continuada y la proliferación; y (iii) reducir la acumulación de microorganismos, algunos de los cuales podrían actuar como oportunistas, en los tejidos alterados. A este respecto, el gato presentaba un título alto de anticuerpos frente a *Bartonella henselae* que se redujo considerablemente tras el tratamiento, por lo que los autores hipotetizaron que la resección del tejido proliferativo pudo eliminar un posible foco local de este microorganismo. Finalmente, conviene destacar que debido a que el tratamiento de la GEC refractaria mediante láser de CO_2 frecuentemente requiere la ablación agresiva de tejidos, es imprescindible llevar a cabo un buen control del dolor posoperatorio, lo que puede llevarse a cabo, por ejemplo, mediante la aplicación de parches analgésicos transdérmicos.

GINGIVITIS/PERIODONTITIS JUVENIL FELINA

En la especie felina, los gatos adultos pueden padecer gingivitis, estomatitis o periodontitis en cualquier etapa de su vida, pero es muy importante destacar que en los gatos jóvenes también podemos encontrarnos con una forma de gingivitis conocida como gingivitis hiperplásica juvenil felina (GHJF). Esta forma de gingivitis solamente afecta a los gatos en la pubertad y se caracteriza por un exceso de crecimiento de tejido gingival inflamado y por la formación de pseudobolsas de más de 1 mm de profundidad (Kääramees, 2018).

Algunos autores, como Niemiec (2013), afirman que esta patología no es dolorosa. Sin embargo, otros autores como Kääramees (2018) y el autor de este capítulo han observado que cuando los gatos presentan esta patología y se les ha prescrito analgesia, los propietarios observan cambios positivos en el comportamiento de los gatos, lo que sugiere que existe cierto dolor o malestar relacionado con la afección.

Mihaljevic (2017) señala que, si la afección no se trata a tiempo, el epitelio de unión puede destruirse de forma irreversible, lo que permite que los patógenos orales tengan un fácil acceso al tejido periodontal y el proceso evolucione rápidamente hacia una periodontitis juvenil.

Definición del síndrome de gingivitis/periodontitis juvenil felina

La gingivitis/periodontitis juvenil felina es una inflamación que se produce poco después de la erupción de los dientes permanentes. Este síndrome puede describirse en dos entidades clínicas, que son la gingivitis hiperplásica felina (en la que la inflamación se limita a la encía) (fig. 2.71) y la periodontitis juvenil agresiva (fig. 2.72), aunque ambas suelen presentarse conjuntamente, pues la gingivitis hiperplásica suele evolucionar rápidamente y de forma desfavorable hacia la periodontitis juvenil agresiva. Por esta razón, cuando aparecen los signos clínicos atribuibles tanto a la gingivitis hiperplásica juvenil como a la periodontitis juvenil en el mismo paciente, se denomina gingivitis/periodontitis juvenil felina (Mihaljevic, 2017) o gingivitis/periodontitis hiperplásica juvenil (Perrone, 2016).

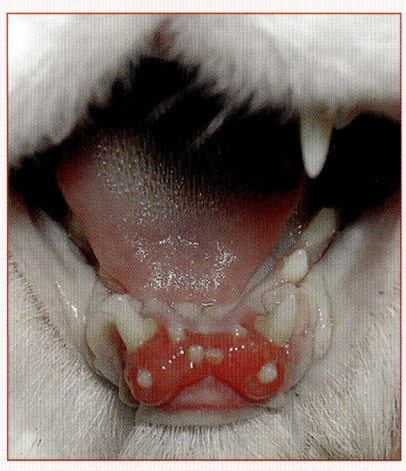

FIGURA 2.71.
Gingivitis hiperplásica juvenil más localizada en los dientes anteriores inferiores.

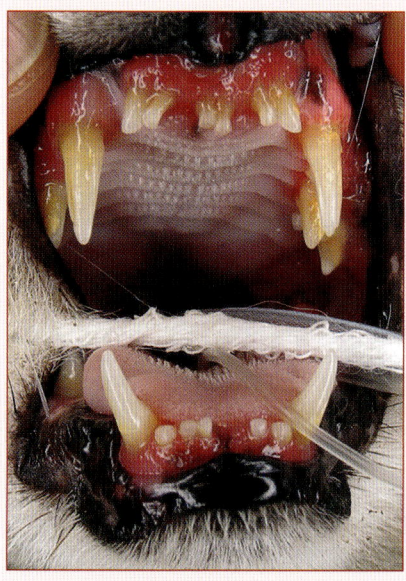

FIGURA 2.72.
Periodontitis juvenil agresiva en un gato, con mucha destrucción del tejido de soporte periodontal. Esta patología es extremadamente dolorosa.

Clasificación de Williams y Aller modificada por Mihaljevic

Con frecuencia, se considera que la gingivitis hiperplásica juvenil felina pertenece al grupo más amplio del síndrome de gingivoestomatitis felina. Mihaljevic, en 2017, estableció la siguiente clasificación, basada en los estudios de la gingivitis y estomatitis felina de Williams y Aller (1992), que es la única clasificación del complejo del síndrome de gingivoestomatitis felina hasta el momento. Los gatos se agruparon según los signos clínicos de la clasificación establecidos por Mihaljevic:

■ El **grupo 1** incluye la gingivitis hiperplásica juvenil felina con una encía muy inflamada e hiperplásica, a menudo localizada en la región incisiva, y en gatos jóvenes durante el periodo de recambio dental.

■ El **grupo 2** incluye la gingivitis/periodontitis juvenil progresiva como en el grupo 1, con la particularidad de ser una periodontitis de rápida progresión, que también afecta a gatos jóvenes que están cambiando los dientes, y que a menudo se ven afectados por el complejo de enfermedades respiratorias.

■ El **grupo 3** comprende la periodontitis progresiva del adulto que no pertenece a la forma clásica de gingivoestomatitis.

■ Por último, el **grupo 4** se subdivide a su vez en grupo 4a y grupo 4b. El **grupo 4a** está formado por gatos inmunodeprimidos con leucopenia crónica o intermitente, y el **grupo 4b** está formado por gatos con reacciones de hipersensibilidad con leucocitosis e hiperproteinemia debido a la hipergammaglobulinemia.

Mihaljevic señaló que, si no se proporciona un tratamiento efectivo a los gatos de los grupos 1 y 2, estos frecuentemente desarrollan una gingivoestomatitis crónica felina, como la que se describe en el grupo 4. Además, Reiter (2018) ha sugerido que la gingivitis hiperplásica juvenil puede ser un factor para desarrollar estomatitis en la edad adulta. Según Mihaljevic (2017) y Johnston (1998) la gingivitis hiperplásica juvenil felina, la periodontitis juvenil felina y la gingivoestomatitis crónica felina comparten una etiología similar, y en algunos gatos se trata de la progresión de un síndrome menos grave a un síndrome más grave dentro del complejo de la gingivoestomatitis.

Etiología y patogenia

La etiología de la gingivitis hiperplásica juvenil felina es desconocida. Una hipótesis sugiere que en su desarrollo está implicado un agente infeccioso (Niemiec, 2013).

Tanto la gingivitis/periodontitis juvenil felina como la gingivoestomatitis crónica felina comparten el mismo tipo de inflamación: los linfocitos y las células plasmáticas son las principales células identificadas en los tejidos afectados de la cavidad oral, con una mayor cantidad de linfocitos T citotóxicos CD8+ (Lee *et al.*, 2020; Mihaljevic 2017). El aumento del número de linfocitos T CD8+ indica una patogénesis vírica-inmunitaria (Mihaljevic, 2017). En este estudio retrospectivo se analizaron los gatos con síndrome de gingivoestomatitis, incluidos aquellos con gingivitis hiperplásica juvenil felina, y se agruparon en las cuatro categorías descritas anteriormente (Mihaljevic, 2017). Según este autor, los gatos de su estudio solían tener antecedentes de complejo de enfermedad respiratoria felina o una infección vírica confirmada. Los virus detectados fueron el virus de la inmunodeficiencia felina (FIV), calicivirus (FCV), herpesvirus (FHV) y el virus de la leucemia felina (FeLV), en orden descendente de prevalencia. Además de los virus, también se detectó *Pasteurella multocida* en los gatos con estomatitis. También sugiere que los estímulos alergénicos o antigénicos pueden ser un posible factor en el desarrollo de la gingivoestomatitis en gatos (Mihaljevic, 2017).

Cualquier raza puede verse afectada. Algunas fuentes bibliográficas describen a las razas Abisinio y Persa como las más habitualmente afectadas, mientras que Niemiec (2010) menciona que parece haber una predisposición genética a la periodontitis juvenil felina en las razas Maine Coon, Siamés y Somalí.

En el estudio de Mihaljevic (2017), los Maine Coon fueron separados como un subgrupo propio en el análisis de la enfermedad, perteneciendo todos al grupo 2 con gingivitis hiperplásica juvenil y periodontitis en la clasificación de Williams y Aller. Esto sugiere que la enfermedad puede tener una forma más grave en los Maine Coon, lo que debe tenerse en cuenta en el diagnóstico.

La gingivitis hiperplásica juvenil felina comienza habitualmente alrededor del momento de la erupción de los dientes permanentes, que normalmente ocurre a los 4-7 meses de edad en los gatos domésticos. Por lo tanto, se considera que la enfermedad tiene un inicio puberal.

Niemiec (2010) describe que la enfermedad en algunos casos suele mejorar aproximadamente a la edad de 2 años. Sin embargo, si no se inicia un tratamiento temprano, intensivo y eficaz, existe una alta probabilidad de que la gingivitis progrese a periodontitis juvenil y/o adulta y a la pérdida temprana de dientes.

Signos clínicos

Los signos clínicos más frecuentes detectados por los propietarios son dificultad para masticar, sangrado al comer o jugar, dolor al comer, la presencia de un tejido gingival proliferativo que cubre los dientes y halitosis. A veces, la enfermedad puede detectarse en una consulta veterinaria como hallazgo incidental, pues algunos gatos no manifiestan casi dolor.

En la exploración oral realizada con el animal despierto y consciente, afectado solo de gingivitis juvenil felina, el signo más destacado es el exceso de tejido gingival eritematoso, a menudo friable, y la gingivitis. También puede apreciarse halitosis.

Con el paciente sedado o anestesiado, puede observarse sangrado gingival espontáneo al sondaje, pero el epitelio de unión alrededor del cuello del diente está intacto, lo que significa que solo hay pseudobolsas, no una verdadera pérdida de inserción de una bolsa periodontal patológica, y a menudo no hay evidencias de cálculo dental. Esto no ocurre cuando esta gingivitis juvenil ha progresado hacia una periodontitis juvenil, que es la forma más grave de esta enfermedad.

Algunos autores sugieren que las lesiones iniciales de esta patología en los dientes 508 y 608 son indicadoras de esta afección (Perry y Tutt, 2015). El tejido hiperplásico puede cubrir toda la corona dental en los premolares y molares. También puede haber hallazgos indicativos de reabsorción dental o periodontitis y, por esta razón, el veterinario clínico necesita realizar un estudio periodontal completo (con todos sus índices) de toda la boca, incluyendo un estudio radiológico dental completo (serie periapical).

Según Williams y Aller (1992), las lesiones de reabsorción dental que acompañan a este síndrome son posibles ya en la pubertad, aunque por lo general se consideran raras en el gato joven (Bellows, 2016).

Diagnóstico

El diagnóstico se basa en la histología (Perry y Tutt, 2015). Sin un estudio histopatológico, el diagnóstico es simplemente de una hiperplasia gingival porque el verdadero diagnóstico hiperplásico solo puede hacerse a nivel celular (Reiter, 2018). En la gingivitis hiperplásica hay proliferación de tejido gingival, principalmente células del tejido conjuntivo (DeBowes, 2010). La muestra de tejido para el estudio histopatológico se toma mediante una gingivectomía o biopsia incisional de la encía (Niemiec, 2013). La biopsia permite descartar otros diagnósticos de encía hiperplásica (Niemiec, 2014), como los procesos

Diferenciación entre gingivitis, gingivoestomatitis y periodontitis en los gatos jóvenes

Al examinar la cavidad oral, debemos tener cuidado de diferenciar la gingivitis hiperplásica juvenil felina de la gingivoestomatitis crónica juvenil felina (también llamada estomatitis caudal) y de la periodontitis juvenil, porque todos estos síndromes pueden observarse alrededor del momento de erupción de los dientes permanentes y el gato puede presentar signos clínicos concurrentes relacionados con todos ellos.

En la gingivoestomatitis, la inflamación se extiende desde la encía hasta los tejidos mucosos y submucosos, mientras que la gingivitis hiperplásica se limita solo a la encía. En la periodontitis de aparición juvenil no hay hiperplasia gingival, pero a menudo ya existe una pérdida grave de inserción periodontal. En la gingivoestomatitis crónica felina no suele haber relación entre el grado de inflamación y la cantidad o aparición de depósitos de cálculo (Johnston, 2012).

neoplásicos, aunque son más frecuentes en pacientes de edad avanzada. Histopatológicamente, la gingivoestomatitis crónica felina presenta el mismo tipo de inflamación linfoplasmocítica que la gingivitis hiperplásica juvenil (Williams y Aller, 1992).

Se han realizado también cultivos microbiológicos y pruebas de sensibilidad, con resultados poco concluyentes. Algunos autores sugieren que estas pruebas (sobre todo los cultivos para *Bartonella* spp.) solo deben realizarse en los pacientes que no responden al tratamiento (Niemiec, 2013).

Tratamiento

El principio del tratamiento de estas dos afecciones es la profilaxis dental temprana (a la edad de 6-9 meses) y frecuente (cada 3, 6 o 9 meses) junto con unos cuidados domiciliarios estrictos por parte del propietario, fundamentales para reducir la inflamación.

Idealmente y lo que ha demostrado tener mayor eficacia es el cepillado diario, ya que es el mejor método para el control de la placa bacteriana. Otras alternativas para el cuidado en casa son los enjuagues con clorhexidina al 0,05-0,2 % y las dietas y alimentos complementarios para el control de la placa.

En los casos en los que exista una hiperplásica gingival manifiesta, hay que realizar una cirugía de gingivectomía con bisturí, electrobisturí o laser quirúrgico de CO_2. El objetivo es eliminar el tejido gingival excesivo que cubre las coronas dentales, disminuir la cantidad de tejido inflamatorio y evitar la acumulación de placa mediante la eliminación de las pseudobolsas para que se restaure la profundidad normal del surco gingival (menos de 1 mm en un gato).

Como se ha descrito anteriormente, en cada paciente se deben realizar radiografías dentales para evaluar la presencia de periodontitis irreversibles y lesiones de reabsorción dental. Los dientes con signos de patologías inviables deben extraerse para disminuir la inflamación.

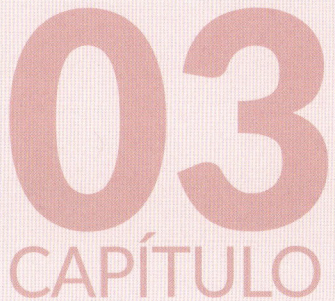

03 CAPÍTULO

TERAPIA INICIAL DE LA ENFERMEDAD PERIODONTAL

Jesús M.ª Fernández Sánchez, Marta del Campo Velasco, Manuel Novales Durán, Guillermo Fernández del Campo, Ana Whyte Orozco, Amaya de Torre Martínez, Leticia Dorado Whyte, Alberto Climent Manzanera

RADIOLOGÍA DENTAL EN PERIODONCIA

Jesús M.ª Fernández Sánchez, Marta del Campo Velasco, Manuel Novales Durán, Guillermo Fernández del Campo

IMPORTANCIA DE LA RADIOLOGÍA DENTAL

La radiología es una herramienta imprescindible en el diagnóstico de la enfermedad periodontal, en el establecimiento del pronóstico y en la evaluación del resultado de su tratamiento. Pero no debemos dejar de considerar que el estudio radiológico es solo un complemento, y nunca un sustituto del examen clínico odontológico.

La radiografía revela alteraciones en el tejido mineralizado (dental y óseo), pero no revela actividad celular, solamente muestra los efectos de la destrucción celular sobre el hueso y las raíces dentales (fig. 3.1).

Para establecer un correcto diagnóstico y clasificación de la enfermedad periodontal es imprescindible, además del examen clínico y del periodontograma, realizar una serie de radiografías periapicales completas (*full mouth radiography*), donde evaluar todos los dientes y su tejido periodontal mineralizado (fig. 3.2).

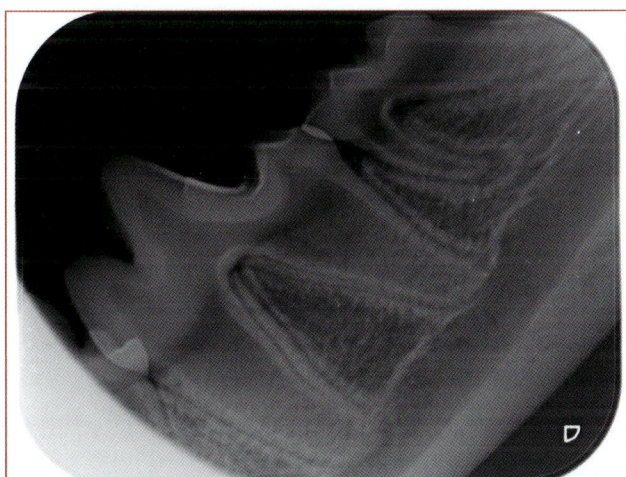

FIGURA 3.1. Radiografía periapical intraooral de los dientes 309 y 310 en un perro adulto joven. El tejido periodontal está formado por la encía (no visible radiográficamente), el ligamento periodontal (no visible radiográficamente, pero sí el espacio que ocupa, como una línea continua visible radiotransparente paralela a la superficie radicular), el hueso alveolar (visible radiográficamente) y el cemento. Estos tejidos tienen diferentes grados de penetración de los rayos X y se verán con distintas radiodensidades.

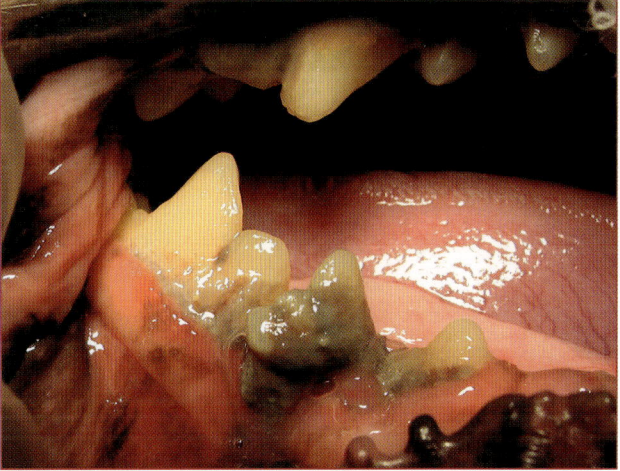

FIGURA 3.2. Enfermedad periodontal avanzada en el diente 408 en un perro adulto. Se puede apreciar la pérdida de la superficie cortical externa mandibular con recesión gingival y depósito de cálculo dental supragingival en la corona y raíz distal.

Existen limitaciones radiológicas en la evaluación del hueso alveolar como son:

- Las radiografías dentales no muestran cambios hasta que no se haya producido una reabsorción como mínimo del 30 % del hueso (fig. 3.3).
- Las etapas iniciales de la enfermedad periodontal (gingivitis) no son radiológicamente evidentes (fig. 3.4).
- La pérdida de hueso en el tabique interradicular o zona de furca (lesión de furca de grado 1) no es visible radiológicamente.

El examen radiológico permite también observar la presencia de factores locales importantes para la determinación del diagnóstico y pronóstico de la enfermedad periodontal, como pueden ser los siguientes:

- Presencia de cálculos (fig. 3.5).
- Morfología y alteraciones radiculares (fig. 3.6).
- Relación coronorradicular.
- Presencia de caries.
- Estado de las restauraciones.
- Estado de las prótesis fijas.
- Estado de los implantes en relación con su osteointegración (fig. 3.7).
- Lesiones periapicales o pararradiculares.

TÉCNICAS RADIOLÓGICAS

Para una correcta evaluación radiológica es necesario conocer las técnicas de posicionamiento del equipo de rayos dental y los parámetros de exposición. De esta forma obtendremos radiografías de calidad y podremos evaluar de manera correcta el estado del hueso periodontal, pues el nivel de pérdida de hueso, el patrón de destrucción ósea, el ancho del espacio del ligamento periodontal, la radiodensidad, el patrón trabecular y el contorno marginal del hueso interdental varían modificando la exposición y el tiempo, el tipo de película dental y el ángulo de los rayos X.

Las proyecciones periapicales son las que ofrecen mayor información en el diagnóstico y las usadas con más frecuencia en la evaluación de la enfermedad periodontal.

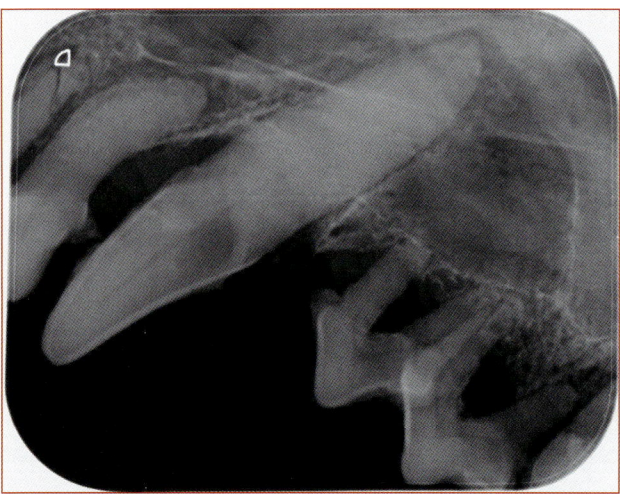

FIGURA 3.3. Radiografía intraoral periapical de los dientes 203, 204, 206 y 207 en un perro adulto. Se aprecia la extensa y grave pérdida ósea horizontal desde la zona distal al diente 203 hasta el diente 207 producida por periodontitis crónica.

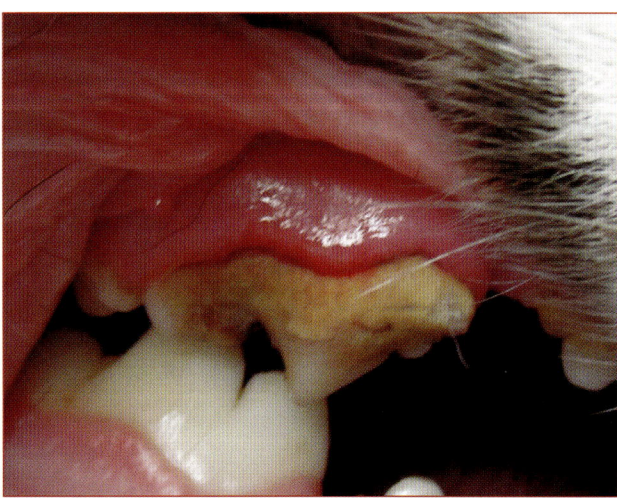

FIGURA 3.4. Diente 108 de un perro adulto afectado de gingivitis y depósito de cálculo supragingival. Esta lesión inicial no provoca pérdida del tejido de sostén o soporte dental y no es visible radiológicamente.

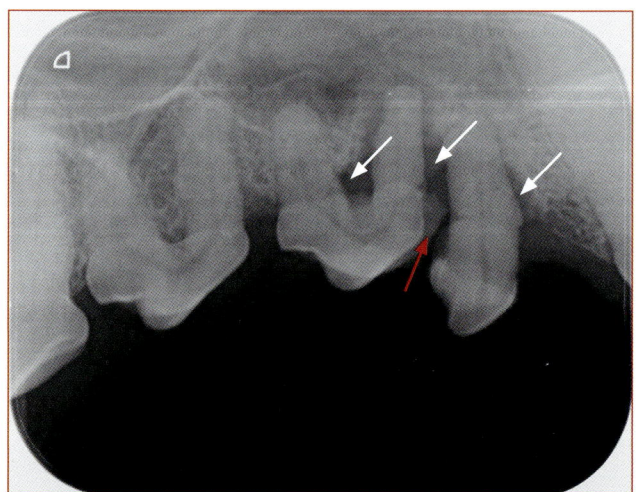

FIGURA 3.5. Radiografía intraoral periapical de los dientes 105, 106 y 107. Se observa en el diente 106 la presencia de un cálculo dental muy grande sobre la corona (flecha roja) y la pérdida de hueso alveolar horizontal en el diente 105, la raíz mesial y furca del diente 106 (flechas blancas) afectados por periodontitis crónica.

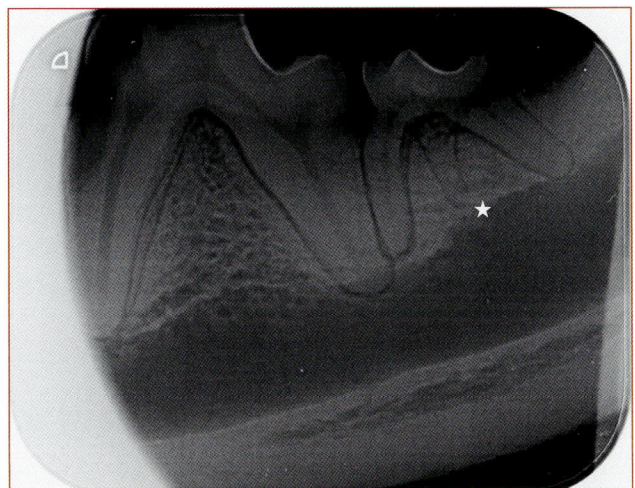

FIGURA 3.6. Radiografía intraoral periapical de los dientes 309 y 310 en un perro adulto. Se puede apreciar la raíz supernumeraria (estrella) del diente 309 entre las raíces mesial y distal.

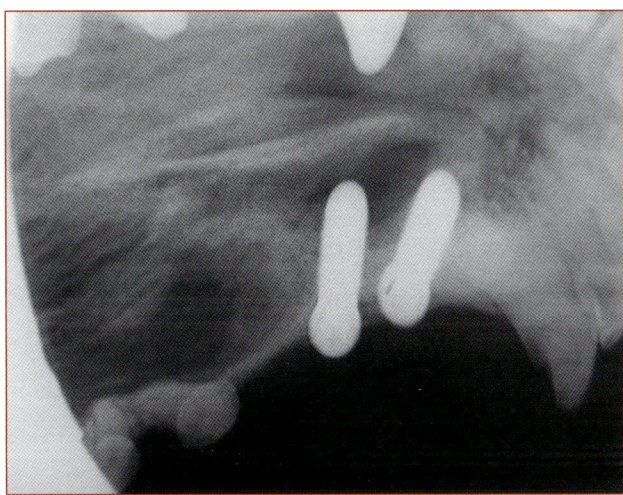

FIGURA 3.7. Radiografía intraoral para evaluar la osteointegración de dos implantes para la colocación de una prótesis de metal-porcelana sobre dos implantes en un perro adulto.

Es necesario disponer de técnicas estandarizadas y reproducibles para conseguir radiografías de calidad diagnóstica para compararlas antes y después del tratamiento periodontal.

La mejor técnica radiográfica para evitar la distorsión de la imagen es la proyección lateral o **técnica paralela**. Esta técnica requiere un posicionamiento paralelo de la película al diente. Sin embargo, la anatomía de los perros y gatos no permite esta proyección para todos los dientes y hay que utilizar otra técnica; la **técnica bisectriz**, que aumenta el ángulo de proyección, hace que el margen óseo parezca más cercano a la corona y distorsiona más el nivel del margen óseo vestibular que el lingual.

Prichard, en radiología humana, estableció cuatro criterios para determinar el ángulo adecuado en las radiografías periapicales (fig. 3.8):

1. La radiografía debe mostrar las puntas de las cúspides de los molares y muy poco o nada de la superficie oclusal.
2. Se deben distinguir las capas de esmalte y las cámaras de la pulpa.
3. Los espacios interproximales deben estar abiertos.
4. No deben superponerse los contactos proximales, a menos que los dientes estén desalineados anatómicamente.

Los tejidos duros periodontales están formados por el cemento y hueso alveolar. La importancia de las radiografías en el tejido periodontal se basa en evaluar lo siguiente:

- La continuidad de la lámina dura del hueso alveolar.
- La anchura del espacio del ligamento periodontal.
- La forma, altura y densidad del proceso óseo alveolar (fig. 3.9).

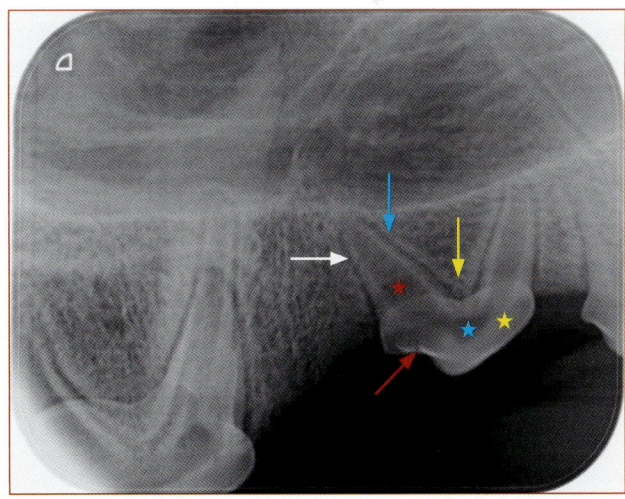

FIGURA 3.8. Radiografía intraoral periapical de los dientes 106 y 108 en un perro adulto joven. Existe una agenesia del diente 107. Esta radiografía es diagnóstica para el diente 106, pero no es válida para el diente 108, pues no se ven sus cúspides ni la totalidad de las raíces. Se pueden distinguir perfectamente el esmalte (flecha roja), dentina (estrella amarilla), cámara pulpar (estrella azul), conducto radicular (estrella roja), ligamento periodontal (flecha blanca), lámina dura (flecha azul) y zona de furca (flecha amarilla).

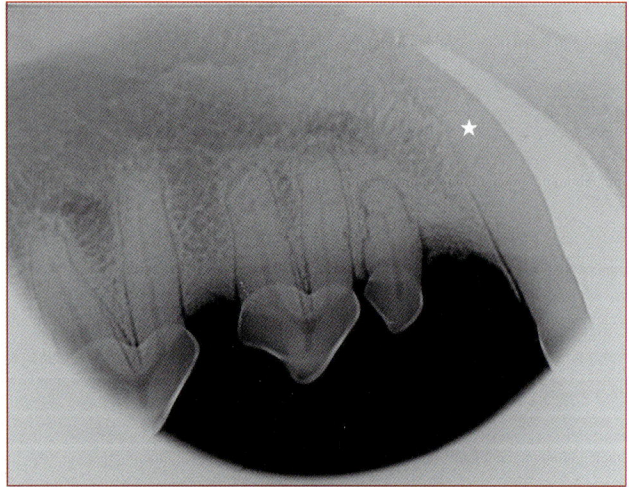

FIGURA 3.9. Radiografía intraoral periapical de los dientes 104, 105, 106 y 107 en un perro adulto. No se ven completamente los dientes 104 (en que se ha realizado un tratamiento de conductos, estrella) ni el 107. Esta radiografía es de calidad diagnóstica solo para los dientes centrales 105 y 106. Se pueden ver perfectamente los tejidos duros dentales, la continuidad de la lámina dura dental, la anchura del espacio del ligamento periodontal y la ausencia de patologías dentales y óseas.

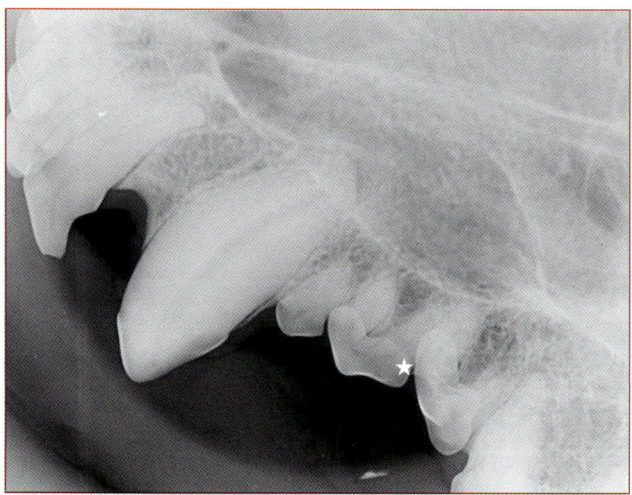

FIGURA 3.10. Radiografía intraoral de los dientes 203, 204, 205, 206 y 207 en un perro adulto joven. No se aprecia ninguna patología dental ni ósea. Se observa en el diente 206 una mala oclusión por una rotación mesiolingual (estrella). Se pueden distinguir todos los tipos de tejidos dentales.

APARIENCIA RADIOLÓGICA DEL PERIODONTO SANO

En las radiografías dentales para periodoncia, las estructuras anatómicas normales que visualizaremos son (fig. 3.10):

- Una mayor radiodensidad en la lámina dura del hueso alveolar, visible como una línea radiopaca continua y paralela a las superficies radiculares.
- El proceso alveolar, formado por hueso esponjoso que constituye los tabiques o septos interalveolares y al área interradicular (furcación), y forma un ángulo agudo y afilado con la lámina dura.
- La apariencia de hueso esponjoso en la zona periapical debe ser la misma que en el septo interalveolar.
- La pared alveolar y su margen vestibular y lingual, con una mayor radiodensidad por su hueso compacto (cortical externa e interna).
- El espacio del ligamento periodontal, visible como una línea continua radiotransparente entre el cemento y la lámina dura.

Estos hallazgos radiológicos también se visualizarán en el periodonto humano sano, especie en la que se observa una distancia mínima de 2 mm entre el borde de las crestas alveolares y la unión amelocementaria.

DESTRUCCIÓN ÓSEA EN ENFERMEDAD PERIODONTAL

La radiografía no revela los cambios destructivos tempranos en el hueso que no hayan producido suficiente pérdida de tejido mineralizado (fig. 3.11). En la enfermedad periodontal instaurada con periodontitis siempre se apreciará la pérdida ósea con un patrón determinado como se describe a continuación.

Pérdida ósea

La radiografía tiende a mostrar una menor pérdida ósea de la que en realidad se presenta en el paciente. En odontología humana se ha establecido que la diferencia entre la altura de la cresta alveolar y la apariencia radiográfica es de 0 a 1,6 mm, debido en su mayoría al posicionamiento y a la angulación de los aparatos de rayos X intraorales.

Hay factores que determinan la morfología ósea en la enfermedad periodontal, como son:

- Dimensión vestibulolingual, mesiodistal y angulación de los tabiques interdentales (fig. 3.12).
- Espesor de las tablas vestibular y lingual.
- Presencia de fenestraciones, dehiscencias o ambas.
- Alineación de los dientes.
- Anatomía radicular.

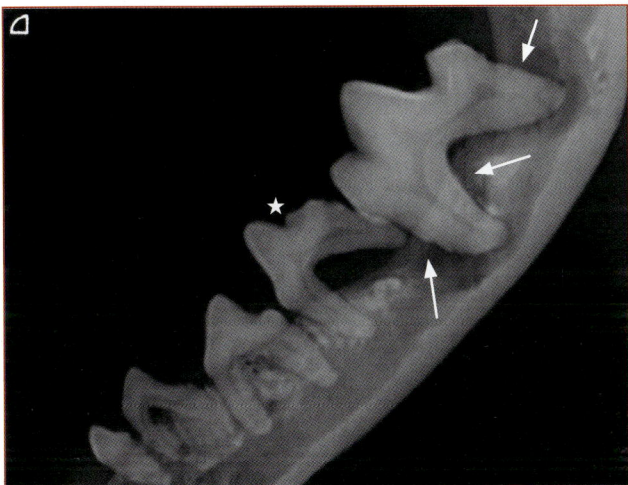

FIGURA 3.11. Radiografía intraoral de los dientes 305, 306, 307, 308 y 309 en un perro adulto. Se puede apreciar la extensa y grave pérdida de hueso alveolar horizontal en los dientes 308 y 309 por una periodontitis crónica. En el diente 308 se observa una pérdida de hueso alveolar vertical con subluxación del diente (estrella) y en el diente 309 un aumento irregular del espacio del ligamento periodontal por periodontitis crónica (flechas).

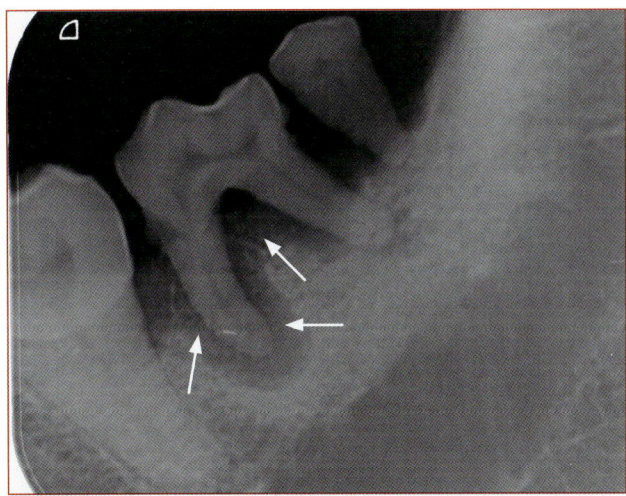

FIGURA 3.12. Radiografía intraoral de los dientes 309 (solo se ve la raíz distal), 310 y 311 en un perro adulto. Se puede apreciar la extensa pérdida de hueso alveolar horizontal en los dientes 310 y 311 por una periodontitis crónica. En el diente 310 se observa un aumento irregular del espacio del ligamento periodontal por periodontitis crónica (flechas).

- Posición de la raíz en la apófisis o proceso alveolar.
- Proximidad de otra superficie dentaria.
- Recorrido de los vasos sanguíneos.

Patrón de destrucción ósea

En la enfermedad periodontal los tabiques interdentales sufren cambios que afectan a la superficie cortical alveolar, la radiodensidad de la cresta alveolar, el tamaño y forma de los espacios medulares, así como a la altura y contorno del hueso.

Puede observarse una pérdida ósea horizontal, vertical o la formación de cráteres óseos.

En la **pérdida ósea horizontal** se verá en la radiografía que el margen óseo permanece perpendicular a la superficie dentaria. Esta lesión clínicamente se podría corresponder con la presencia de bolsas supraóseas, con recesiones gingivales o con un paciente que haya recibido un tratamiento periodontal (fig. 3.13).

En la **pérdida ósea vertical**, la destrucción ósea afectará a la superficie cortical alveolar y al hueso esponjoso adyacente. Si el defecto es apical al hueso circundante clínicamente se apreciarán bolsas infraóseas (fig. 3.14). Si la causa es un traumatismo oclusal se observará una imagen de destrucción angular o vertical sin pérdida de inserción clínica.

En los **cráteres óseos**, veremos en la radiografía una concavidad en la cresta del hueso interdental o interproximal, confinada a las paredes óseas lingual y vestibular.

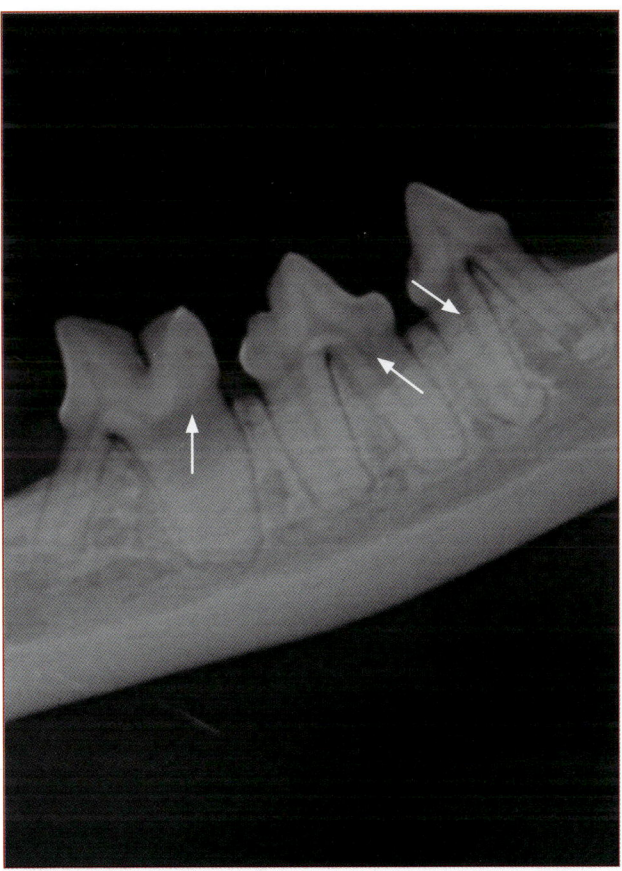

FIGURA 3.13. Radiografía intraoral de los dientes 407, 408 y 409 en un gato adulto. Se puede apreciar la leve pérdida de hueso alveolar horizontal (flechas) en los dientes por una periodontitis crónica leve. No se observan signos de reabsorción radicular ni pérdida de hueso en la furca. El espacio del ligamento periodontal es normal.

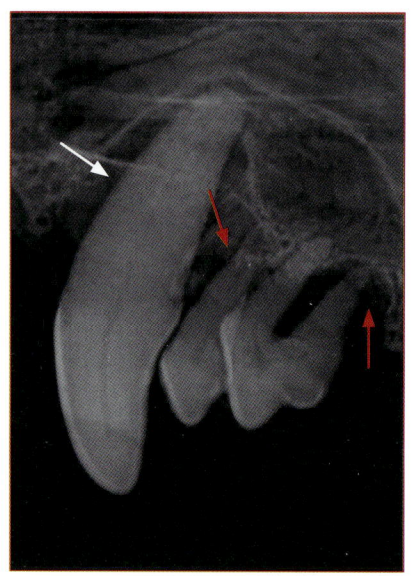

FIGURA 3.14. Radiografía intraoral de los dientes 204, 205 y 206 en un perro adulto. Se puede apreciar la grave pérdida de hueso alveolar vertical (flecha blanca) con bolsas periodontales profundas en la superficie mesial del diente 204 por una periodontitis crónica. En los dientes 205 y 206 hay una pérdida horizontal de hueso alveolar y un aumento del espacio del ligamento periodontal por periodontitis crónica (flechas rojas).

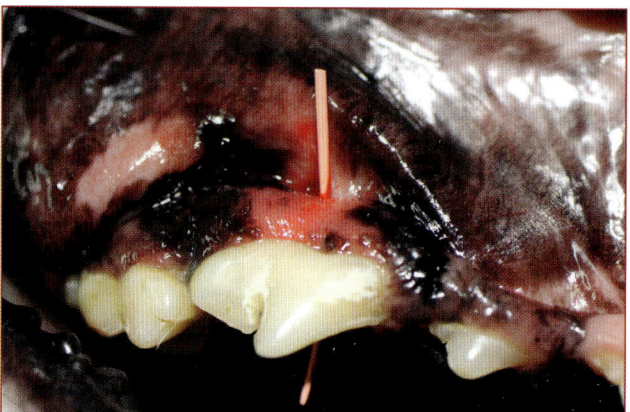

FIGURA 3.15. Párulis o fístula intraoral en la unión mucogingival del diente 108 en un perro adulto. Se ha introducido una punta de gutapercha para explorar el trayecto fistuloso, que en este caso se dirige hacia la fibromucosa palatina. En la inspección de este diente no se aprecian fracturas, reabsorciones cervicales, recesiones gingivales ni otras patologías evidentes. Es imprescindible realizar una radiografía intraoral para evaluar el estado de salud de este diente.

La apófisis alveolar del maxilar y de la mandíbula ocupa la furca o furcación (en el espacio interradicular) y el septo interalveolar. Ambas partes pueden verse afectadas por la periodontitis. La furcación es un área importante y delicada para evaluar. Cuando la pérdida ósea en la furca es evidente, es recomendable hacer una radiografía periapical adicional con una menor exposición para poder evaluar mejor la pérdida ósea, ya que en las películas sobreexpuestas no es visible (figs. 3.15 y 3.16).

APARIENCIA RADIOLÓGICA EN LA ENFERMEDAD PERIODONTAL

Hay diferentes procesos que provocan cambios en los tejidos periodontales y pueden ser visibles radiológicamente, como son los traumatismos, las infecciones y las enfermedades metabólicas, endocrinas y tumorales, entre otras.

Los hallazgos radiológicos que observaremos en las radiografías periapicales para evaluar la enfermedad periodontal son:

- Pérdida de la anatomía normal de la lámina dura del hueso alveolar.
- Pérdida de los bordes agudos y afilados de los tabiques interalveolares. Esto es muy típico en odontología humana.
- Aumento de la anchura e irregularidad en el espacio del ligamento periodontal.
- Pérdida ósea vertical de hueso: defectos de 1, 2, 3 o 4 paredes.
- Pérdida del hueso en la zona de furca: lesiones de grado 1, 2 y 3 (fig. 3.17).
- Cálculos dentales: son visibles los cálculos supra- y subgingivales (fig. 3.18). Como los cálculos son radiopacos, para evitar

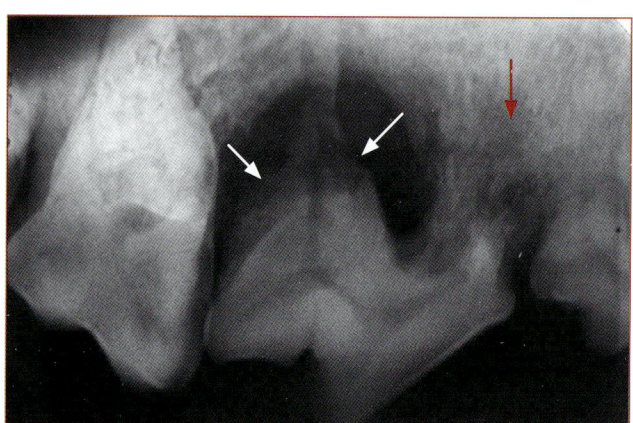

FIGURA 3.16. Radiografía intraoral del diente 108 de la figura anterior. Se aprecia la extensa y grave reabsorción de la raíz distal (flechas blancas) clasificada como reabsorción externa inflamatoria provocada por enfermedad periodontal crónica. En las raíces mesiovestibular y mesiolingual se aprecia una reabsorción externa cervical de superficie (flecha roja).

su superposición en la radiografía es recomendable hacer el estudio radiológico después de un tratamiento periodontal con ultrasonidos.

- Pérdida ósea horizontal, muy fácilmente visible como una disminución de la altura de la cresta alveolar y una exposición radicular.
- Anquilosis alveolodentaria, visible como una falta de espacio del ligamento periodontal.
- La periodontitis crónica puede causar osteomielitis de todo el maxilar o mandíbula.
- Luxación dentaria por enfermedad periodontal.

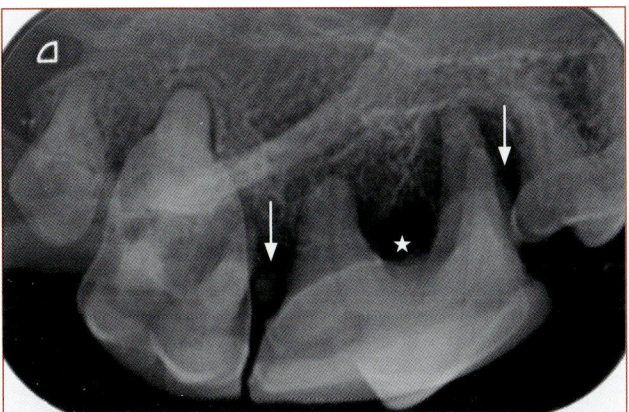

FIGURA 3.17. Radiografía intraoral de los dientes 108, 109 y 110 en un perro adulto. El espacio interradicular o furca (estrella) y el espacio interalveolar (flecha) están afectados por periodontitis.

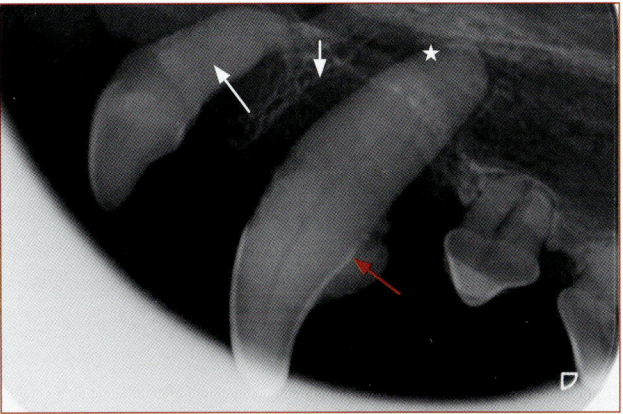

FIGURA 3.18. Radiografía intraoral de los dientes 203, 204 y 205 en un perro adulto. Se aprecia una pérdida grave y extensa horizontal del hueso alveolar, más pronunciada en los dientes 203 y 204 (flechas blancas), de hecho, en el diente 204 solo existe hueso alveolar en su tercio apical radicular (estrella blanca). En el diente 204 se puede visualizar perfectamente el cálculo dental supragingival (flecha roja).

■ Las lesiones perio-endo, en las que una lesión periodontal afecta al tejido pulpar de forma secundaria, o lesiones endo-perio en las que una lesión primaria endodóntica afecta secundariamente al tejido periodontal (periodontitis apical).

APLICACIONES DE LA TOMOGRAFÍA COMPUTARIZADA EN PERIODONTOLOGÍA

Jesús M.ª Fernández Sánchez, Manuel Novales Durán

La importancia de la tomografía computarizada (TC) en las alteraciones periodónticas es muy relevante, pues nos permite tener una visión general en una misma imagen del grado de periodontitis generalizada, manifestada como pérdida de hueso alveolar horizontal y vertical, reabsorciones radiculares de origen inflamatorio y otras patologías dentales, periodontales y óseas.

Tradicionalmente, la radiología intraoral ha sido la técnica diagnóstica de imagen utilizada en odontología veterinaria para diagnosticar patologías dentales, ya que proporciona información valiosa sobre la cantidad de pérdida ósea existente, así como el patrón que sigue la pérdida de hueso. No obstante, la radiología intraoral tiene algunas limitaciones, y puede aportar información insuficiente en algunas ocasiones, como en casos de premolares y molares del maxilar con varias raíces, cuando existen dientes apiñados, en braquicéfalos o cuando las radiografías se realizan con angulación inadecuada del haz de

rayos X. La TC supera estas limitaciones al poder obtener cortes finos transversales que pueden ser reformateados en cortes multiplanares. El diagnóstico de las lesiones dentales mediante TC se realiza con algoritmos de hueso y cortes finos.

En veterinaria, la TC de cabeza se ha realizado normalmente para el diagnóstico de enfermedades intra- y extracranales, enfermedad nasal y enfermedades maxilofaciales no relacionadas con la dentición. Las TC para diagnosticar enfermedades dentales son infrecuentes, siendo la modalidad de imagen preferida la tomografía computarizada de haz cónico (*cone beam computed tomography*, CBCT).

Estudios comparados entre radiología intraoral y tomografía computarizada han demostrado que en casos de periodontitis y enfermedad endodóntica las técnicas pueden resultar similares con muy buen grado de acuerdo entre ambas técnicas, siempre que se realicen cortes finos (de 0,5 a 1 mm de grosor). Excepto en el caso de la periodontitis de los incisivos mandibulares, donde existe mayor capacidad de diagnóstico con la radiología intraoral, para el resto es innecesario realizar ambas técnicas.

A continuación, se presentan varios casos que reflejan la importancia del diagnóstico por imagen mediante TC de las enfermedades periodontales en el perro. *

En el primer caso, una perra de raza Labrador de 11 años, se realizó una TC por la presencia de una secreción nasal mucopurulenta de tres semanas de evolución, que mejoraba parcialmente con el tratamiento de antibióticos debido a una rinitis, detectándose cuerpos extraños en los cornetes nasales y una

---

*Casos previamente publicados en el libro *Tomografía computarizada maxilofacial en el perro*, de Manuel Novales, Jesús M.ª Fernández y Beatriz Blanco, Grupo Asís-Edra, 2024.

enfermedad periodontal muy grave que, curiosamente, no preocupaba al propietario (fig. 3.19)

Se ha reseñado que en el caso de las rinopatías es necesario evaluar la dentición, ya que puede diagnosticarse la presencia de periodontitis o enfermedad endodóntica. Para evaluar la rinitis se realizó un estudio de la cavidad nasal y senos paranasales con cortes finos (de 0,6 mm de grosor) para poder apreciar con detalle la anatomía. Las imágenes cumplían con las características de normalidad: estructuras simétricas con cornetes nasales bien distribuidos e interespaciados y tapizados por una fina mucosa que no aparecía asimétricamente engrosada. En las figuras 3.20-3.24 se pueden ver con detalle las alteraciones y lesiones dentales.

Los cuerpos extraños en la cavidad nasal son un reto para la TC y, en el presente caso, se detectaron dos cuerpos extraños mineralizados (figs. 3.25 y 3.26) en el laberinto etmoidal que eran hiperatenuantes y no realizaban contraste. Esto permitió establecer el diagnóstico diferencial entre una secreción nasal mineralizada (improbable) o la de cuerpos extraños sin reacción inflamatoria asociada. El estudio histopatológico mostró que el fragmento de mayor tamaño presentaba restos de pelos intactos, queratina y material acelular no identificado. En función de estos datos obtenidos en el estudio, la cavidad nasal aparecía normal y los dos cuerpos extraños deberían de tratarse de hallazgos incidentales.

A pesar de no detectar una rinitis en la TC, el estudio anatomopatológico demostró en el compartimiento izquierdo de la cavidad nasal una rinitis purulenta subaguda-crónica grave y una hemorragia reciente asociada a la presencia de un cuerpo extraño, y en el compartimiento derecho de la cavidad nasal una rinitis linfocítica leve con hiperemia activa. Esto sugiere que, en el caso de la rinitis, independientemente de la identificación de los dos cuerpos extraños, la TC resultó poco efectiva en identificarla (fig. 3.19).

La segunda patología totalmente diferente y que no preocupaba al propietario era la enfermedad periodontal generalizada.

En el caso de la enfermedad periodontal existen dos patrones básicos:

- Pérdida de hueso vertical: empieza con una ampliación del espacio del ligamento periodontal y progresa de forma paralela a la raíz del diente. Está relacionado con la presencia de bolsas periodontales que se identifican y miden con la sonda periodontal CP12.
- Pérdida del hueso horizontal: se produce paralela al margen alveolar y es el patrón más frecuente en veterinaria. En este caso, en algunos dientes existía una exposición de la furca dental dejando claramente visibles las raíces dentales.

Aunque el diagnóstico de las lesiones dentales se realiza especialmente en los planos transversales y sagitales, en este caso los planos dorsales permitieron apreciar la lesión expansiva de la cara vestibular. Las imágenes en 3D, aunque no son las adecuadas para el diagnóstico, sí ayudan a entender la distribución en conjunto de las lesiones en la boca.

En este paciente, también se aprecian unas imágenes en las superficies vestibulares de los dientes, sobre todo en los caninos superiores, de crecimiento nuevo de hueso, denominado osteítis expansiva. Este proceso es una reacción del hueso alveolar ante el aumento de la movilidad de un diente afectado de periodontitis o enfermedad periodontal. Se produce una mayor formación de hueso para intentar reforzar la inserción del ligamento periodontal al hueso alveolar y retrasar la pérdida del diente. Este proceso es muy frecuente en los dientes caninos superiores de los gatos.

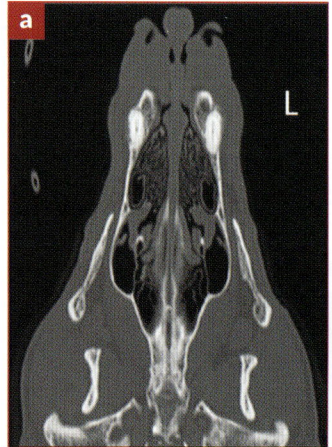
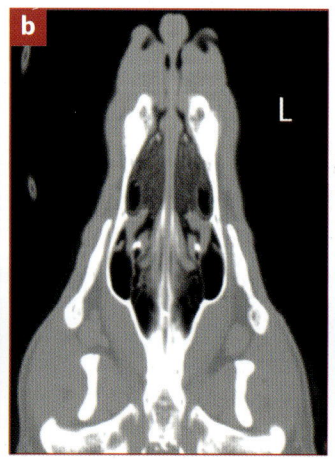
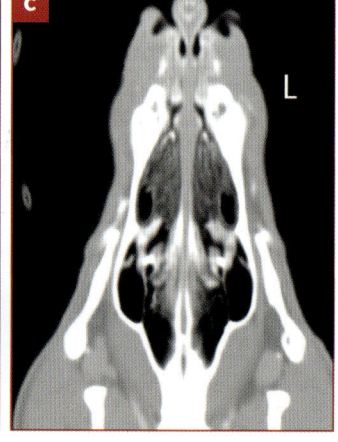

FIGURA 3.19. Cavidad nasal normal. Planos dorsales de la cavidad nasal en ventanas de hueso (a) y de tejidos blandos sin contraste (b) y con contraste (c). La anatomía de la cavidad nasal se distribuye de forma simétrica en los dos compartimentos. No existe captación anormal de contraste. No se detectan anomalías en estos planos.

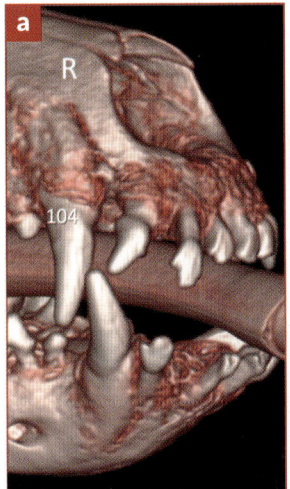
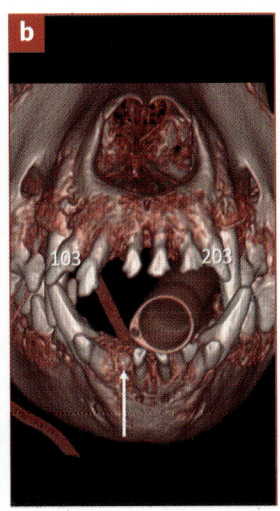
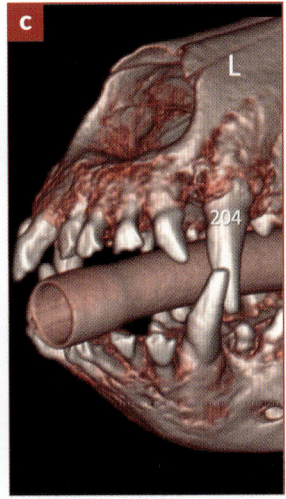

FIGURA 3.20. Enfermedad periodontal en los incisivos. Imágenes en 3D de los incisivos: rostrolateral derecha (a), rostral (b) y rostrolateral izquierda (c). Se aprecia una extrusión o sobreerupción del segundo incisivo maxilar (102) compatible con periodontitis apical y una maloclusión por distovestibuloversión del tercer incisivo maxilar (103), así como restos radiculares del segundo incisivo mandibular (402) (flecha). Es evidente la abundante erosión del hueso incisivo maxilar y de la porción incisiva de la mandíbula.

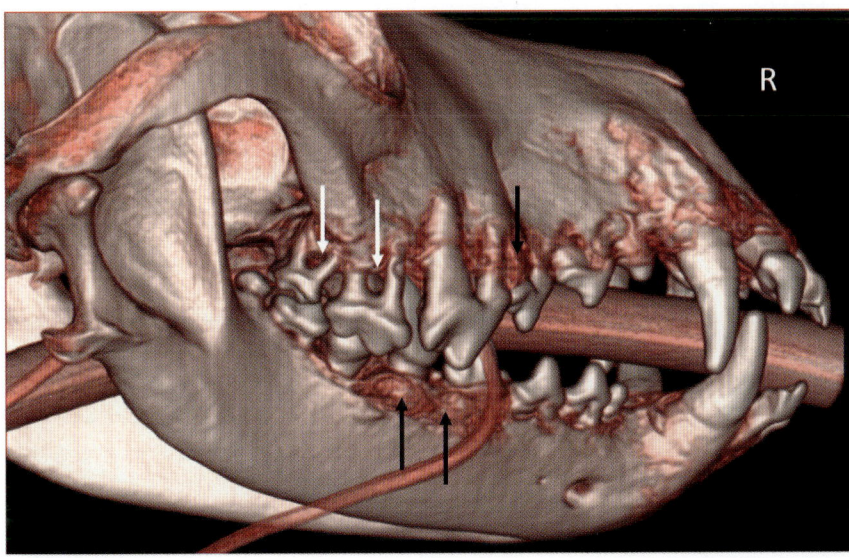

FIGURA 3.21. Enfermedad periodontal avanzada en premolares y molares. Existe una evidente erosión tanto del maxilar como de la mandíbula con pérdida del hueso horizontal, paralela al margen alveolar (flechas negras), y una clara exposición de la furca dental en los últimos molares del maxilar (flechas blancas).

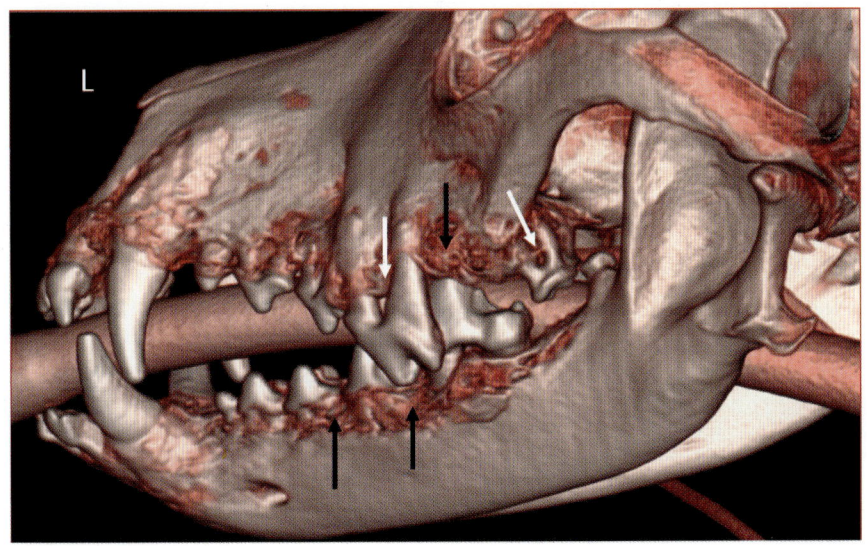

FIGURA 3.22. Enfermedad periodontal avanzada en premolares y molares. En este lado también existe pérdida del hueso alveolar paralela al margen alveolar (flechas negras) y exposición de la furca dental (flecha blanca). Faltan algunos dientes molares por este lado.

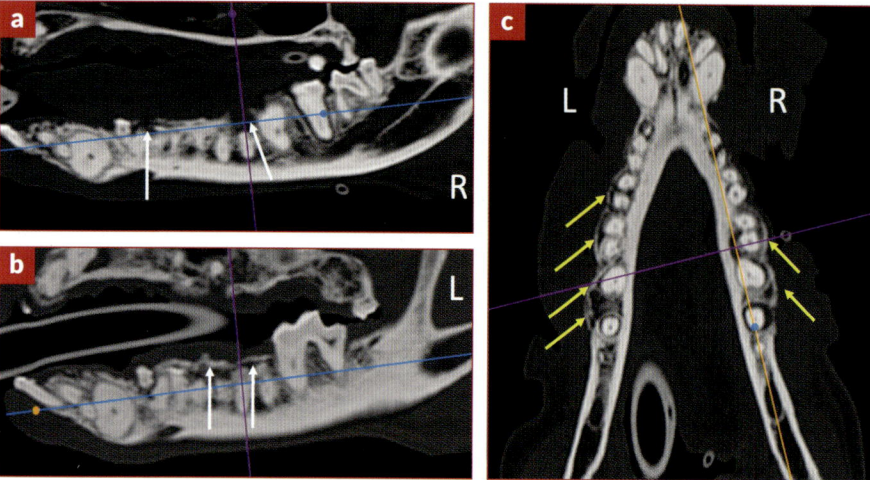

FIGURA 3.23. Enfermedad periodontal avanzada en premolares y molares mandibulares. Planos sagitales de la mandíbula derecha (a) e izquierda (b) y plano dorsal (c). Existe pérdida horizontal del hueso alveolar paralela a la línea amelocementaria (flechas blancas) y una muy llamativa calcificación de las superficies vestibulares de la cortical externa de los alvéolos de ambas mandíbulas (flechas amarillas).

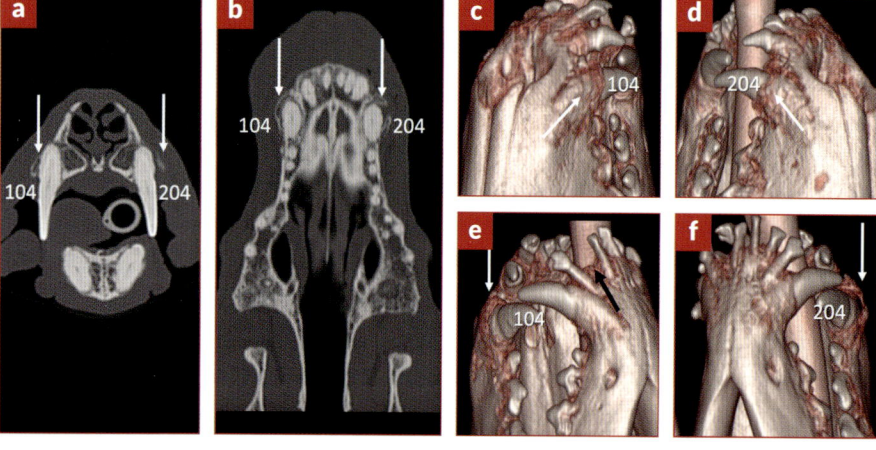

FIGURA 3.24. Enfermedad periodontal avanzada de los caninos del maxilar (104 y 204). Planos transversal (a), dorsal (b) e imágenes en 3D de los caninos en vistas dorsolaterales (c y d) y ventrolaterales (e y f). Existe una lesión expansiva del hueso alveolar (osteítis expansiva) que rodea a las raíces de los caninos del maxilar (104 y 204) (flechas blancas). Falta el segundo incisivo mandibular derecho (402) (flecha negra).

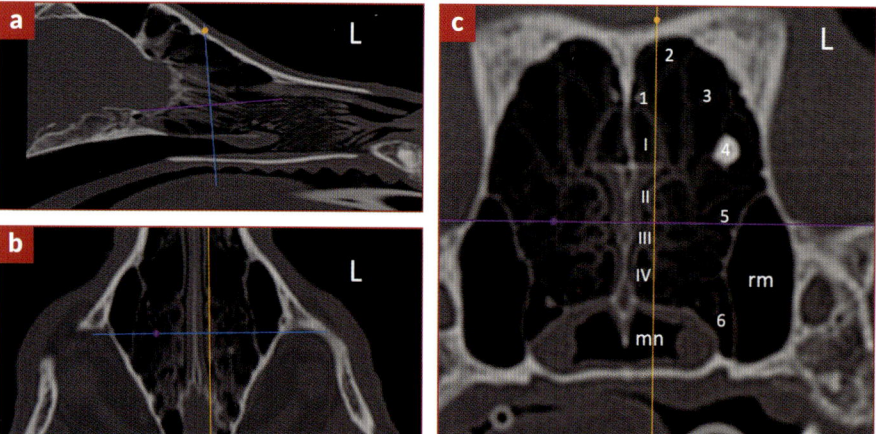

FIGURA 3.25. Identificación del laberinto etmoidal y presencia de un cuerpo extraño. Imágenes multiplanares en 3D en los planos sagital izquierdo (a) dorsal (b) y transversal (c). En la porción caudal de la cavidad nasal se encuentra el laberinto etmoidal, donde se aprecian los meatos etmoidales entre los endo- y ectoturbinados. En los tres planos las líneas se entrecruzan en los endoturbinados, que se disponen verticalmente y paralelos al cartílago del septo nasal y se identifican con números romanos (I a IV). Con números arábigos (1 a 6) se numeran los ectoturbinados, y en el 4 se aprecia un cuerpo extraño mineralizado de 4,3 mm, hiperatenuante (1.643 UH). No se aprecian alteraciones de la arquitectura en las zonas que rodean al fragmento ni engrosamiento especial de la mucosa olfatoria que reviste las delgadas láminas. Si se compara la arquitectura y engrosamiento de la mucosa de ambos lados es prácticamente similar, lo que indicaría que el cuerpo extraño no parece estar irritando especialmente la mucosa nasal. Referencias: receso maxilar (rm); meato nasofaríngeo (mn).

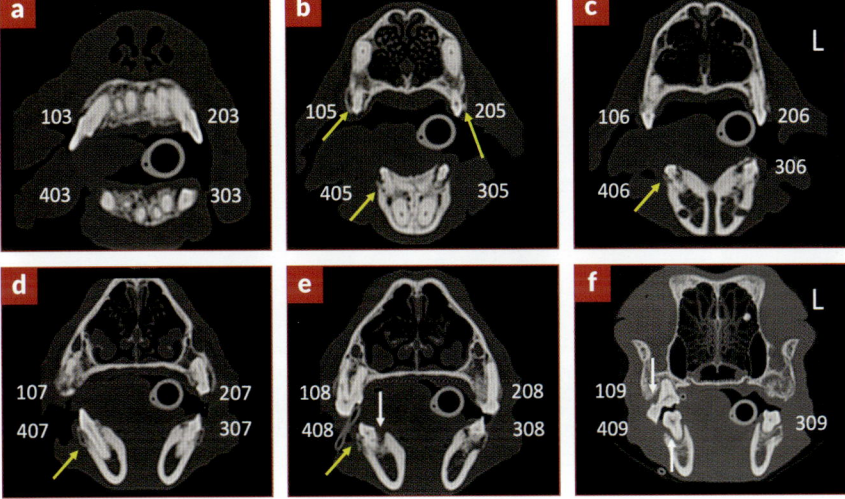

FIGURA 3.26. Enfermedad periodontal generalizada. Planos transversales de los dientes a diversos niveles (a-f). Aparece una marcada expansión con calcificación de los alvéolos dentarios (flechas amarillas) y pérdida vertical del hueso alveolar en algunos dientes (flechas blancas) por la presencia de bolsas periodontales. Se aprecia un cuerpo extraño mineralizado en la fosa nasal izquierda (f).

El segundo caso es una perra de raza Cocker Spaniel de 11 años con enfermedad periodontal crónica grave y que, además, presenta un adenocarcinoma de las glándulas de Meibomio (figs. 3.27, 3.28 y 3.29).

Este animal presenta dos problemas bien diferenciados: en la boca y en la región supraorbitaria izquierda.

En la boca aparece una enfermedad periodontal crónica grave, con zonas de lisis, especialmente en premolares y molares, que produce una rinitis secundaria. Al lisar el paladar duro ha producido además una fístula oronasal.

La rinitis de origen dental puede llegar a producir una descarga nasal purulenta en los casos en que la infección periapical (periodontitis apical) de los dientes premolares se extiende a la cavidad nasal.

La fístula oronasal, que es la comunicación anormal entre las cavidades oral y nasal, se forma en la cara palatina de la dentición maxilar y es una complicación habitual de la enfermedad periodontal o periodontitis. Otras causas de fístula oronasal son la extracción de dientes maxilares, anomalías congénitas o adquiridas del paladar, complicaciones de maxilectomías, neoplasia, terapia por radiación y traumatismos.

En estos casos se produce una pérdida de la inserción del tejido periodontal o periodonto (compuesto por la encía, el cemento, el hueso alveolar y el ligamento periodontal). Las fístulas son especialmente frecuentes en los perros de raza pequeña y también en la raza Teckel. Los dientes caninos se ven especialmente afectados por fístulas oronasales, como en el caso de este animal.

Este animal padecía también, en la región supraorbitaria izquierda, una tumoración diagnosticada como adenocarcinoma de las glándulas de Meibomio (glándulas sebáceas modificadas distribuidas en los párpados). Se trata de un tumor maligno de presentación infrecuente entre los tumores del párpado del perro.

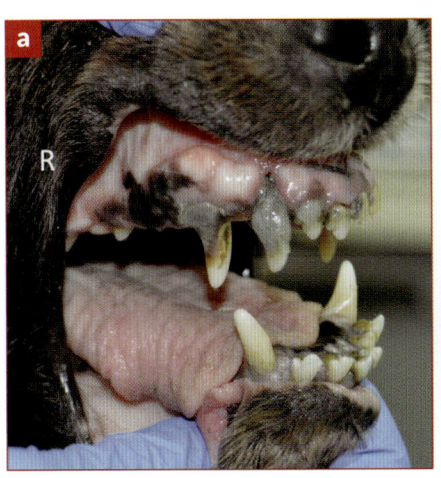
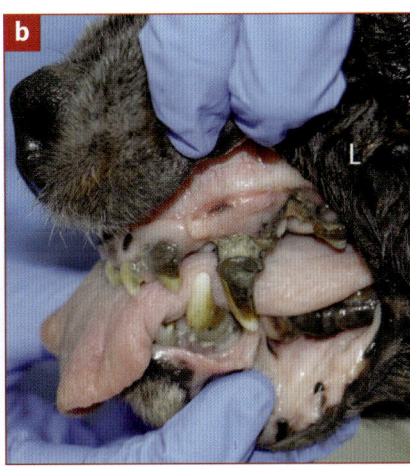

FIGURA 3.27. Enfermedad periodontal grave. Se solicita un estudio por un tumor ulcerado en la región orbitaria izquierda. Se lleva a cabo una exploración intraoral por la presencia de enfermedad periodontal avanzada. Imágenes de detalle de la porción rostral de la boca por el lado derecho (a) e izquierdo (b). Se aprecia una enfermedad periodontal grave con depósito de cálculos dentales o sarro en más del 80 % de la superficie de los dientes y la presencia de recesión gingival en el diente 103 (a) y 204 (b).

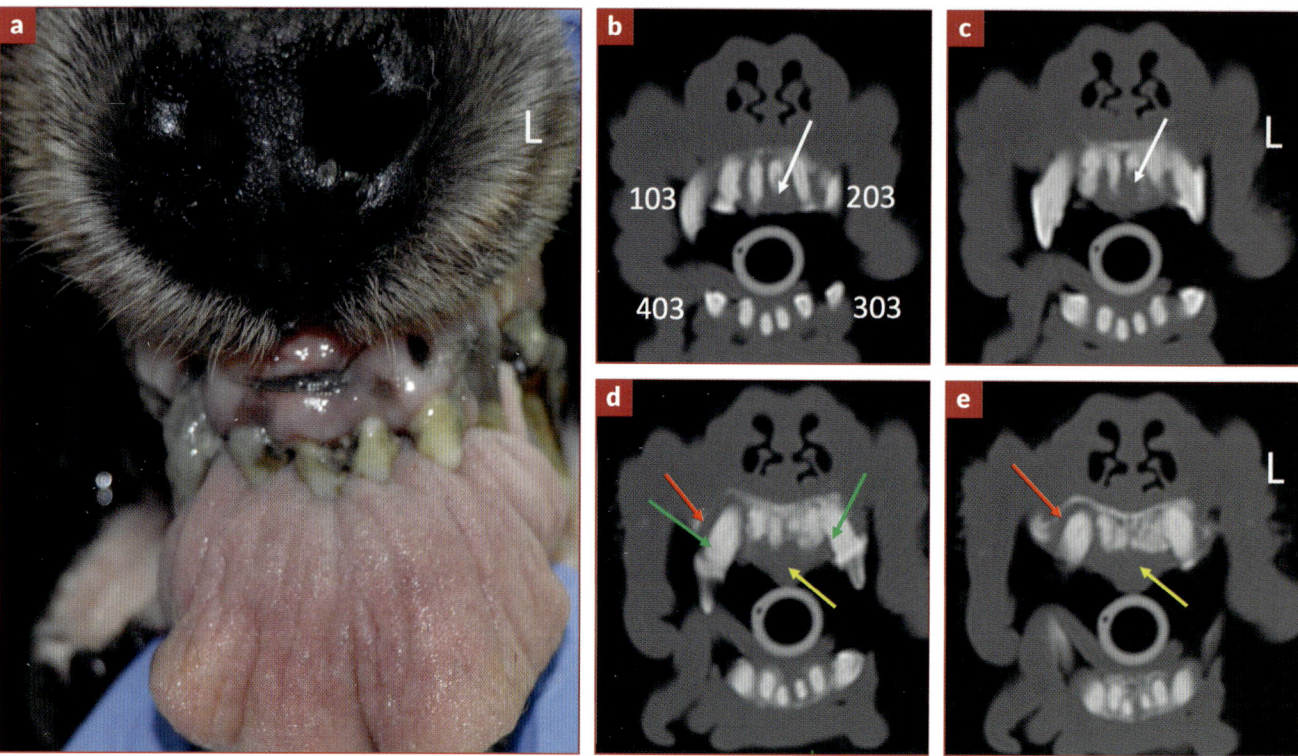

FIGURA 3.28. Enfermedad periodontal en los incisivos. Imagen de detalle de los incisivos del maxilar (a) y planos transversales de los incisivos, ordenados de rostral (b) a caudal (e). En la imagen de los incisivos que en superiores (a) aparece una importante inflamación de la encía y mucosa de los incisivos y depósito grave de placa bacteriana y cálculos dentales, sobre todo en el lado derecho, donde se puede apreciar una recesión gingival por periodontitis en el diente 103. En los planos transversales (b-e) se aprecia una evidente lisis de los huesos incisivos (flechas blancas). Los incisivos centrales e intermedios prácticamente han perdido sus raíces, mientras que en los incisivos extremos (103 y 203) aún se conservan, pero con un mayor desarrollo de la raíz (flechas verdes). Existe una ampliación del espacio del ligamento periodontal en el incisivo extremo derecho (103) (flechas rojas). Se destaca la papila incisiva (flechas amarillas). No se aprecian anomalías en la cavidad nasal en esta región.

PROFILAXIS DENTAL

Jesús M.ª Fernández Sánchez, Marta del Campo Velasco

La profilaxis dental o el control mecánico de la placa consiste en su eliminación de forma regular y en la prevención de su acumulación sobre los dientes y superficies gingivales adyacentes.

La placa dental es una biopelícula bacteriana que no se elimina con facilidad de la superficie de los dientes y es preciso realizar medidas de control basadas en la limpieza diaria con cepillo dental y otros métodos auxiliares de higiene oral.

No hay una técnica de higiene bucal que sea adecuada para todos los pacientes caninos y felinos, y la técnica de cepillado ideal es la que permite lograr la eliminación completa de la placa en el menor tiempo posible, sin causar daño en los tejidos blandos, estrés ni molestias en los pacientes.

Las indicaciones de una profilaxis dental profesional realizada por el veterinario clínico son:

- Eliminación de cálculos y tinciones.
- Eliminación de irritantes mecánicos.
- Suprimir la ectasia y el edema.
- Promover la reinserción epitelial.
- Disminuir la profundidad o eliminar las bolsas periodontales.

Es importante indicar que, antes de programar una profilaxis dental en un perro o gato, es necesario realizar una consulta médica lo más detallada posible con una correcta anamnesis, examen clínico general y exploración oral, así como un estudio prequirúrgico completo que incluya, como mínimo, análisis hematológicos y bioquímicos sanguíneos, unas pruebas de coagulación y un electrocardiograma. En el caso de los pacientes geriátricos, recomendamos además llevar a cabo un

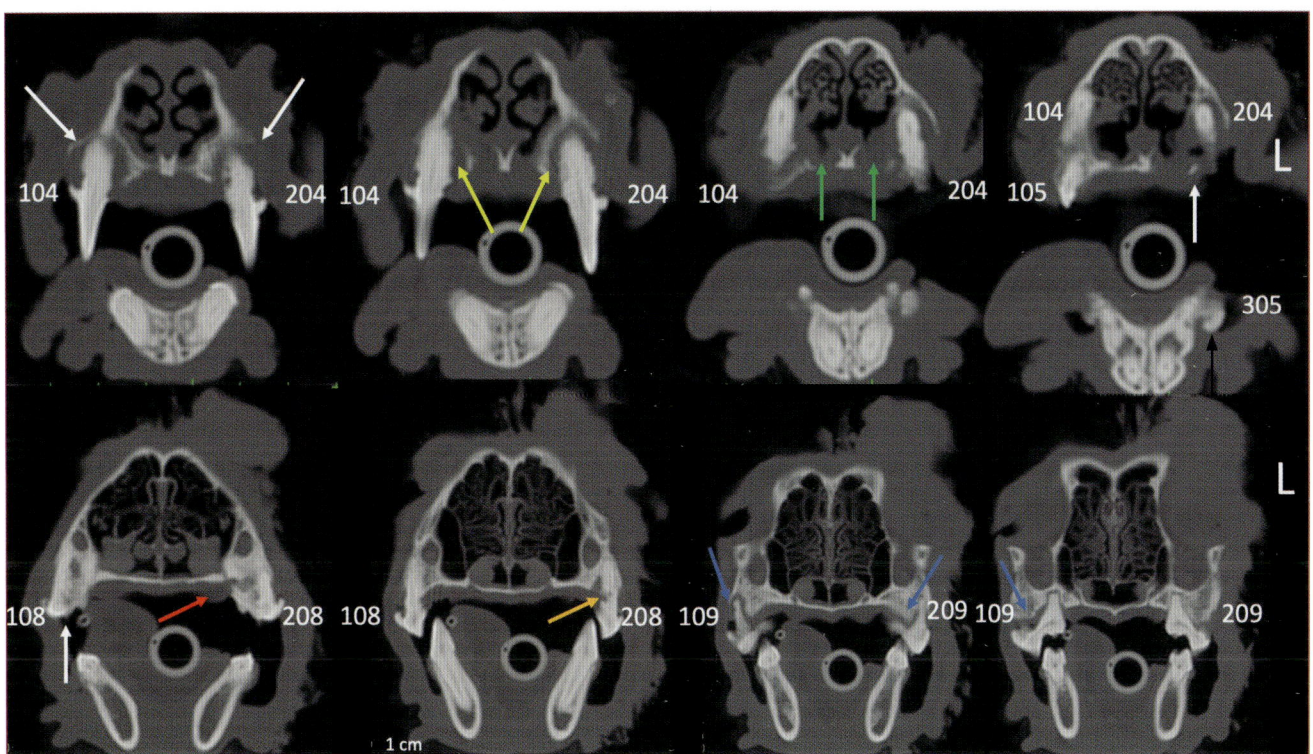

FIGURA 3.29. Enfermedad periodontal en los premolares y molares y fístula oronasal. Planos transversales consecutivos entre los caninos del maxilar (104 y 204) y los primeros molares del maxilar (109 y 209). Es evidente la ampliación de la superficie vestibular de los alvéolos dentarios de los caninos del maxilar (104 y 204) (flechas blancas). Las raíces de los caninos superiores (104 y 204) muestran un contorno irregular y ampliación del espacio del ligamento periodontal (flechas amarillas) por la formación de cálculos dentales subgingivales por enfermedad periodontal avanzada. En sus superficies palatinas, las raíces de los caninos contactan con los cornetes nasales ventrales y producen una osteólisis en el paladar duro (flechas verdes). Existe, por tanto, una rinitis de origen dental y una fístula oronasal en esta región. Los cornetes nasales dorsales conservan su morfología y grado de atenuación. Falta el primer premolar maxilar izquierdo (205) y las raíces mesiovestibular y mesiopalatina del cuarto premolar derecho (108) (flecha blanca). El cuarto premolar maxilar derecho (208) muestra pérdida de la raíz (flecha roja) y una fractura de la raíz distal (flecha naranja). A nivel de los primeros molares superiores existen zonas de ampliación del ligamento periodontal, con lesión de la furca dental (flechas azules). Todos los tejidos blandos del lado izquierdo (L), desde el labio superior hasta la región supraorbitaria, aparecen aumentados de tamaño. La región mandibular muestra a la altura del primer premolar mandibular izquierdo (305) un fragmento mineralizado (flecha negra).

estudio cardiorrespiratorio consistente en radiografías torácicas y ecocardiografía.

Son numerosos los estudios que recomiendan y avalan la conveniencia de realizar siempre una profilaxis dental bajo anestesia general inhalatoria, con el paciente intubado. No es seguro para el cirujano oral, el personal auxiliar, el anestesista ni el paciente realizar procedimientos orales con el paciente despierto ni con sedación por el riesgo de accidentes laborales para el personal sanitario y neumonías por aspiración, embolias e incluso el fallecimiento del paciente.

Una vez que el paciente está intubado y anestesiado, se realizará un taponamiento faríngeo y laríngeo con compresas de gasa para evitar la aspiración de líquidos. Estas compresas deben contarse, para evitar dejar alguna que el paciente aspire o degluta, y deben cambiarse por otras secas cuando estén muy mojadas. Tras este taponamiento y antes de empezar la profilaxis dental se debe realizar una desinfección de toda la cavidad oral con una solución diluida de clorhexidina al 0,05-0,20 %, pues la cavidad oral es una zona muy contaminada y las limpiezas dentales pueden provocar una bacteriemia transitoria, que es más grave en pacientes con periodontitis. Además, la profilaxis dental mecánica con ultrasonidos genera un aerosol con muchas bacterias, que no solo contaminan el entorno del quirófano dental, sino que también pueden producir neumonías (fig. 3.30).

La eliminación del cálculo dental puede realizarse mediante instrumentación manual y mecánica.

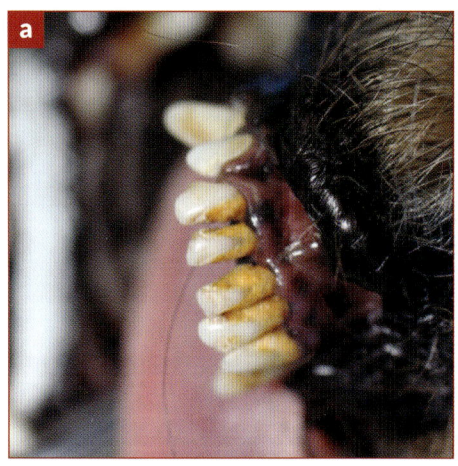
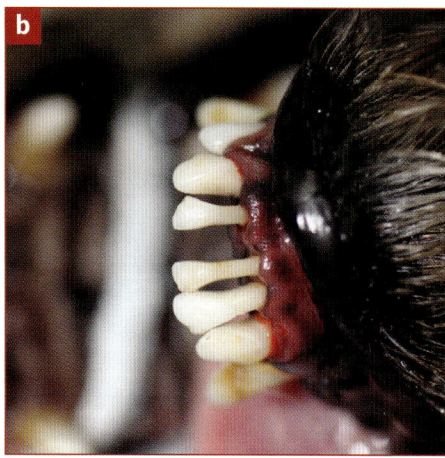

FIGURA 3.30. Periodontitis crónica en los incisivos superiores en un perro de raza Yorkshire Terrier (a). Paciente tras la realización de una profilaxis dental en los dientes incisivos. Los dientes 101, 201 y 202 tienen una grave recesión gingival que debe tratarse con un curetaje (raspado) y una posterior ferulización para evitar su pérdida.

INSTRUMENTACIÓN MANUAL

La instrumentación manual consiste en el uso de las siguientes técnicas e instrumentos de mano:

- **Hoces o quitasarro:** se usan para la eliminación de los cálculos supragingivales sobre todo en la zona anterior interproximal. La técnica de uso es mediante movimientos circunferenciales o verticales. Pueden tener en la parte activa del instrumento una hoja curva o recta, de sección triangular y dos bordes activos (fig. 3.31).

- **Curetas (raspadores):** se usan para la superficie supragingival y subgingival y en el tratamiento de las lesiones de furca. Son el instrumento de elección para el cálculo subgingival, pues eliminan muy bien el tejido blando de las bolsas periodontales. La parte activa es curva para adaptarse a la raíz y tiene forma de cuchara con uno o dos bordes cortantes. Hay tres tipos de curetas usadas habitualmente, como son las curetas universales, las curetas de Gracey y las curetas Curvette® (Hu-Friedly) Sub-Zero:

  - **Cureta universal:** para la técnica de raspado y alisado radicular de todas las superficies de la raíz. Se usa mediante movimientos verticales, horizontales, circulares y oblicuos. La parte activa y el cuello del instrumento están en un ángulo de 90° con respecto al mango y tiene dos extremos activos con dos bordes cortantes en cada extremo.

  - **Cureta Gracey:** se utiliza para los cálculos supra- y subgingivales. La parte activa y el cuello del instrumento forman un ángulo de 60-70° con respecto al mango, los bordes cortantes se adaptan mejor a la anatomía radicular y tiene dos extremos activos con un único borde cortante en cada extremo (fig. 3.32). Pueden insertarse subgingivalmente con mínimo traumatismo, llegando al fondo de la bolsa periodontal con la mínima distensión. Además, permiten mayor sensibilidad táctil.

- **Curetas Curvette Sub-Zero:** están diseñadas para adaptarse a zonas específicas de la superficie dentaria, sobre todo a la zona de las furcas y superficies mesiales de los molares. La parte activa es un 50 % más corta que en las curetas Gracey y está curvada. Tienen unas marcas en el vástago o cuello a los 5 y 10 mm y unas marcas para identificar la cuchilla en el mango, lo que facilita su uso. Además de estas propiedades son de peso ligero y fácil agarre (fig. 3.33).

Todos estos instrumentos de mano están compuestos por tres partes: la parte activa u hoja, el vástago o cuello y el mango.

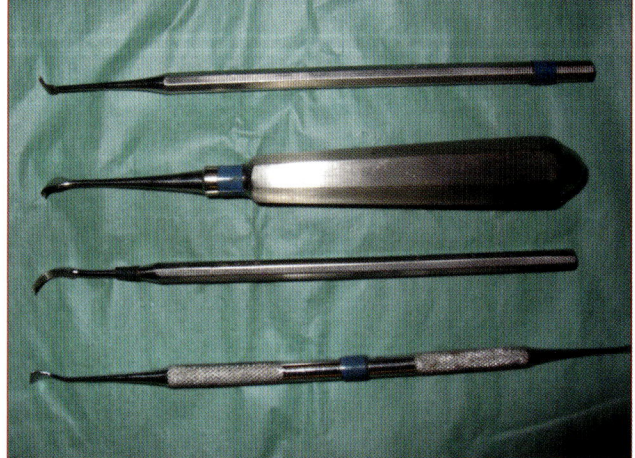

FIGURA 3.31. Diferentes tipos de instrumentos manuales del tipo hoces o quitasarros. Solo deben usarse para eliminar el cálculo supragingival.

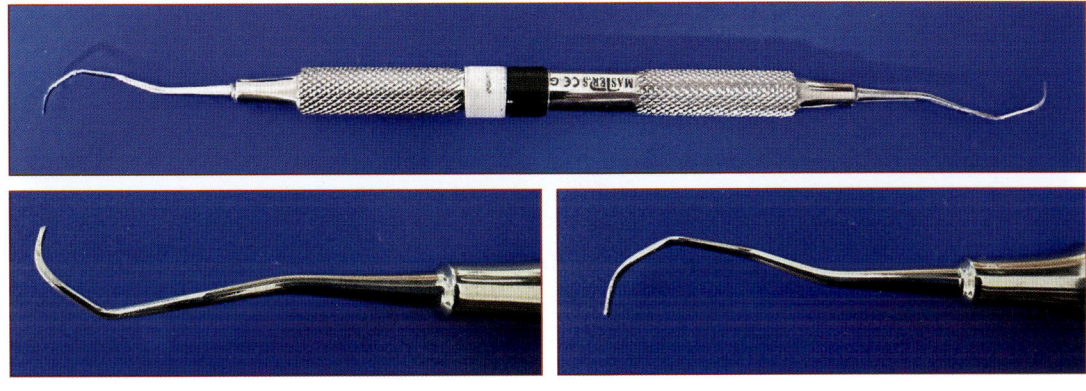

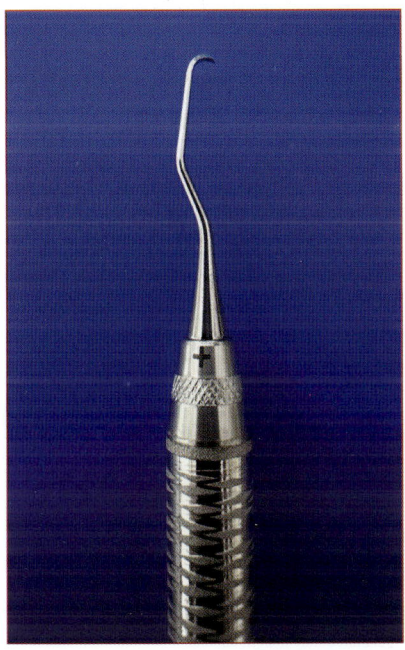

FIGURA 3.32. Cureta Gracey. Se utiliza para los cálculos supra- y subgingivales.

FIGURA 3.33. Cureta Curvette Sub-Zero.

2.000-9.000 Hz. La mayoría de los estudios indican que esta velocidad más lenta incrementa el tiempo de raspado en comparación con los ultrasonidos, pero como ventaja es que generan un calor mínimo y, por lo tanto, pueden ser un método más seguro que los ultrasónicos.

La potencia debe fijarse inicialmente a un nivel bajo y aumentarlo hasta la potencia necesaria para eliminar bien los cálculos dentales. En pacientes pediátricos y en gatos (que tienen el esmalte más fino que los perros), hay que usar una potencia menor. Durante el uso, nunca debe aplicarse la punta del instrumento perpendicularmente a la superficie del diente, pues no es eficaz para la eliminación del sarro y puede dañar el diente (fig. 3.34). Debe usarse la superficie lateral de la parte terminal del instrumento, manteniendo la punta paralela al diente, recorriendo toda la superficie del diente con numerosas pasadas superpuestas en distintas direcciones y moviéndolo constantemente para evitar dañar el diente.

INSTRUMENTACIÓN MECÁNICA

La instrumentación mecánica consiste en limpiadores mecánicos dentales que pueden ser sónicos o ultrasónicos. Los más frecuentes son los limpiadores dentales ultrasónicos. Son instrumentos basados en generadores de ultrasonidos piezoeléctricos o magnetoestrictivos. Los limpiadores piezoeléctricos producen mucho menos calor que los magnetoestrictivos y dañan menos el esmalte, por lo que son la opción más segura. Su acción se debe a la generación de vibraciones físicas de alta frecuencia, de 25.000-45.000 Hz. Constan de una parte activa que, por vibración lineal y elíptica, fractura el cálculo dental desprendiéndolo de la superficie del diente. Es posible insertar una variedad de puntas para la instrumentación.

Los limpiadores dentales sónicos funcionan con la unidad dental de aire comprimido y vibran a una frecuencia de

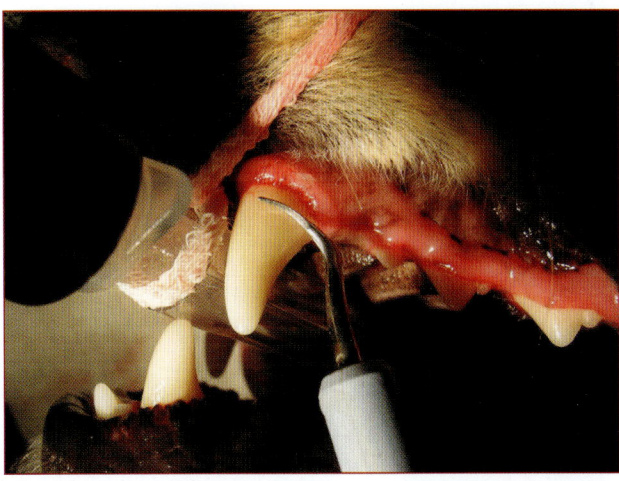

FIGURA 3.34. Limpiador dental por ultrasonidos. Nunca debe aplicarse la punta del instrumento perpendicularmente a la superficie del diente, pues no es eficaz para la eliminación del sarro y puede dañarlo.

Hay varios tipos de puntas que se pueden usar en estos aparatos, de diferentes materiales como el acero inoxidable, el titanio y el carbono, algunas están diseñadas solo para el cálculo subgingival y otras para el supragingival. Hay muchas clasificaciones de puntas dentales, que desarrollaremos posteriormente, pero debemos conocer los cuatro tipos más frecuentes, que son:

■ **Forma universal:** en esta punta la zona activa son los bordes laterales. Hay distintas clasificaciones, pero casi todas ellas empiezan por la letra G, seguida de un número (G1, G2, etc.). Se usa para depósitos ligeros de cálculos dentales. Los movimientos que se deben hacer son verticales en el área interdental y horizontales en las superficies lisas dentales (fig. 3.35). Estas puntas para ultrasonidos están indicadas para todas las fases de la profilaxis o limpieza dental y la eliminación del cálculo grueso supra- y subgingival.

■ **Forma periodontal:** también la zona activa son los bordes laterales. Se usa para depósitos muy finos de cálculos dentales y el alisado radicular de zonas accesibles. Los movimientos que se deben hacer son cruzados diagonales en toda la arcada. Se identifican con las letras PD seguidas de un número (PD1, PD2, etc.) (fig. 3.36).

■ **Forma de cincel:** la zona activa son los laterales y la punta plana. Se usan para la fractura de grandes bloques de cálculo dental y depósitos muy gruesos en cualquier área. Los movimientos recomendados son horizontales (figs. 3.37 y 3.38).

■ **Forma de cola de castor:** la parte activa tiene un extremo ancho y plano. Se usan para depósitos gruesos de cálculos dentales en las superficies vestibulares y linguales, desaconsejándose su uso en la región interproximal. Se debe utilizar con movimientos horizontales.

Es esencial que en todos los casos las puntas se reemplacen a intervalos regulares, puesto que pierden eficacia con el desgaste. Existen guías de desgaste de puntas que pueden consultarse.

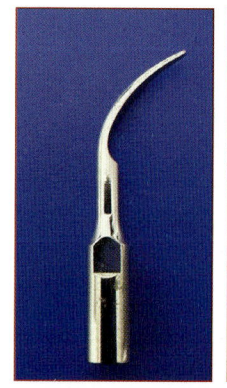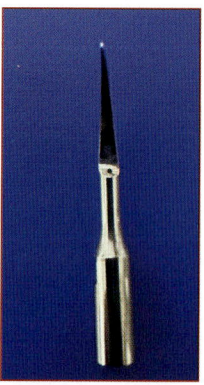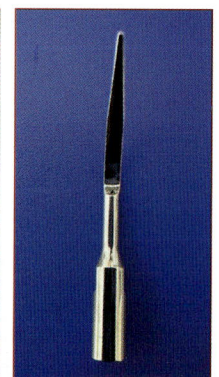

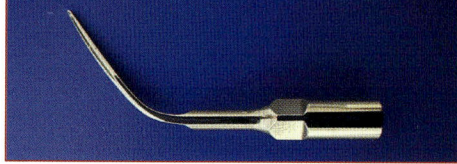

FIGURA 3.36. Punta para ultrasonidos de forma periodontal.

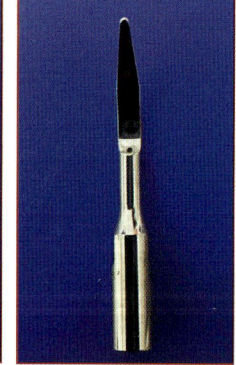

FIGURA 3.35. Punta para ultrasonidos de forma universal.

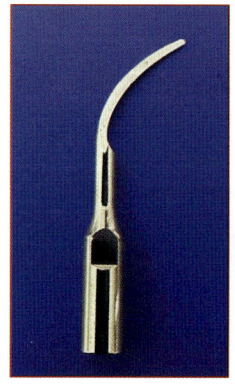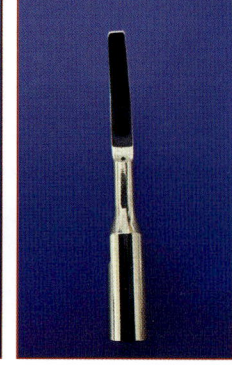

FIGURA 3.37. Punta de ultrasonidos de tipo cincel.

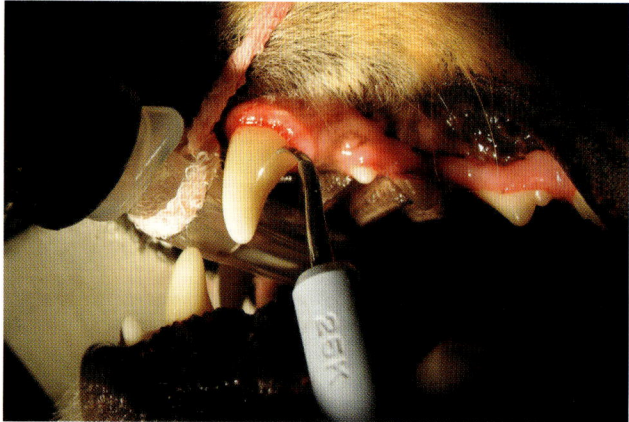

FIGURA 3.38. Forma incorrecta de poner la punta del aparato de profilaxis dental sobre la superficie dental.

En los catálogos de equipamiento dental hay muchos tipos de puntas de ultrasonidos con distintas aplicaciones y funciones. El uso de las puntas de ultrasonidos dentales o también denominadas insertos de ultrasonidos ha avanzado mucho durante los últimos años, diversificando su utilización.

No hay consenso en cuanto al tiempo que puede estar usándose de forma continua el limpiador dental por ultrasonidos en un mismo diente. Por lo general, no se recomienda que esté más de 15 segundos, pero algunos autores recomiendan solo de 5 a 7 segundos.

Estos aparatos de profilaxis dental ultrasónicos requieren el uso de una refrigeración constante en el interior de la punta. Para ello, se genera una pulverización fina o aerosol que la refrigera y al mismo tiempo genera unas burbujas de aire sobre la superficie del sarro que, por el fenómeno físico de cavitación (muy estudiado en el diseño de los cascos de los buques en ingeniería naval), implosionan, liberando mucha energía que es la que consigue romper, disgregar y eliminar el cálculo dental. Esta refrigeración es vital, pues el uso de los limpiadores dentales por ultrasonidos sin irrigación produce lesiones muy graves en el diente como pulpitis irreversible térmica que evolucionará a una necrosis pulpar.

Debido a este aerosol generado por el aparato dental por ultrasonidos, es obligatorio el uso de gafas de protección, mascarillas y guantes desechables. Nosotros recomendamos cambiar los guantes en cada procedimiento dental que se haga al paciente, por ejemplo, un par de guantes para la profilaxis dental, otro para las exodoncias, otro para las restauraciones dentales, etc.

Hay ciertas precauciones y contraindicaciones que deben tenerse en cuenta cuando se realiza una profilaxis dental manual o mecánica:
- Posibilidad de enfermedades transmisibles por aerosoles.
- Estructuras dentales desmineralizadas (mancha blanca).
- Restauraciones de composite, ionómero de vidrio o porcelana.
- Pacientes inmunocomprometidos.
- Necesidad de profilaxis antibiótica.
- Pacientes portadores de marcapasos.
- Paciente infantil con tejidos en crecimiento.

Ventajas y desventajas del uso de instrumentación mecánica con ultrasonidos frente a la instrumentación manual con hoces y curetas

Ventajas:
- Mayor comodidad para el paciente.
- Menor fatiga para el clínico.
- Rapidez.
- Efecto antimicrobiano.
- Menor sensibilidad a la experiencia.

Desventajas:
- Disminuye la sensibilidad táctil.
- Dificultad en la eliminación del cálculo subgingival.
- Posibles efectos nocivos sobre los tejidos.
- No asegura el pulido del cemento radicular.
- Elimina mayor cantidad de cemento.
- Bacteriemia, acúfeno (*tinnitus*) temporal.

PULIDO DENTAL

La limpieza dental, bien sea realizada con instrumentación manual o mecánica, produce una microabrasión y rugosidad en la superficie dental (solo visible con microscopía) perjudicial para el diente, pues producirá un aumento de la adherencia de placa bacteriana.

El pulido dental inmediatamente posterior a la limpieza alisará la superficie de los dientes, retrasando la adhesión de placa. Para este pulido hay varias pastas de profilaxis dental comercializadas para veterinaria y medicina humana (fig. 3.39), con distintos grados de abrasión, pudiendo incluso añadir piedra pómez en polvo a la pasta para que tenga un grano más grueso, sea más abrasiva y logre eliminar más asperezas de la superficie del diente y eliminar pigmentaciones dentales. También se pueden usar algunas pastas de profilaxis dentales de odontología humana sin ningún problema, a excepción de algunos productos que contienen el conservante propilenglicol, ya que puede interferir con los procedimientos de restauración dental. También se puede realizar un aeropulido dental con bicarbonato en polvo de uso exclusivo para este procedimiento mediante un aparato especial llamado aeropulidor que se adapta a la manguera de alta presión de la unidad dental. Mediante este procedimiento se expulsa bicarbonato en *spray* para eliminar las manchas de los dientes. Hay que ser cuidadoso, pues puede lesionar las mucosas.

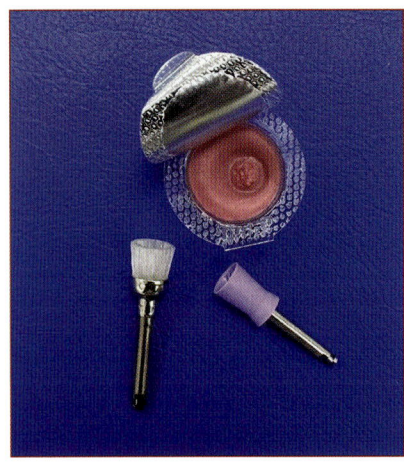

FIGURA 3.39. Pasta de profilaxis dental y fresas de pulido de nailon y de copa.

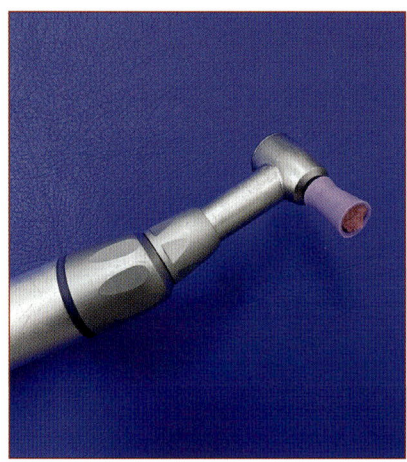

FIGURA 3.40. Contraángulo con copa de goma y pasta de profilaxis dental. La pasta debe rellenar el fondo de la copa de goma sin sobresalir para evitar que al girar salga despedida la pasta y lesione o manche al paciente y al operador.

El pulido se puede realizar con una copa de goma o un cepillo de nailon en un contraángulo adaptado a un micromotor de aire comprimido o eléctrico, con una velocidad lenta, no superior a 10.000 rpm (recomendable de 3.000 a 6.000 rpm), y evitando el sobrecalentamiento del diente (fig. 3.40). Debe ejercerse una ligera presión hacia abajo sobre el diente para ensanchar los bordes de la copa de profilaxis o las cerdas del cepillo con el fin de pulir las zonas subgingivales. Puede pulirse un diente durante un máximo de 5 segundos cada vez para evitar el sobrecalentamiento. El diente puede seguir puliéndose tras una breve pausa (durante la cual se pulen otros dientes).

Algunos de los riesgos de un pulido incorrecto son:
- La eliminación de la capa superficial del esmalte rica en flúor.
- Dejar una superficie dental rugosa y áspera si la pasta es demasiado abrasiva.
- Lesión de los tejidos blandos si no se realiza cuidadosamente.

TRATAMIENTO PERIODONTAL NO QUIRÚRGICO AVANZADO

Jesús M.ª Fernández Sánchez, Marta del Campo Velasco

Los objetivos del tratamiento periodontal no quirúrgico consisten en eliminar las bacterias de la superficie radicular y crear un medio apropiado, disminuyendo el número de bacterias subgingivales y cambiando la composición bacteriana (la flora bacteriana vuelve a ser una población aerobia grampositiva), para que sea compatible con la salud gingival y se pueda prevenir la recolonización bacteriana del paciente mediante técnicas de higiene oral. A su vez, la disminución de la infección y la inflamación permite la reinserción gingival, lo que conduce a una disminución de la profundidad de la bolsa periodontal (fig. 3.41).

Es muy importante previamente detectar y eliminar el cálculo dental, pues existe una fuerte asociación entre periodontitis y la presencia de cálculo, ya que este crea una superficie ideal para la colonización bacteriana. La eliminación del cálculo se relaciona con la supresión de las irregularidades en la superficie dental que albergan bacterias patógenas, y la eliminación de la placa depositada en el cálculo da como resultado la cicatrización de las lesiones periodontales y el mantenimiento de la salud, siempre que la higiene oral posterior sea minuciosa y constante por parte del propietario.

Los factores que influyen en la eliminación del cálculo son:
- Extensión de la enfermedad.
- Factores anatómicos.
- Destreza del operador.
- Instrumentos empleados.

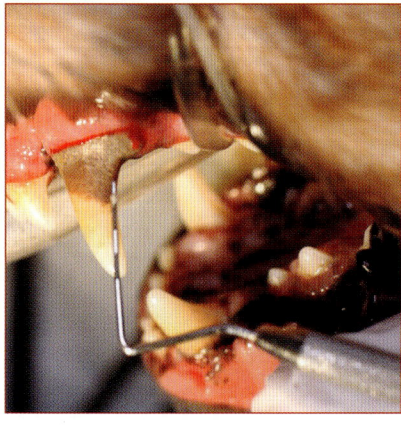

FIGURA 3.41. Sondaje distolingual de una bolsa periodontal en el diente 204 con la sonda periodontal CP12.

Las técnicas no quirúrgicas de tratamiento periodontal que se utilizan para el desbridamiento no quirúrgico son el raspado y alisado radicular.

Raspado: procedimiento destinado a eliminar la placa y el cálculo de la superficie dental. Estos depósitos pueden ser subgingivales o supragingivales.
Alisado radicular: procedimiento mediante el cual se elimina el cemento reblandecido y se consigue que la superficie radicular se endurezca y se alise. Hay que tener cierta precaución, pues no se debe eliminar sustancia radicular de forma excesiva.

El desbridamiento mecánico tiene una gran influencia sobre las biopelículas subgingivales, pues la eliminación de la placa subgingival y de los depósitos de cálculo mediante el desbridamiento subgingival expone el cemento, la dentina radicular y el epitelio de la bolsa a una nueva colonización bacteriana, y las nuevas colonias de bacterias colonizadoras pueden hallar un nuevo hábitat menos propicio. Además, la disminución de la profundidad de la bolsa periodontal como consecuencia de la resolución de la inflamación, el menor edema y la readaptación del epitelio de unión apical favorecen la recolonización de especies más aerobias y menos dañinas.

Si el cuidado domiciliario oral del perro por parte del propietario es insuficiente, el restablecimiento de la microflora patógena previa al tratamiento y la pérdida de la mejoría clínica aportada por el tratamiento sucederá en cuestión de semanas. Si a esto le añadimos la ausencia de una revaluación periodontal profesional de mantenimiento cabe esperar un aumento de la prevalencia y la cantidad de periodontopatógenos.

En la zona de la furca de los dientes mutirradiculares, el cepillado dental y el desbridamiento subgingival realizado por el profesional son más difíciles y las comunidades microbianas pueden evolucionar con relativa tranquilidad en este sitio anatómico protegido y pueden proliferar microorganismos cada vez más anaerobios y patógenos. Además, la pérdida de inserción es mayor y los dientes con lesiones de furca tienen un peor pronóstico a largo plazo.

Después de estos tratamientos periodontales no quirúrgicos, algunos perros y gatos pueden manifestar dolor y malestar durante un periodo de unas 8 horas, con un punto máximo de intensidad a las 2 horas, y otros pueden tener cierta sensibilidad dentinaria radicular como secuela del alisado radicular

minucioso. Ambos casos se suelen tratar con analgésicos antiinflamatorios no esteroideos.

La cicatrización posterior al tratamiento no quirúrgico es casi completa a los 3-5 meses, aunque una cicatrización más lenta pero activa puede continuar durante 9 meses o más después del tratamiento.

TÉCNICAS UTILIZADAS PARA EL RASPADO Y ALISADO RADICULAR

Hay cuatro técnicas descritas para el tratamiento periodontal no quirúrgico de raspado y alisado radicular dentario:

- Instrumentación manual.
- Raspadores sónicos y ultrasónicos.
- Instrumentos reciprocantes.
- Tratamiento con láser ablativo.

Instrumentación manual

La instrumentación manual tiene ventajas e inconvenientes. Las ventajas son la buena sensibilidad táctil, la reducción de contaminación y, recientemente, el diseño de curetas modificadas que mejoran el acceso a las zonas difíciles del diente. Los inconvenientes son que precisan más tiempo, pueden ocasionar una eliminación excesiva de tejido dentario, son más sensibles a la técnica manual del operador, requieren un afilado periódico del instrumental y el acceso a algunas zonas radiculares es limitado.

Como se ha visto anteriormente, los instrumentos manuales más utilizados son las curetas universales y las curetas de Gracey. Todas pueden insertarse subgingivalmente con un mínimo traumatismo periodontal, llegan al fondo de la bolsa con la mínima distensión, permiten una mayor sensibilidad táctil y sus bordes cortantes se adaptan mejor a la anatomía radicular (fig. 3.42).

Los principios para la utilización de estas curetas son, en primer lugar, administrar una correcta anestesia local oral, explorar la superficie radicular con una sonda periodontal para identificar la profundidad del sondaje, evaluar la anatomía de la superficie radicular (irregularidades, hendiduras radiculares, furcaciones abiertas y otros defectos) y localizar los depósitos calcificados.

La angulación del borde cortante de la cureta con respecto a la superficie dental influye sobre la eficacia del desbridamiento. El ángulo óptimo entre el borde cortante y el diente es de aproximadamente 80°. La angulación obtusa (>90°) crea cráteres o minicavidades en la superficie, con la consiguiente rugosidad de la superficie radicular. El ángulo agudo (<90°) no elimina el cálculo con eficacia y bruñe los depósitos de cálculo subgingival.

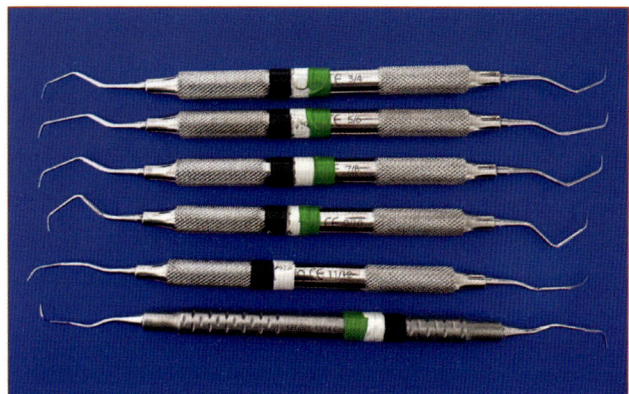

FIGURA 3.42. Kit de curetas Gracey. Las numeraciones que tienen son solo de aplicación en odontología humana. Debemos seleccionar aquellas que mejor se adaptan a la superficie vestibular, lingual, mesial, distal e interproximal de los dientes del perro y del gato que vayamos a tratar.

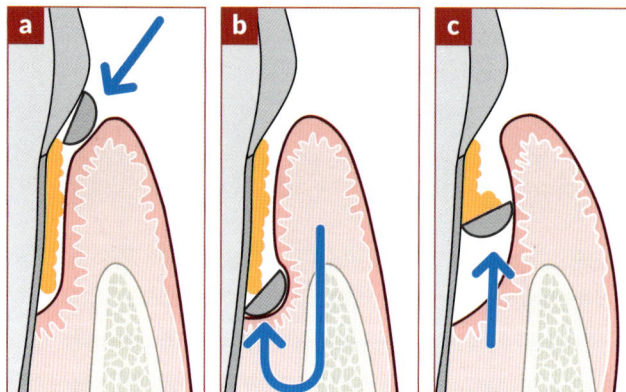

FIGURA 3.43. Las curetas Gracey se introducen de forma inactiva en el fondo de la bolsa periodontal que se quiere limpiar (a), luego se giran para activarlas y poner la superficie cortante en contacto con el cálculo subgingival radicular (b) y, finalmente, se hace un movimiento en sentido vertical hacia la zona oclusal eliminando de forma efectiva todo el cálculo (c).

El instrumento se sujeta con la técnica del lapicero modificado y se introduce en la bolsa periodontal con la cara de la hoja paralela a la superficie radicular (inactiva), en leve contacto con ella, y una vez identificada la base de la bolsa periodontal con el borde inferior de la hoja se gira el instrumento hacia la posición de "corte" adecuada: esto es, el vástago queda paralelo al eje mayor del diente (fig. 3.43). Es importante que la instrumentación de la superficie se efectúe con el apoyo digital adecuado: sirve para proveer un fulcro estable, permitir la angulación óptima de la hoja y posibilitar la realización del movimiento muñeca-antebrazo. Es preciso asegurar que el apoyo digital se halle lo más cerca posible del sitio que se va a raspar para facilitar el control del instrumento.

Los movimientos de estas curetas se harán en diferentes sentidos para cubrir todas las caras de la superficie radicular (transversal, de ida y vuelta), pero se inician siempre desde una posición apical y se desplazan en dirección coronaria. Una vez realizado el raspado y alisado radicular, es necesario revaluar de nuevo la superficie de la raíz para detectar cálculos, volviendo a colocar la sonda en la bolsa periodontal.

Raspadores sónicos y ultrasónicos

El tratamiento periodontal no quirúrgico realizado con raspadores sónicos y ultrasónicos es una forma efectiva, rápida y cómoda, pero no está carente de riesgos y limitaciones.

Los instrumentos mecánicos sónicos utilizan la presión neumática del aire comprimido de la unidad dental para crear la vibración mecánica necesaria para hacer vibrar la punta del instrumento. Las frecuencias de vibración oscilan entre 2.000 y 9.000 Hz.

En cambio, los instrumentos ultrasónicos convierten la corriente eléctrica en energía mecánica en forma de vibración de alta frecuencia que activa la punta del instrumento. Las frecuencias de vibración oscilan entre 25.000 y 45.000 Hz.

Hay dos tipos de limpiadores ultrasónicos (ver cap. 6), los magnetoestrictivos, en los que el patrón de vibración en la punta es elíptico, y los piezoeléctricos, con un patrón de vibración en la punta lineal. Ambos aparatos usan la acción de lavado del agua para refrigerar la punta y eliminar en cierta medida residuos y bacterias de la zona de la bolsa periodontal, pero esta irrigación necesaria, sin embargo, reduce la sensibilidad táctil y genera la producción de aerosoles contaminados.

En la tabla 3.1 podemos ver las diferencias más significativas entre el tratamiento manual y mecánico no quirúrgico de la enfermedad periodontal.

TABLA 3.1. Comparación entre el tratamiento manual y mecánico no quirúrgico de la enfermedad periodontal.		
Tipo de tratamiento	**Manual**	**Sónico o ultrasónico**
Eficacia	Similar	Similar
Tiempo	Mayor	Menor
Pérdida de superficie radicular	Mayor	Menor
Sensibilidad a la técnica	Mayor	Menor
Acceso	Peor	Mejor

Instrumentos reciprocantes

El tratamiento periodontal mediante el uso de instrumentos reciprocantes obtiene un resultado clínico equivalente al de los raspadores manuales, sónicos o ultrasónicos. Tiene la ventaja de su ergonomía táctil, buenas propiedades de agarre y manejo con una superficie lisa sin reflejos, es fácil de limpiar, tiene un cabezal en miniatura para un mejor acceso a zonas difíciles y estrechas (como las bocas de los gatos y animales pequeños), requiere menos tiempo que la instrumentación manual y produce menos pérdida de superficie radicular.

De todos los instrumentos reciprocantes, destaca el sistema patentado Profin® Directional System (Dentatus, Suecia) (fig. 3.44) que trabaja con un movimiento de vaivén muy preciso y direccionalmente controlado de 1,2 mm de amplitud, y es ideal para dar forma, contornear y pulir de forma delicada y segura la superficie radicular dental, así como todo tipo de restauraciones. La pieza de mano y el amplio surtido de puntas abrasivas específicas permiten un acceso ilimitado a las zonas intraorales de difícil acceso, siendo una herramienta excelente para realizar un raspado y alisado radicular de los bordes interdentales gingivales e incisales, sobre todo.

REVALUACIÓN PERIODONTAL

La revaluación es una etapa vital del plan de tratamiento periodontal, ya que se comprueba la eficacia del tratamiento realizado previamente y se estable, si es posible, la naturaleza del tratamiento futuro. Esta fase tiene el inconveniente de que precisa hacer un estudio periodontal completo con el animal anestesiado, con lo cual, no será viable en el caso de pacientes con riesgo anestésico alto por edad u otras patologías, pero sí en aquellos en los que no exista riesgo anestésico y el propietario esté muy comprometido con la salud oral de su mascota y con

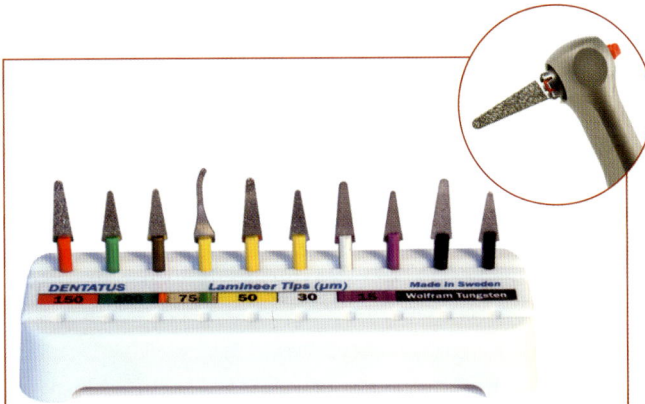

FIGURA 3.44. Profin® Directional System (Dentatus, Suecia), instrumento para el tratamiento periodontal no quirúrgico de raspado y alisado radicular dentario.

la conveniencia de mantener todos o el mayor número de dientes posibles.

Al comienzo del tratamiento siempre se efectuará una medición y, siempre que sea posible, se llevarán a cabo revaluaciones a los 3-6 meses para examinar el estado periodontal y la eficacia del tratamiento. Estas mediciones incluyen:

- Índices de placa.
- Grado de sangrado al sondaje.
- Grado de supuración al sondaje.
- Sondaje de la profundidad de la bolsa.
- Recesión gingival.
- Nivel de inserción durante el sondaje.
- Grado de movilidad dentaria.

De todos estos parámetros, resulta muy importante la interpretación de los resultados del sondaje de la profundidad de las bolsas periodontales en la revaluación. La profundidad en el sondaje se define como la distancia entre el margen gingival y el fondo de la bolsa periodontal medida en milímetros con una sonda periodontal. En los perros, las bolsas de 3 mm a 5 mm (y posiblemente hasta 6 mm) que no estén asociadas a movilidad dental u otra patología (lesión de furca, caries radicular) se tratan mejor con raspado y alisado radicular cerrado. Las bolsas de más de 5 mm y las asociadas a otra patología (especialmente con lesión de furca II y III) no se limpiarán de forma eficaz sin una visualización radicular directa. En estos casos, es necesaria una intervención quirúrgica realizando un colgajo periodontal o la infección continuará.

El cambio de la profundidad de la bolsa que se observa después del tratamiento periodontal no quirúrgico es una combinación de la recesión en el margen gingival debido a la reducción de la inflamación y a que el epitelio de unión adquiere mayor tensión en el fondo de la bolsa. La cantidad de sitios de sondaje en el diente mayores de 6 mm en la revaluación tiene una relación directa con la futura destrucción periodontal.

La reducción del sangrado durante el sondaje que se verifica después del tratamiento puede reflejar la mayor resistencia a la penetración de la sonda en el tejido conjuntivo y se ha demostrado que la ausencia de sangrado durante el sondaje es un indicador útil de salud periodontal.

En odontología veterinaria, al precisar el tratamiento que el perro o gato esté con anestesia general, siempre aplicamos el concepto de desinfección total, definido por Quirynen, en 1995, como la manera más eficaz de tratar a los pacientes con periodontitis crónica. Consiste en el raspado y el desbridamiento de toda la boca en un periodo de 24 horas de tratamiento, más la irrigación subgingival con un gel de clorhexidina al 1 %, cepillado de la lengua con gel de clorhexidina al 1 % y colutorios bucales con clorhexidina al 0,2 %.

ANTIBIOTERAPIA LOCAL

Jesús M.ª Fernández Sánchez, Marta del Campo Velasco, Guillermo Fernández del Campo

El uso de antibióticos sistémicos para el tratamiento de la enfermedad periodontal debe evaluarse individualmente, y no es recomendable en los casos de gingivitis y periodontitis leve. En los casos graves y en pacientes con factores de riesgo sistémicos, puede utilizarse la administración sistémica de antimicrobianos para reducir la carga bacteriana oral y el riesgo de bacteriemia. Algunos fármacos antimicrobianos administrados a perros son la amoxicilina-ácido clavulánico, la clindamicina y el metronidazol.

La administración local de agentes antimicrobianos está indicada como complemento tras el raspado y alisado radicular, en los casos graves de periodontitis, con bolsas periodontales de más de 5 mm de profundidad y como ayuda en el control del crecimiento de bacterias en las membranas de regeneración usadas como barrera. Una revisión sistemática reciente concluyó que la terapia local complementaria redujo los niveles de profundidad del sondaje periodontal.

Los sistemas de administración localizada de fármacos son un método muy atractivo debido a las siguientes ventajas: menos efectos secundarios no deseados, mayor efectividad y mejor cumplimiento por parte del propietario en los casos de perros y gatos cooperantes. El principio de tratar las enfermedades periodontales mediante los sistemas de administración localizada de fármacos se basa en el hecho de que proporcionan una mayor accesibilidad a la bolsa periodontal y administran fármacos en concentración bacteriostática o bactericida en el lugar objetivo durante periodos de tiempo prolongados para obtener los beneficios clínicos deseados. Los dispositivos de administración local de fármacos que se han aprobado para el tratamiento de enfermedades periodontales en odontología humana son: Periochip® (Jerusalén, Israel), que es un delgado chip con 2,5 mg de gluconato de clorhexidina; Atridox® (Fort Collins, Colorado, EE.UU.), que es una jeringuilla con un polímero fluido con un 10 % de hiclato de doxiciclina; Actisite® (Palo Alto, California, EE.UU.), que son fibras con un 25 % de tetraciclina; y Arestin®

(Warminster, Pensilvania, EE.UU.), que es una jeringa de microesferas con 1 mg de clorhidrato de minociclina.

La bolsa periodontal constituye un depósito natural de fácil acceso para la inserción de todos estos compuestos de administración local. En los dientes con enfermedad periodontal, la velocidad del flujo de fluido o líquido crevicular gingival es 40 veces mayor que en condiciones normales. Este líquido proporciona un medio de filtración para la liberación del fármaco o principio activo de la forma farmacéutica (chip, gel o microesferas) y para su distribución por la bolsa periodontal. Estas características, junto con el hecho de que las enfermedades periodontales se localizan en el entorno inmediato de la bolsa, hacen de la bolsa periodontal un lugar idóneo para el tratamiento con sistemas de administración local.

Los sistemas de administración localizada son mejores que las opciones de tratamientos convencionales por vía sistémica en lo que respecta a la administración selectiva del fármaco en el lugar de acción, la reducción de la dosis, la acción sostenida del fármaco, el cumplimiento por parte del propietario y la cooperación del perro o gato. Sin embargo, necesitamos seleccionar muy bien los casos y llevar a cabo más ensayos clínicos con las formas de dosificación preparadas antes de poder llegar a una conclusión sustancial sobre la eficacia mejorada de estas formas de dosificación en el tratamiento a largo plazo de la periodontitis en comparación con las terapias convencionales ya disponibles.

También hay referencias que describen el uso de los antiinflamatorios no esteroideos administrados localmente en el tratamiento de la enfermedad periodontal, pues cuando se colocan en las bolsas periodontales reducen la microflora subgingival, la profundidad del sondaje periodontal y los signos clínicos de inflamación.

En odontología veterinaria se han aplicado los derivados de la tetraciclina, que también tienen varios beneficios adicionales como:

- Efecto antiinflamatorio: por una acción directa sobre las citocinas y quimiocinas proinflamatorias.
- Favorecen la cicatrización.
- Reducción directa de la función de los osteoclastos. Un estudio ha demostrado que las tetraciclinas modificadas químicamente (CMT-3 y CMT-8 de doxiciclina y minociclina, respectivamente) son potentes inhibidores de la formación de osteoclastos, ya que inducen directamente su apoptosis. Esta acción es beneficiosa en la reducción de la pérdida ósea.

La doxiciclina, cuando se usa en gatos, puede producir reacciones adversas como vómitos, pérdida de apetito, diarrea, leucocitosis y elevación de las enzimas transaminasas hepáticas, por lo que se debe tener precaución e informar a los propietarios de los riesgos de su uso.

CONTROL DOMICILIARIO DE LA PLACA DENTAL

Ana Whyte Orozco, Amaya de Torre Martínez, Leticia Dorado Whyte, Alberto Climent Manzanera, Jesús M.ª Fernández Sánchez

Es bien conocido el hecho de que realizar tratamientos periodontales y profilácticos no tiene garantías de éxito si no se instaura una rutina de control domiciliario de la placa posterior al tratamiento quirúrgico, y tiene un valor dudoso en aquellos casos en los que los responsables del animal no estén dispuestos a mantener los cuidados posteriores en el hogar de forma constante.

Se ha descrito que las bolsas periodontales se reinfectan dentro de las dos semanas posteriores a una profilaxis si no se realizan cuidados domiciliarios, y que la profundidad de la bolsa vuelve a medidas previas al tratamiento dentro de las 6 semanas posteriores a la terapia.

TERAPIAS Y HERRAMIENTAS DISPONIBLES

Son múltiples las opciones disponibles para garantizar el control de la placa en el hogar. Estas opciones deben compartirse y discutirse con los responsables del cuidado de los animales desde fases tempranas para garantizar su aceptación.

Todo el equipo de trabajo debe ser conocedor de las terapias disponibles para poder transmitir esta información de forma correcta a los propietarios y poder diseñar el programa de cuidados domiciliarios que mejor se adapte en cada caso. El fin es mantener la salud bucodental en óptimas condiciones y retrasar la progresión de la enfermedad periodontal y, por consiguiente, los tratamientos quirúrgicos profesionales. Estos tratamientos siempre serán necesarios, por ello, será importante que los propietarios sepan que, aun haciendo una correcta higiene en el hogar, hay que seguir evaluando el estado de la salud oral para ir controlando y adaptando el intervalo de tiempo en el que se realizan los tratamientos en cada animal.

El objetivo principal va a ser limitar la cantidad de placa que se deposite en los dientes con el fin de reducir el desarrollo de enfermedad periodontal y su progresión. Es importante considerar que para cumplir nuestro objetivo no podemos olvidarnos de la placa subgingival que se forma en el espacio de la encía libre, además de la placa y el sarro supragingival.

Sin duda, la primera herramienta de la que hablaremos en este capítulo es del cepillado diario, ya que se trata del método de referencia. Es bien sabido que la acción mecánica del arrastre de la placa es la mejor opción para eliminarla y mantenerla bajo control.

También podemos considerar la opción de incluir dietas especiales que ejerzan esa acción mecánica, alguna de ellas con aditivos anticálculo. En referencia a la alimentación, la frecuencia de administración del alimento es un factor relevante.

La saliva y la lengua tienen también un efecto de limpieza de los dientes al eliminar restos de comida, por lo que, si reducimos la frecuencia de alimentación a cada 24 horas, damos tiempo de limpiar los restos. En cambio, sí alimentamos de forma más frecuente, damos *snacks*, premios y comidas a lo largo del día, este efecto no es suficiente y se acumularán los restos de comida favoreciendo así el desarrollo de la placa, sobre todo si son alimentos ricos en carbohidratos.

Por último, cabe destacar que los productos como enjuagues, aditivos para el agua de bebida y *sprays* se consideran insuficientes como terapia única para el control de la placa, dada la alta resistencia que presenta por la formación de biopelículas.

Hablamos, por tanto, de dos tipos de enfoque diferente para lograr nuestros objetivos; por un lado, las terapias directas, encaminadas a actuar única y exclusivamente como abrasivos mecánicos, y, de otro lado, las terapias indirectas, con efectos como:

■ Incrementar los quelantes del calcio.
■ Mejorar el aliento y eliminar los radicales sulfurosos y mercaptanos causantes del mal olor.
■ Interferir sobre la placa bacteriana.
■ Disminuir las tasas bacterianas de la cavidad oral.

Algunos productos combinan el efecto de ambos tipos de terapia y su uso complementario hace un efecto sinérgico que nos ayuda a obtener mejores resultados.

Cepillos dentales

El uso de cepillos dentales ha demostrado ser muy eficaz, especialmente para dientes incisivos y caninos, probablemente por su fácil acceso, y no tanto para los dientes posteriores (premolares y molares), en los cuales son más efectivas otras terapias basadas en la masticación.

La habituación desde edades tempranas es fundamental para que nuestros pacientes acepten el cepillado y podamos incluirlo en el programa domiciliario para el control de la placa. Su éxito va a depender sustancialmente de la aceptación por parte del animal y de la técnica empleada por el propietario, por ello debe iniciarse desde cachorro.

Materiales y métodos del cepillado

Disponemos de diferentes tipos de materiales para poder realizar el cepillado. En referencia a los cepillos convencionales, existen en el mercado numerosos modelos de diferente tamaño y que se adaptan a la anatomía oral de cada paciente según su especie y tamaño (fig. 3.45).

De forma alternativa existen toallitas húmedas y dedales (fig. 3.46), que pueden ayudarnos a realizar ese efecto de cepillado, aunque son menos efectivos que los cepillos de cerdas de nailon.

Existen también cepillos mecanizados que mejoran los resultados, que podrán utilizarse en aquellos pacientes que de forma temprana reciban una habituación y los acepten, puesto que el único inconveniente es que son más difíciles de tolerar por la vibración y el sonido que producen.

En cuanto a la frecuencia y método de cepillado, debería realizarse tras la comida para retirar los restos de alimento y sobre todo si se alimentan con dietas blandas, puesto que dejan más residuos.

Para realizar el cepillado cogeremos el cepillo en un ángulo de 45° con respecto al eje largo del diente (fig. 3.47), posteriormente pondremos el cepillo sobre la encía y el margen gingival, entonces iniciaremos el cepillado realizando movimientos rotatorios a lo largo de todas las arcadas.

Para acceder a las superficies vestibulares de los dientes no vamos a tener mucho impedimento y son las más importantes dado que son las que van a tener mayores niveles de depósito de placa y formación de biopelícula. Podemos acceder a estas superficies de forma eficaz con la boca cerrada introduciendo el cepillo entre los dientes y la mejilla. En cambio, las superficies linguales y palatinas de los dientes son de más difícil acceso y para su limpieza esperaremos a que el paciente tolere bien el cepillado de las superficies vestibulares.

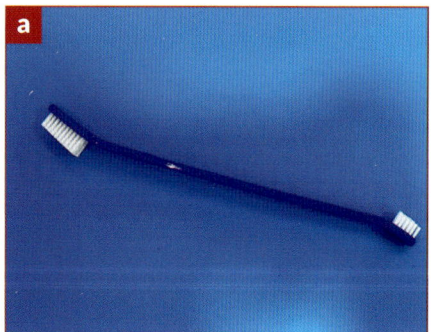

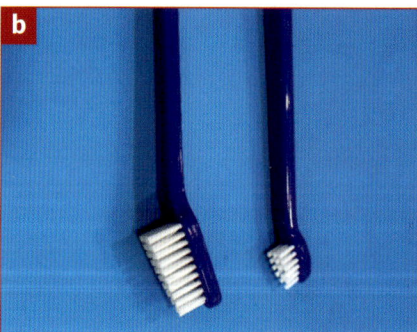

FIGURA 3.45. Cepillo de uso veterinario (a). Detalle de los extremos del cepillo dental de diferente tamaño (b).

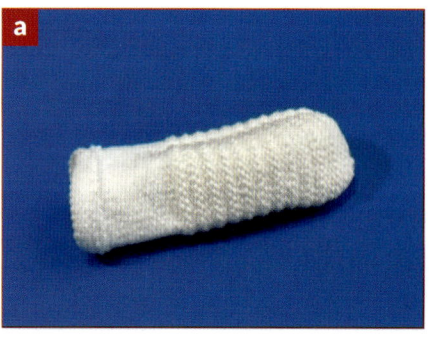

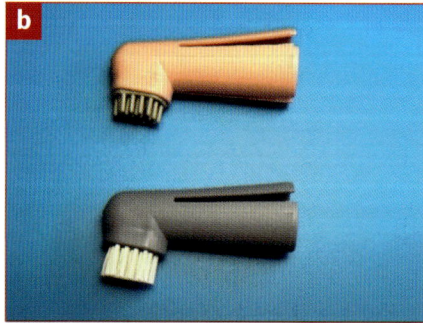

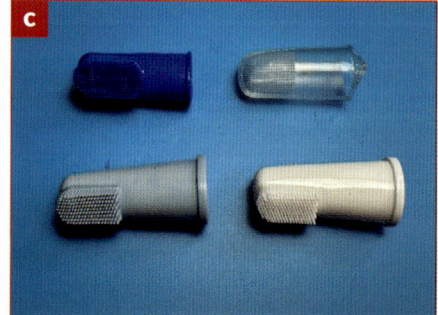

FIGURA 3.46. Dedal de nailon (a). Dedales de plástico con cerdas de nailon (dedal color gris) y silicona (dedal de color naranja) (b). Otros dedales de silicona (c).

Es muy importante no forzar la apertura de la boca, ya que es algo muy incómodo y molesto y los propietarios pueden percibirlo como algo negativo.

Insistiremos en las superficies linguales/palatinas si han sido sometidas a cirugía o tratamientos periodontales, como por ejemplo raspados y alisados radiculares. Para ello necesitaremos abrir la boca usando el pulgar de la mano no dominante detrás de los caninos mandibulares (fig. 3.48).

Para terminar, un punto importante es el cuidado y el mantenimiento de las herramientas que usamos, puesto que hay que considerar el grado de contaminación que se acumula en las cerdas al cepillar un diente. Esta infección, viral y bacteriana, se multiplica en el cepillo y luego se reintroduce en la boca, por tanto, los cepillos no se deben compartir entre mascotas y deben renovarse de forma periódica.

Como veremos más adelante, en la actualidad también disponemos de otras herramientas como enjuagues antisépticos, aditivos para el agua o aditivos alimentarios, entre otros. Pueden ser útiles en aquellos pacientes que por el estado del periodonto no sea viable un cepillado o como tratamiento adyuvante de este, obteniendo así mejores resultados en la terapia domiciliaria.

Pastas dentales

Son varias las opciones que podemos encontrar en el mercado. Nos ayudan a aumentar la aceptación del cepillado y además

Claves para cumplir con el cepillado dental

1. Comenzar temprano: los pacientes jóvenes son más receptivos al entrenamiento.
2. Ir despacio: hay que empezar solo sosteniendo la boca, luego introducir un dedo entre la mejilla y los dientes y finalmente comenzar a cepillar lentamente.
3. Ser constante: hacer que sea un comportamiento aprendido.
4. Que sea positivo: usar alimentos, golosinas o tiempo de juego como recompensa aumentará en gran medida la probabilidad de aceptación.
5. Advertir de los riesgos: el manejo cerca de la boca conlleva un riesgo de mordedura para el cuidador. Siempre se debe advertir de este riesgo en las explicaciones sobre el cepillado dental.

suelen tener un quelante del calcio que ha demostrado que disminuye la formación y depósito del cálculo en los dientes.

Quedan totalmente desaconsejadas las pastas dentales de uso humano por su contenido en fluoruros que puede causar malestar gástrico o fluorosis si se ingieren, con el riesgo de intoxicaciones, además de que pueden contener también detergentes o bicarbonato de sodio, que pueden cambiar el pH de la orina.

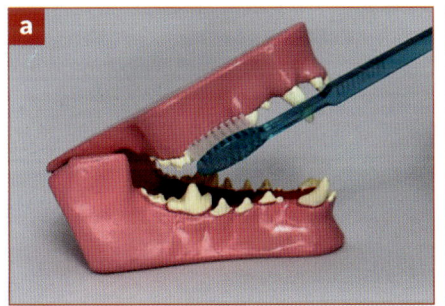
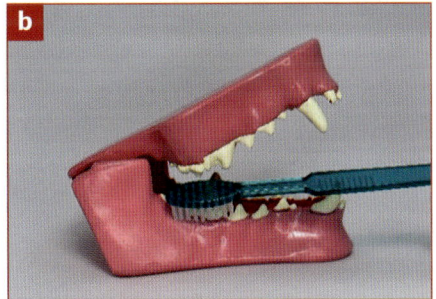

FIGURA 3.47. Posicionamiento correcto del cepillo para el cepillado de los dientes maxilares (a) y mandibulares (b).

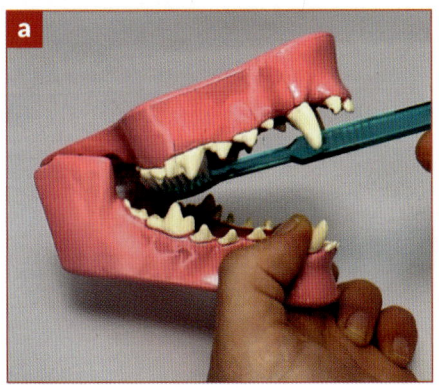
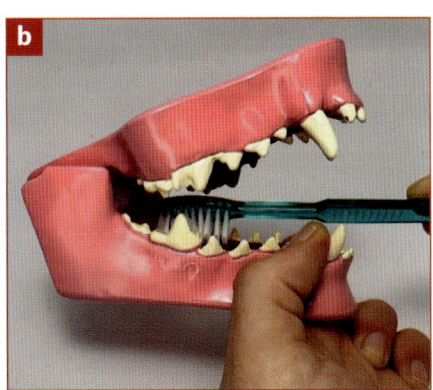

FIGURA 3.48. Apertura de la boca en un modelo dental (tipodonto) canino para el cepillado de las caras palatinas en los dientes maxilares (a) y linguales de los dientes mandibulares (b).

Existen también en el mercado pastas **elaboradas a partir de un sistema enzimático** que pueden aplicarse directamente sobre los dientes y ser distribuidas por el perro o el gato mediante la lengua. No obstante, los mejores resultados se obtienen a partir del cepillado.

Actualmente, puede encontrarse diferentes tipos de pastas dentales enzimáticas. Describimos las más comercializadas:

- El complejo enzimático tiocianato (CET), formado por las enzimas glucosa-oxidasa y peroxidasa, así como por tiocianato potásico. Este complejo complementa el sistema de la peroxidasa salival natural con el objetivo de producir hipotiocianito. El hipotiocianito tiene acción antimicrobiana, por lo que ayuda al control de la formación de placa bacteriana.
- Pasta enzimática con 5 enzimas (amilasa, lisozima, glucosidasa, lactoperoxidasa y superóxido-dismutasa), presentes de forma natural en la saliva, y 2 sustancias antibacterianas que ayudan a prevenir la aparición de las bacterias involucradas en la enfermedad dental y a combatir el mal aliento.
- Pasta enzimática elaborada con enzimas como la amilasa, lisozima y amiloglucosidasa (presentes de forma natural en la saliva), con ovoextracto activo (contiene inmunoglobulinas IgE que actúan contra las bacterias que producen el mal aliento y la placa dental) y con un componente mucoadhesivo.

La inclusión de inmunoglobulinas (IgY) en los geles o pastas dentífricas puede ayudar en gran medida en la prevención y tratamiento de la enfermedad periodontal. El autor principal y coordinador de este libro (Jesus M.ª Fernández) dirigió un estudio multicéntrico en el que se evaluó la eficacia clínica en el control de la periodontitis o enfermedad periodontal en el perro de un gel dentífrico que contiene inmunoglobulinas de yema de huevo (IgY) procedente de gallinas inmunizadas frente a bacterias del género *Porphyromonas*. Estas bacterias son cocobacilos gramnegativos, anaerobios estrictos y considerados microorganismos periodontopatógenos, con una alta prevalencia en la periodontitis crónica y aguda, y que son muy raramente aislados en un periodonto sano. Los huevos recogidos de estas gallinas son ricos de forma natural en inmunoglobulinas frente a estas bacterias. Las IgY, además de su efecto local, cuando se administran por vía oral tienen una serie de ventajas: no generan resistencia, son altamente específicas y no interfieren con la flora normal oral ni del intestino de los animales. El interés por su uso ya se remota a finales del siglo XIX, cuando el investigador alemán Klemperer demostró que los extractos de yema de huevo obtenidos a partir de gallinas hiperinmunizadas contra la toxina tetánica eran capaces de proteger a ratones inoculados con dosis letales de la misma toxina.

En el estudio que nos ocupa, se incluyeron perros con distintos grados de halitosis, placa y sarro dental.

Los propietarios de los perros objetos del estudio hicieron uso del gel dentífrico dos veces por semana, quedando excluidos aquellos que, una vez realizada la exploración oral previa, necesitaran alguno de los siguientes tratamientos:

- Administración de terapia antibiótica previa.
- Realización de una profilaxis dental (limpieza dental).
- Cambio de dieta para tratar el problema dental.

Se recogieron datos previos generales de cada paciente, como sexo, raza, edad, tipo de alimentación (seca o húmeda), tratamientos odontológicos previos, uso de comestibles o medicamentos para mantener la salud oral (huesos masticables, geles y soluciones orales), enfermedades sistémicas previas, presencia o ausencia de anorexia y datos relacionados con la salud oral recogidos en una exploración oral sencilla realizada con el animal consciente, como:

- Halitosis (ausente, leve, moderada y fuerte).
- Palpación y tamaño de los nódulos linfáticos submandibulares.
- Asimetrías faciales (ausentes o presentes).
- Rinorrea (ausente o presente).
- Dolor oral espontáneo y durante la exploración oral.
- Sangrado de encías (ausente, leve, moderado y grave).
- Gingivitis (ausente, leve, moderada y grave).
- Recesión gingival (ausente, leve, moderada y grave).

Además de todo esto, se evaluó el grado de salud oral, basado en las recomendaciones del Veterinary Oral Health Council (VOHC), que establece de una manera objetiva un sistema de clasificación y gradación visual para la puntuación de la cantidad y grosor del sarro dental en las superficies vestibulares o externas de los dientes.

Las conclusiones obtenidas en este estudio clínico fueron que la presencia de IgY en este gel dentífrico específico para perros resultó muy eficaz en la prevención y tratamiento de la enfermedad periodontal, apreciándose una reducción de todos los parámetros orales estudiados, por lo que se puede asegurar que los geles o pastas dentífricas que contienen IgY pueden reducir la inflamación gingival y, por ende, el grado de enfermedad periodontal.

Líquidos (colutorios) orales

Los colutorios son preparaciones antimicrobianas que mejoran el control de la placa y la gingivitis más allá de las pastas cuando se utilizan con el cepillado, por lo que son una opción en aquellos pacientes con una predisposición elevada a la enfermedad periodontal y en aquellos casos en los que la enfermedad ya está establecida.

Si hablamos de productos, el antiséptico tradicional de elección es la **clorhexidina**. Su método de acción se basa en la rotura de las paredes celulares bacterianas y en la penetración en las células, creando una precipitación del citoplasma. Es un producto muy seguro y su eficacia frente al control de la gingivitis ha sido demostrada en numerosos estudios. Su acción es de inicio rápido y mantiene el efecto antiséptico hasta 7 horas después de la aplicación. La absorción sistémica es mínima y además no se han descrito resistencias asociadas, por lo que estas características hacen que sea una opción excelente como antiséptico bucal.

La concentración empleada varía desde el 0,05 % al 0,20 %, siendo esta última aconsejable en pacientes con enfermedad periodontal establecida.

Entre sus inconvenientes debemos destacar la sensibilidad de la especie felina a este producto, por lo que nunca superaremos las concentraciones mencionadas. Además, su uso prolongado puede causar tinción del esmalte dental, la cual es reversible y se puede mejorar con un correcto pulido.

A pesar de que no es un producto de sabor agradable para los animales, y esto puede suponer un obstáculo en el cumplimiento de la terapia domiciliaria, se dispone de diferentes presentaciones comerciales que facilitan su aplicación sobre la superficie dental y la encía de forma directa; no obstante, aplicándolo entre la mejilla y los dientes puede ejercer una buena función.

Otra opción es el uso de **sales de cinc** solubles, como por ejemplo el ascorbato de cinc, ya que son antimicrobianas y pueden inhibir el crecimiento de bacterias, controlando así la formación de la placa.

El cinc también es un factor esencial en más de 300 reacciones enzimáticas, muchas de las cuales intervienen en la regeneración de la matriz extracelular, los procesos de cicatrización, la reparación del tejido conjuntivo, el control de la inflamación y el crecimiento celular. En la cavidad oral el cinc, debido a su papel en la producción de colágeno, permite la recuperación del tejido gingival de una forma eficaz disminuyendo la inflamación. Además, su combinación con el **ácido ascórbico** aporta un beneficio extra, ya que favorece la síntesis de colágeno, principal proteína estructural en la encía y, por tanto, puede mejorar la

curación después del raspado dental o de la cirugía bucal. El ascorbato de cinc estimula las glándulas salivares, proporcionando una acción de lavado en toda la cavidad oral, que facilita la difusión del producto por todos los rincones de la boca.

Los **selladores de barrera** son otro de los productos que podemos emplear en la terapia domiciliaria. Su acción se basa en el cambio de la carga electrostática de la superficie dental y crea una superficie hidrofóbica que previene la adhesión de la placa. Esto disminuye la acumulación de placa y cálculo, pero no se han descrito sus efectos contra la gingivitis y la enfermedad periodontal. Su uso es controvertido en la terapia domiciliaria dada la falta de evidencia a largo plazo, aunque sí se ha informado de que un sellador adicional disminuye la placa y el cálculo durante al menos 30 días.

Los **aditivos para el agua** de bebida son un elemento pasivo que también puede emplearse. Generalmente contienen xilitol, que disminuye la placa y por tanto dificulta la aparición del cálculo, pero presenta posibles efectos sistémicos negativos, como, por ejemplo, la posible hipoglucemia y el trastorno hepático, por lo que debe evaluarse su beneficio oral en cada paciente. Otros componentes usados en este tipo de productos son la granada, con efectos antibacterianos para prevenir la formación de la placa y con efecto antioxidante, eritritol, con efecto de control del crecimiento bacteriano, vitamina C, vitamina B_2, gluconato de cinc, extractos de clorofila, papaína (enzimas de la papaya) y extractos de clavo, entre otros.

Son múltiples las opciones existentes y sus combinaciones. Una herramienta que tenemos a disposición los profesionales veterinarios para evaluar la eficacia de estos productos son las recomendaciones del VOHC (Veterinary Oral Health Council).

Alimentación
Dietas especiales y barritas masticables

Consideraremos las herramientas que se basan en la masticación como método de control mecánico de la placa, las cuales suponen una alternativa para minimizar la enfermedad periodontal. Hablamos de dietas especiales o *snacks* masticables (*sticks* dentales). Algunos de estos métodos son efectivos, pero muchos de ellos no lo son.

Son muchos los que han recibido el sello VOHC por su eficacia en la reducción del sarro (y en algunos casos de la placa), pero hay que recordar que, aunque estos productos pueden disminuir la placa y el cálculo, generalmente son más eficaces en las zonas alrededor de las puntas de las cúspides dentales y no en el margen gingival, que es donde necesitamos centrar nuestra acción.

Uno de los inconvenientes de estas herramientas es el hecho de que perros y gatos normalmente no mastican con toda la boca y, por lo tanto, se pasarán por alto áreas. Recordemos que es más eficaz en los molares y premolares y, por el contrario, el cepillado activo en el hogar es más eficaz para los dientes incisivos y caninos. Por ello, las dietas de cuidado bucodental tienen un efecto limitado.

Estos productos emplean abrasivos para raspar los dientes y arrastrar la placa de forma mecánica. Además, las croquetas de estas dietas terapéuticas tienden a ser más grandes que los alimentos estándar para mascotas y esto aumenta la superficie de masticación y la eficacia abrasiva. La acción principal la ejerce la fibra y su disposición dentro de la croqueta, lo que hace que el diente se introduzca completamente en ella antes de que se rompa, permitiendo que todo el diente, incluido el margen, reciba la acción mecánica beneficiosa.

Muchos también añaden un quelante de calcio para reducir aún más el cálculo dental y algunos añaden polifenoles del té verde por su efecto antibacteriano para reforzar la acción sobre la placa, lo que también abre la opción al uso de nutracéuticos en la terapia domiciliaria, así como al uso de probióticos, de los cuales hablamos más adelante.

Dietas a base de carne cruda

Otro tipo de alimentación que se ha estudiado son las dietas a base de carne cruda, pero en la actualidad no existen estudios que muestren ningún beneficio sobre la salud oral con evidencias científicas. De hecho, se ha visto una prevalencia similar de enfermedad periodontal entre perros salvajes africanos en comparación con los perros domésticos. Además, estudios similares en los que se compararon gatos salvajes, cuya dieta consistió principalmente en aves, con gatos domésticos, alimentados con dietas comerciales, mostraron un nivel similar de enfermedad periodontal entre ellos. Por lo tanto, y teniendo en cuenta los riesgos que este tipo de alimentación suponen para la salud de las mascotas y la de los humanos, estas dietas no deben prescribirse como terapia de mantenimiento de la salud bucodental.

Probióticos

Son microorganismos vivos que administrados en cantidades adecuadas son capaces de brindar un beneficio en la salud de aquel que los recibe. Su uso se dirige al control de las infecciones orales como las caries o la periodontitis. Con la administración de probióticos se pretende inhibir a los patógenos periodontales o modular la composición microbiana de la placa bacteriana para llevar a cabo un control de la patogénesis microbiana. Las cepas de probióticos utilizadas, como *Lactobacillus brevis* CRCT 7480 y *Lactobacillus plantarum* CECT 7481, presentan propiedades que las hacen aptas para su uso en la mejora de la salud oral; son antagonistas de los patógenos orales, tienen capacidad de colonizar la cavidad oral para competir con las bacterias patógenas y muestran un perfil bajo de acidificación.

Algas marinas

Las algas utilizadas para combatir la formación de la placa bacteriana, el sarro y el mal aliento en los perros y gatos pertenecen a la especie *Ascophyllum nodosum*. Es un producto natural que no contiene gluten, azúcares, aditivos, colorantes o conservantes artificiales. Se presentan en formato de polvo, en forma de croquetas y en barritas (*stick*), que combinan la acción mecánica descrita anteriormente de los *stick* y el efecto de esta alga. Su modo de acción es el siguiente: el principio activo se absorbe a nivel gastrointestinal para después llegar a las glándulas salivares, se concentra en la saliva y consigue partir la lámina bacteriana que mantiene el sarro adherido a la cara del diente gracias a los polisacáridos sulfatados (fucoidanos) y a los grupos sulfatos que se unen al calcio en la saliva impidiendo su precipitación. Por lo tanto, ataca a las bacterias presentes en la cavidad bucal.

Puntos clave

1. El cuidado dental en casa debe ser diario ya que la placa se acumula en 24 horas.
2. El tratamiento periodontal profesional es limitado si no se mantiene una terapia domiciliaria de forma constante.
3. El punto más crítico donde debemos prestar atención es en la acumulación de placa gingival y subgingival.
4. El cepillado de dientes es la técnica de elección y es más efectivo en los dientes rostrales. En cambio, los elementos masticables como los *snacks* tendrán mejor acción en los distales.
5. Los métodos pasivos de atención domiciliaria son más cómodos, pero pueden ser menos eficaces.
6. Una combinación de métodos directos e indirectos es probablemente la mejor opción.
7. El sello VOHC en los productos dentales puede servir de ayuda para elegir los productos más eficaces para la terapia domiciliaria.

ANTIBIOTERAPIA SISTÉMICA EN LA ENFERMEDAD PERIODONTAL

Ana Whyte Orozco, Amaya de Torre Martínez,
Leticia Dorado Whyte, Alberto Climent Manzanera

Los animales poseen mecanismos de defensa para poder limitar la proliferación bacteriana. Entre ellos encontramos el epitelio oral sano, la gran vascularización de la mucosa oral y de la encía, que reaccionan frente a infecciones con una respuesta inflamatoria, los factores antibacterianos que contiene la saliva que continuamente lava la cavidad oral eliminando una gran cantidad de bacterias y el fluido gingival, que contribuye al sistema de defensa inespecífico. Estos componentes antibacterianos son:

- **Lisozima:** presente en altas concentraciones en la saliva. Debe su efecto antibacteriano a la hidrólisis de los mucopéptidos de la pared celular de las bacterias, lo que provoca su lisis.
- **Lactoferrina:** se encuentra en el plasma y en la saliva y quela el hierro necesario para el desarrollo de muchos microorganismos, lo que le confiere una acción bacteriostática.
- **Peroxidasas y mieloperoxidasas:** enzimas presentes en la saliva y producidas por los neutrófilos. Su función es proteger la cavidad oral de microorganismos patógenos catalizando, en presencia del peróxido de hidrógeno (H_2O_2) producido por las bacterias, los tiocianatos en hipotiocianatos, los cuales interfieren con el metabolismo bacteriano lisando a las bacterias.
- **Mucina:** glucoproteína epitelial involucrada en la protección de la integridad de la mucosa a través de la preservación de la función de la barrera epitelial.
- **Inmunoglobulinas:** su función protectora reside esencialmente en la **IgA**, que impide que las bacterias se adhieran a la superficie del diente o las aglutina provocando su eliminación a través del flujo salivar.

Las bacterias se pueden clasificar según su capacidad de crecer en presencia de oxígeno en aerobias y anaerobias. Las bacterias aerobias tienen gran importancia en el desarrollo de la enfermedad periodontal. Así, según va cambiando la patología de una gingivitis a una periodontitis, el número total de aerobios no cambia, pero la relación anaerobios/aerobios se incrementa y consecuentemente las bacterias anaerobias comienzan a predominar.

La microbiota de la cavidad oral es compleja y se conocen más de 350 especies bacterianas que pueden estar presentes. En contraste con los humanos, la placa dental canina sana está dominada por especies bacterianas gramnegativas, mientras que en la enfermedad predominan las especies anaerobias grampositivas.

Cuando existe acumulación de placa y no se ha desarrollado la enfermedad periodontal, la terapia con antibióticos no es necesaria y el tratamiento está dirigido a su reducción mecánica. La administración de antibióticos preoperatorios tampoco es aconsejable, ya que se puede reducir el número de bacterias sensibles, disminuyendo así la competencia para las bacterias resistentes. Por otro lado, el uso indebido de los medicamentos antimicrobianos es la principal causa de la resistencia bacteriana.

Cabe señalar que en la mayoría de los pacientes sometidos a limpieza dental rutinaria no está justificada la cobertura antibiótica para la bacteriemia resultante. Aunque en la boca de perros y gatos está presente una gran cantidad de especies microbianas diferentes, los mecanismos de vigilancia inmunitaria del hospedador las toleran y no muestran una respuesta inflamatoria en animales sanos, lo que permite que los habitantes microbianos autóctonos permanezcan sin provocar enfermedad.

Existen dos formas básicas de tratamiento antimicrobiano: local y sistémico. Este último no será necesario, como ya hemos comentado, en la mayoría de las limpiezas periodontales profesionales. La infección periodontal se trata con la eliminación de la placa bacteriana, cirugía periodontal y/o la extracción del diente.

Las recomendaciones del uso de los antibióticos sistémicos son:
- Cuando los tejidos locales alrededor de los dientes estén gravemente infectados y requieran cirugía periodontal o extracciones. Si la infección se controla en el momento de la intervención, los pacientes tendrán menos inflamación y una cicatrización más rápida. La administración del antibiótico elegido (según el grado de afectación del hueso alveolar) debe comenzar 24-48 horas antes de la intervención.
- Cuando la infección periodontal ha progresado a osteomielitis a pesar del tratamiento con extracciones o alisado radicular. En estas circunstancias se recomienda iniciar la administración de antibióticos 5 días antes de la intervención y continuarla durante, al menos, 10-14 días posoperatorios.
- En casos de ulceración grave y pérdida de la integridad de la mucosa oral, como en la estomatitis canina o felina. Normalmente en estos pacientes se llevan a cabo otros tratamientos como extracciones, limpieza dental y cuidados meticulosos en el domicilio.
- En pacientes inmunocomprometidos, como los que padecen el virus de la inmunodeficiencia felina o los que reciben al mismo tiempo radioterapia o quimioterapia.

- En caso de pacientes con prótesis (oculares, de cadera, etc.).
- En pacientes con enfermedad hepática, renal, pancreática o suprarrenal.
- En animales con sospecha de endocarditis bacteriana.
- En animales geriátricos.

Los antibióticos sistémicos más utilizados en odontología se muestran en la tabla 3.2.

La **amoxicilina** es un antibiótico sistémico derivado de la penicilina. Actúa frente a un amplio espectro de bacterias, tanto grampositivas como gramnegativas, aunque no es estable frente a betalactamasas.

La **amoxicilina en combinación con ácido clavulánico**, que es un betalactámico de la familia de las penicilinas con capacidad para inactivar una gran variedad de enzimas betalactamasas, presenta un amplio espectro con actividad bactericida frente a microorganismos grampositivos y gramnegativos, es activa frente anaerobios propios de la cavidad oral. Se puede administrar durante largo periodos de tiempo de hasta 30 días.

La **clindamicina** es un antibiótico bacteriostático activo frente a microorganismos anaerobios. Este antibiótico se muestra muy efectivo frente a anaerobios facultativos y estrictos, incluyendo las cepas productoras de betalactamasas. Alcanza buenas concentraciones en el hueso, por lo que está indicado su uso en animales con osteomielitis.

La **espiramicina** es un macrólido de amplio espectro activo frente a grampositivos aerobios. Posee un efecto aditivo y sinérgico contra microorganismo anaerobios cuando se administra junto con el metronidazol.

El **metronidazol** es activo frente a microorganismos anaerobios gramnegativos y las espiroquetas, pero con escasa actividad frente a cocos grampositivos anaerobios y aerobios orales. Suele administrarse asociado a otros antibióticos activos frente a bacterias aerobias grampositivas. Se metaboliza en hígado, por lo que no debe administrarse en enfermos hepáticos.

La **doxiciclina** es una tetraciclina sintética de amplio espectro efectiva frente a gérmenes grampositivos y gramnegativos.

Los efectos adversos de estos medicamentos son:
- Amoxicilina-ácido clavulánico: poco frecuentes, de tipo gastrointestinal.
- Espiramicina-metronidazol: gastrointestinales, hepatotoxicidad y alteraciones neurológicas.
- Clindamicina: gastrointestinales.
- Doxiciclina: a diferencia del resto de las tetraciclinas que pueden causar en el feto coloración dental, la doxiciclina es la única que no produce tinción dental, pero sí puede causar hipoplasia del esmalte si se administra en las dos últimas semanas de gestación.

Hay que tener en cuenta que la dosis, frecuencia, vía de administración y la elección de cada fármaco debe evaluarse previamente en cada paciente. Una buena historia clínica y exámenes complementarios serán de gran ayuda en la elección del fármaco para cada caso en particular.

En algunos casos, las combinaciones de los antibióticos pueden ser más apropiadas en función de los posibles periodontopatógenos. Las combinaciones habituales incluyen amoxicilina y metronidazol o amoxicilina-ácido clavulánico y metronidazol.

TABLA 3.2. Antibióticos utilizados por vía sistémica en odontología veterinaria.		
Antibiótico	**Dosis**	**Observaciones**
Amoxicilina	10 mg/kg, IV una hora antes de la intervención; VO cada 12 horas.	Una sola administración o duración según el proceso (sepsis, osteomielitis, etc.).
Amoxicilina + ácido clavulánico	12,5 mg/kg, IV una hora antes de la intervención; VO cada 12 horas.	Una sola administración o duración según el proceso (sepsis, osteomielitis, etc.).
Clindamicina	5,5-11 mg/kg, VO cada 12 horas.	Durante 7-10 días consecutivos. Para osteomielitis un periodo mínimo de 4 semanas.
Espiramicina + metronidazol	75.000 UI + 12,5 mg/kg, VO cada 24 horas.	Durante 5-10 días consecutivos.
Metronidazol	10-25 mg/kg, VO cada 12 horas.	Duración según el proceso (sepsis, osteomielitis, etc.).
Doxiciclina	5 mg/kg, VO cada 12 horas. 10 mg/kg, VO cada 24 horas.	Una sola administración o duración según el proceso (sepsis, osteomielitis, etc.).

04 CAPÍTULO

TÉCNICAS QUIRÚRGICAS DE TRATAMIENTO PERIODONTAL

Fidel San Román Ascaso, Fidel San Román Llorens,
Juan Ignacio Trobo Muñiz, Alejandra Trobo Montoliu,
Carlos Alberto Antunes Viegas, João Filipe Requicha,
Maria Isabel Ribero Dias, Jesús M.ª Fernández Sánchez

CIRUGÍA GINGIVAL

Fidel San Román Ascaso, Fidel San Román Llorens

INTRODUCCIÓN

La cirugía de reducción de la bolsa periodontal, limitada a la encía y a los tejidos blandos que no involucran las estructuras óseas subyacentes, y sin el uso de cirugías de colgajos, se puede clasificar como **curetaje gingival** y **gingivectomía.** La comprensión actual de la etiología y la terapia de la enfermedad limita el uso de ambas técnicas, pero su lugar en la terapia quirúrgica es esencial.

CURETAJE GINGIVAL

También se denomina legrado o raspado y se utiliza en periodoncia para eliminar el tejido blando enfermo en la pared gingival de una bolsa periodontal. Recordemos que el **raspado** hace referencia a la eliminación de los depósitos de placa bacteriana y cálculos de la superficie de la raíz, mientras que el **pulido** significa alisar la raíz para eliminar la sustancia dental infectada y necrótica. El raspado y el pulido radicular pueden incluir diversos grados de legrado, sin embargo, son procedimientos diferentes con diferentes fundamentos e indicaciones. Ambos deben considerarse partes separadas del tratamiento periodontal.

El legrado en periodoncia tradicionalmente se ha dividido en legrado gingival y subgingival. El **legrado gingival** consiste en la eliminación del tejido blando inflamado en la pared interna de la bolsa y del epitelio de unión. El **legrado subgingival** es el procedimiento que se realiza apicalmente al epitelio de unión del surco gingival (figs. 4.1. 4.2 y 4.3).

Cuando se realiza una profilaxis dental profesional con ultrasonidos, se produce involuntariamente cierto grado de legrado (*scaling*) y pulido radicular; este procedimiento se conoce como "curetaje involuntario". En este capítulo nos referiremos al "legrado intencional" realizado durante el mismo procedimiento que el raspado y alisado radicular, o como un procedimiento separado para reducir la profundidad de la bolsa periodontal al mejorar la contracción gingival, la nueva unión del tejido conjuntivo, o ambos.

El legrado consigue la eliminación del tejido de granulación con inflamación crónica que se forma en la pared lateral de una bolsa periodontal. Este tejido, además de los componentes habituales de los tejidos de granulación (proliferación fibroblástica y angioblástica), contiene áreas de inflamación crónica y también puede tener fragmentos de cálculos y colonias bacterianas. Estos contenidos pueden perpetuar las características patológicas del tejido y dificultar la curación.

El alisado radicular elimina el "cemento ablandado" y la superficie radicular se "endurece" y se "alisa". Cuando la raíz está completamente pulida, la principal fuente de bacterias desaparece y los cambios patológicos en los tejidos no llegan a producirse.

Hay muchos casos en los que es necesario un colgajo quirúrgico para acceder a la superficie de la raíz para rasparla y alisarla. Una técnica quirúrgica especialmente diseñada para minimizar la recesión gingival y preservar la papila interdental es la técnica de preservación de la papila.

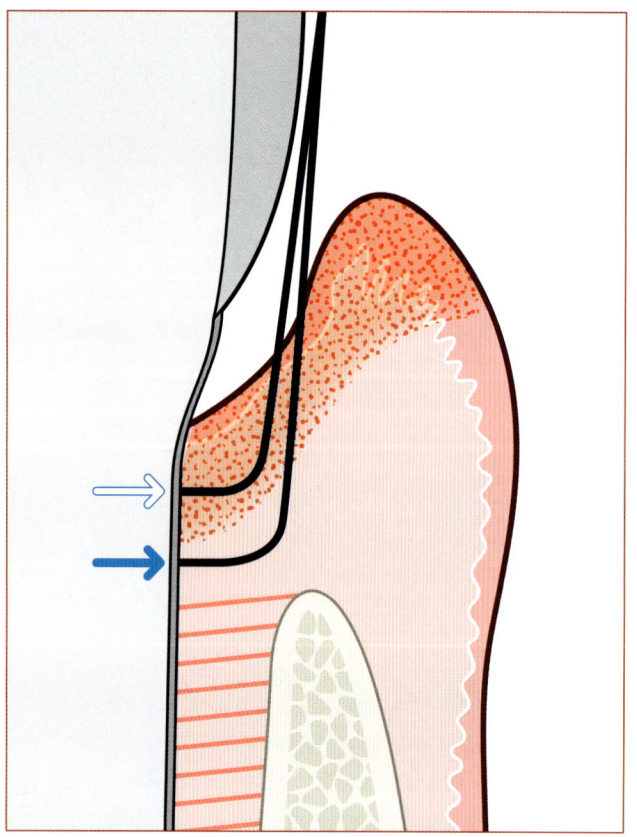

FIGURA 4.1. Alcance del legrado gingival (flecha blanca) y del legrado subgingival (flecha azul). En el legrado gingival la cureta entra suavemente en la bolsa periodontal y con movimientos controlados en sentido vertical (ápico-coronal) se elimina la placa y cálculos de la pared lateral de la bolsa y superficie dental, en cambio en el legrado subgingival la cureta se introduce más profundamente para eliminar el epitelio de unión de la bolsa inflamada.

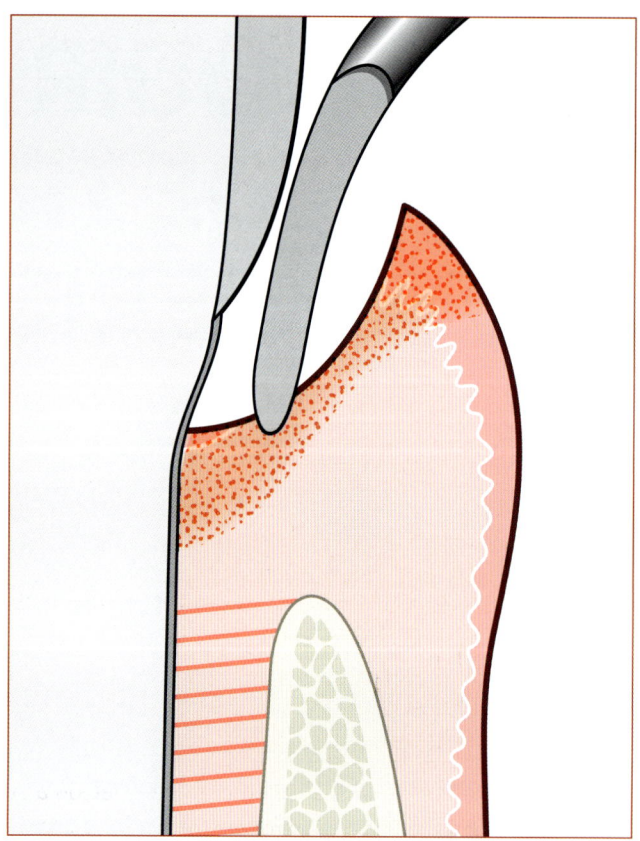

FIGURA 4.2. Legrado gingival realizado con un desplazamiento horizontal de la cureta.

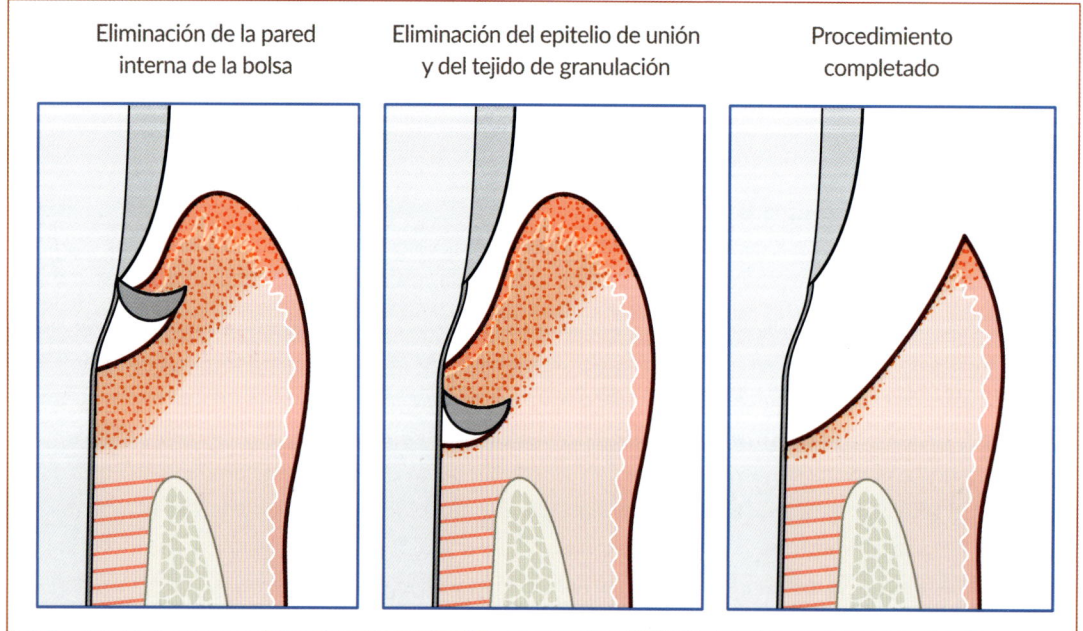

Eliminación de la pared interna de la bolsa

Eliminación del epitelio de unión y del tejido de granulación

Procedimiento completado

FIGURA 4.3. Legrado subgingival.

Una precaución importante es evitar el alisado radicular apical excesivo en la base de la bolsa periodontal hasta llegar a la cresta alveolar ósea. La extracción, en los casos indicados, del epitelio de unión y la interrupción de la unión del tejido conjuntivo expone la porción reblandecida y afectada del cemento necesaria para eliminarla mediante esta técnica. Si aplicamos una técnica no cuidadosa en el alisado de la raíz y eliminamos porciones del cemento no enfermo podemos provocar una contracción excesiva de la encía, con una mayor recesión gingival.

Indicaciones del legrado

Las indicaciones para el legrado son muy limitadas. Se puede usar después de la profilaxis dental con ultrasonidos y el alisado de raíz en las siguientes situaciones:

1. Como nuevos intentos de fijación en bolsas periodontales infraóseas (debajo de la cresta ósea alveolar) moderadamente profundas y ubicadas en áreas accesibles en las que esté indicada un tipo de cirugía "cerrada".
2. Como un procedimiento no definitivo para reducir la inflamación cuando las técnicas quirúrgicas más invasivas (p. ej.: colgajos) estén contraindicadas en pacientes debido a su edad, problemas sistémicos u otros factores.
3. El legrado también se realiza con frecuencia en las visitas de revisión como una terapia de mantenimiento en áreas de inflamación recurrente y gran profundidad de la bolsa periodontal, especialmente donde la cirugía de reducción de la bolsa se ha realizado previamente. El alcance del raspado y alisado de la raíz debe establecerse mediante un sondaje cuidadoso.
4. En bolsas infraóseas profundas entre dientes molares superiores donde el abordaje y la exposición es difícil.
5. En encías inflamadas e hipertróficas en bolsas periodontales leves con una profundidad de menos de 6 mm.

Procedimiento del legrado

El legrado por sí solo no elimina las causas de la inflamación (la placa bacteriana y los depósitos). Por esta razón, siempre debe ir precedido de la profilaxis dental por ultrasonidos y del raspado y alisado radicular, que es el procedimiento de terapia periodontal básica.

Para una técnica adecuada de curetaje gingival debe seleccionarse una cureta cuya parte activa cortante o borde de trabajo quede orientada frente a la bolsa periodontal. Puede utilizarse una cureta Columbia universal 4R-4L o, más correctamente, unas curetas Gracey n.º 13-14 para las superficies mesiales y n.º 11-12 para las distales. El instrumento se coloca en el surco gingival hasta el fondo de la bolsa periodontal y se extrae a lo largo del borde de la bolsa, más o menos horizontalmente. Lo ideal es sujetar la encía con un dedo presionando suavemente. Este procedimiento eliminará el epitelio patológico de la bolsa, pero no el epitelio de unión.

Durante el curetaje subgingival, el epitelio enfermo de la bolsa se elimina junto con el epitelio de unión hasta un nivel de 1-2 mm por encima de la cresta alveolar. Para ello, se introduce la cureta profundamente en la bolsa y se corta hasta el nivel supracrestal óseo con un movimiento vertical, presionando de nuevo la encía con el dedo durante unos 2-3 minutos contra el diente para que la encía se adapte, aunque en algunas ocasiones pueden requerirse suturas interdentales de fijación.

Investigaciones actuales sugieren que la eficacia del curetaje subgingival y la retirada del tejido epitelial de la bolsa periodontal enferma es cuestionable, y que, como consecuencia de la eliminación inadvertida o excesiva de la unión epitelial, se puede provocar una recesión gingival. Sin embargo, lo más importante es que se ha demostrado en numerosos estudios que el legrado intencional como método único de terapia en las bolsas periodontales no parece proporcionar un beneficio adicional, ya que es insuficiente para el control de infecciones si no va precedido de un raspado y alisado radicular.

Como alternativa al curetaje se han usado técnicas químicas durante mucho tiempo, pero actualmente no se recomiendan debido a su ineficacia, al grado de inflamación que producen y la falta de control que conllevan.

Curación después del legrado

Inmediatamente después del legrado, un coágulo de sangre rellena el área de la bolsa, que está total o parcialmente desprovista de revestimiento epitelial. La hemorragia provoca la dilatación de los capilares de los tejidos y la presencia de abundantes leucocitos polimorfonucleares (PMN) que aparecen en la superficie interna de la bolsa. Esto va seguido de una rápida proliferación de tejido de granulación con una disminución en el número de pequeños vasos sanguíneos a medida que el tejido madura.

La restauración y la epitelización del surco generalmente requieren de 2 a 7 días y la restauración del epitelio de unión ocurre en los animales muy rápido, a los 5 días del tratamiento. Las fibras de colágeno inmaduras aparecen en unos 21 días.

GINGIVECTOMÍA Y GINGIVOPLASTIA

La gingivectomía es la escisión quirúrgica del tejido gingival y se realiza para reducir la profundidad de una bolsa periodontal supraósea (bolsa falsa o pseudobolsa) eliminando una porción de la pared gingival de esta bolsa.

La gingivoplastia es el recontorneado de la encía hasta su forma anatómica adecuada sin reducir la profundidad de la bolsa periodontal. Estas técnicas suelen combinarse y pueden utilizarse de forma aislada o junto con otros procedimientos quirúrgicos como la cirugía de colgajos mucogingivales. La principal indicación para la gingivectomía o gingivoplastia en odontología veterinaria es el tratamiento de las hiperplasias gingivales idiopáticas o inducidas por fármacos y la fibromatosis gingival hereditaria. La gingivectomía también se puede utilizar para el alargamiento quirúrgico de la corona dentaria.

Histológicamente, el agrandamiento gingival debido a los fármacos como la ciclosporina se caracteriza por hipertrofia e hiperplasia, así como por una mayor formación de matriz extracelular. En cambio, en la fibromatosis gingival hereditaria e hiperplasia gingival provocada por otros medicamentos anticonvulsivos (fenitoína) y bloqueadores de los canales de calcio (nifedipina y amlodipina), las alteraciones son principalmente fibróticas. En estos casos, el exceso de tejido gingival da lugar al desarrollo de pseudobolsas periodontales y contornos gingivales anormales. El objetivo es eliminar la pared gingival de las pseudobolsas y restaurar la arquitectura gingival normal. En la bibliografía periodontal de medicina humana actual se recomienda la escisión de toda la pseudobolsa, dejando una profundidad de sondaje de 0 a 3 mm, ya que, durante la curación, la proliferación de células epiteliales gingivales dará como resultado el restablecimiento de la profundidad normal del surco. Sin embargo, si la incisión se realiza demasiado cerca del margen alveolar, alterando la anchura biológica, se producirá una reabsorción ósea. Por lo tanto, un objetivo razonable es tener una profundidad de sondaje de 0 a 1 mm después de la gingivectomía. En los casos de sobrecrecimiento gingival inducido por fármacos, la retirada del fármaco causante a menudo producirá una mejoría espectacular y es posible que no se requiera cirugía. Por otro lado, puede persistir algo de agrandamiento residual y puede estar indicada la gingivectomía/gingivoplastia (fig. 4.4).

La hiperplasia gingival es una lesión benigna, pero puede tener una apariencia similar a una neoplasia. Existe un caso documentado en un paciente con hiperplasia gingival benigna en el que se encontraron lesiones malignas gingivales. Por lo tanto, ante cualquier sospecha de tumoración gingival en la encía extirpada, deben enviarse muestras para su estudio histopatológico (fig. 4.5).

La hiperplasia gingival puede afectar a toda la boca con múltiples lesiones (hiperplasia gingival generalizada) o presentarse de forma localizada (hiperplasia gingival focal). Los principios de la cirugía son los mismos para las dos formas de

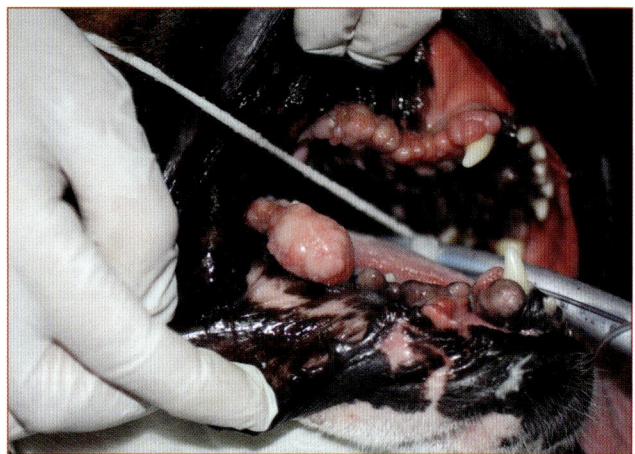

FIGURA 4.4. Hiperplasia gingival fibrosa generalizada en un perro.

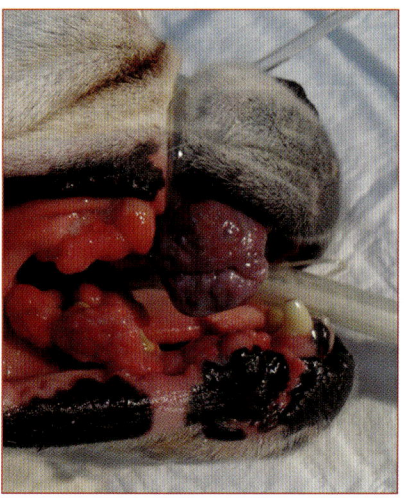

FIGURA 4.5. Tumoración oral diagnosticada como ameloblastoma acantomatoso canino en la encía vestibular al diente 104, que coexiste con una hiperplasia gingival generalizada.

hiperplasia. La selección adecuada de los casos y de la técnica son aspectos críticos.

El detalle más importante es que debe haber un mínimo de 2 mm de encía adherida restante al final del procedimiento.

La gingivectomía está contraindicada si es previsible dejar menos de 2 mm de encía adherida después del procedimiento, si el defecto se extiende por debajo de la unión mucogingival o si es necesaria una exposición del hueso alveolar. En estos casos, se deben realizar cirugías avanzadas como colgajos de reposición apical o se debe considerar la exodoncia (fig. 4.6).

La técnica de gingivectomía se puede realizar mediante bisturí convencional, electrobisturí, láser quirúrgico o productos químicos. La gingivectomía con láser quirúrgico de CO_2 o láser Nd-YAG proporciona un contorno del tejido gingival más preciso

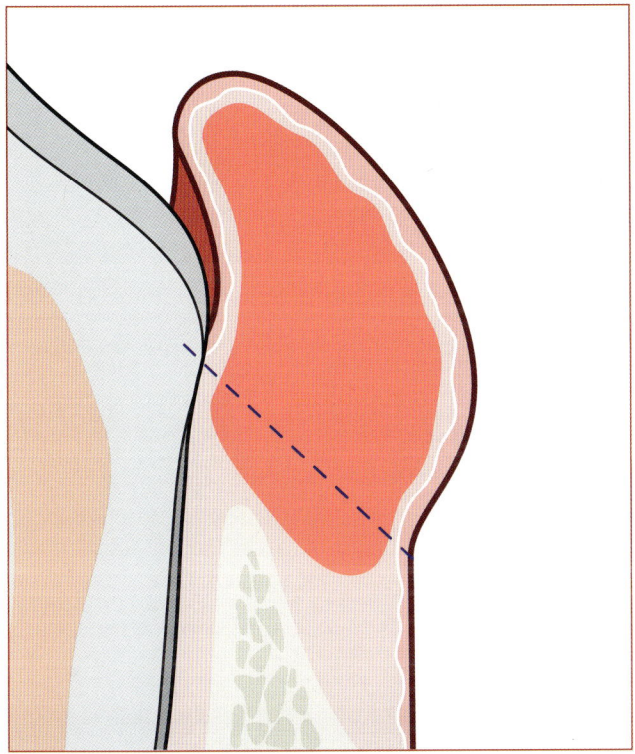

FIGURA 4.6. Técnica de gingivectomía utilizada en el tratamiento de pacientes con agrandamiento gingival inducido por fármacos. La línea punteada representa la incisión de bisel externo y delimita el tejido que se debe extirpar. La incisión de gingivectomía puede no eliminar todo el tejido hiperplásico.

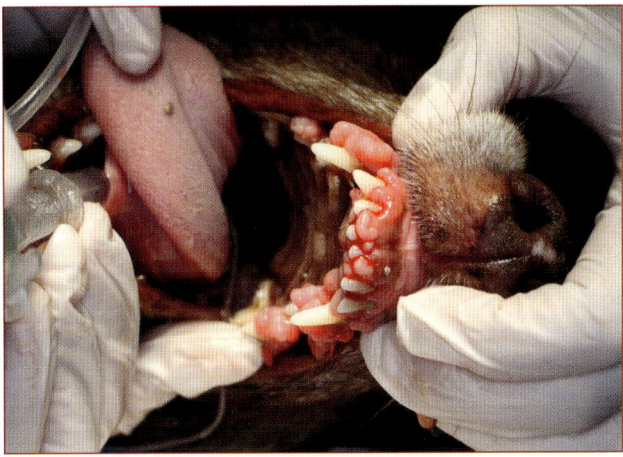

FIGURA 4.7. Aspecto preoperatorio de una hiperplasia gingival generalizada grave.

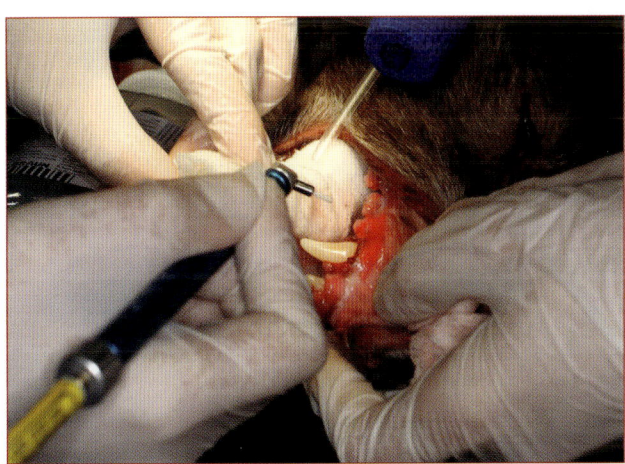

FIGURA 4.8. Gingivectomía del paciente de la figura 4.5 realizada con un bisturí láser quirúrgico de CO_2.

que la realizada con bisturí convencional. Las gingivectomías electroquirúrgicas pueden producir un retraso en la cicatrización, y el cirujano debe tener cuidado de no colocar los electrodos cerca de los márgenes óseos porque pueden provocar un secuestro del hueso (figs. 4.7 y 4.8).

El objetivo de la cirugía periodontal es la preservación a largo plazo de los tejidos periodontales. La salud periodontal y el futuro de un diente dependen del mantenimiento de un perímetro de encía adherida (mínimo de 2 mm) alrededor de toda la circunferencia del diente. La enfermedad periodontal puede producir la pérdida de tejidos gingivales por una recesión gingival. La escisión quirúrgica de la encía reduce aún más la cantidad de encía disponible para sostener y proteger el diente. La reducción de la profundidad de las verdaderas bolsas periodontales debe lograrse mediante modalidades destinadas a aumentar el nivel de unión de la encía al diente. La gingivectomía/gingivoplastia debe limitarse a eliminar solo pequeñas cantidades de encía para que quede una gran cantidad de tejido gingival después de la incisión, y la cicatrización y la anchura biológica no se vean comprometidas y las furcaciones no queden expuestas por la incisión.

Otra indicación para la gingivectomía/gingivoplastia es el alargamiento coronario quirúrgico para facilitar la colocación de prótesis en el caso de fracturas dentarias.

Aunque la gingivectomía fue ampliamente utilizada en el pasado para el tratamiento de las bolsas periodontales, actualmente se utiliza con moderación. Hay dos indicaciones principales para la gingivectomía en el tratamiento de la enfermedad periodontal, ambas raras en odontología veterinaria: una es para la reducción de las bolsas periodontales supraóseas con una encía fibrosa (que probablemente no responden favorablemente a la terapia conservadora) y la otra es para el tratamiento de abscesos periodontales supraóseos.

Las bolsas de cada superficie dentaria se exploran con una sonda periodontal y se señalan con un marcador especial llamado pinzas de Crane-Kaplan en varias áreas para delimitar el agrandamiento gingival que debe ser resecado (fig. 4.9).

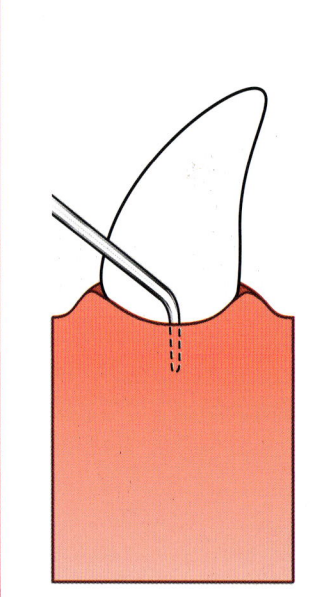
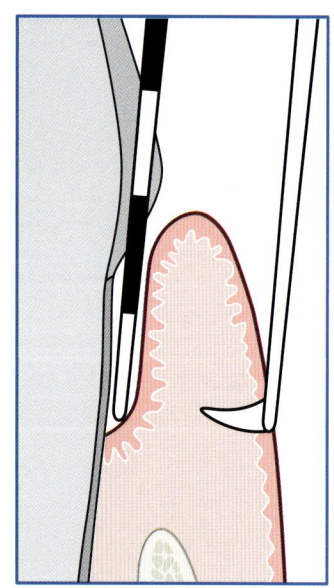
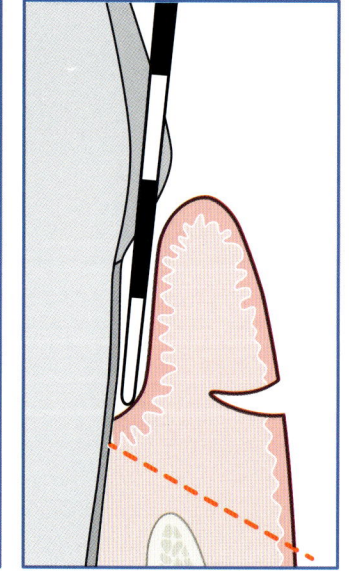

FIGURA 4.9. Las pinzas de Crane-Kaplan para marcar la profundidad de la bolsa periodontal se utilizan para establecer e identificar el punto desde el cual realizar una gingivectomía. Se hace una pequeña marca con el pico puntiagudo de una de las puntas.

Indicaciones y contraindicaciones de la gingivectomía

Indicaciones:

- Eliminación de las bolsas periodontales supraóseas, independientemente de su profundidad, si la pared de la bolsa es fibrosa y firme.
- Eliminación de las hiperplasias gingivales.
- Eliminación de los abscesos periodontales supraóseos.

Contraindicaciones:

- La necesidad de cirugía de remodelación ósea alveolar.
- Situaciones en las que la parte inferior de la bolsa periodontal es apical a la unión mucogingival.
- Consideraciones estéticas, particularmente en el hueso maxilar.

Curación después de la gingivectomía

La respuesta inicial después de la gingivectomía es la formación de un coágulo sanguíneo protector, generándose una respuesta inflamatoria local con el reemplazo del coágulo por tejido de granulación. En un plazo de unas 24 horas se produce un aumento de células del tejido conjuntivo, preferentemente angioblastos, debajo de la capa superficial de la inflamación. Al tercer día predominan numerosos fibroblastos jóvenes en la zona y el tejido de granulación altamente vascularizado crece en sentido coronal, creando un nuevo margen y surco gingival libres. Los capilares derivados de los vasos sanguíneos del ligamento periodontal migran hacia este tejido de granulación y en el plazo de unas dos semanas se conectan con los vasos sanguíneos gingivales. Las nuevas células epiteliales surgen de los estratos espinosos basales y profundos del borde de la herida epitelial y migran hacia la misma sobre una capa de fibrina que luego se reabsorbe y se reemplaza por un lecho de tejido conjuntivo. De 5 a 14 días después de la gingivectomía, la epitelización de la superficie es casi completa y la reparación total ocurre en 1 mes (fig. 4.10).

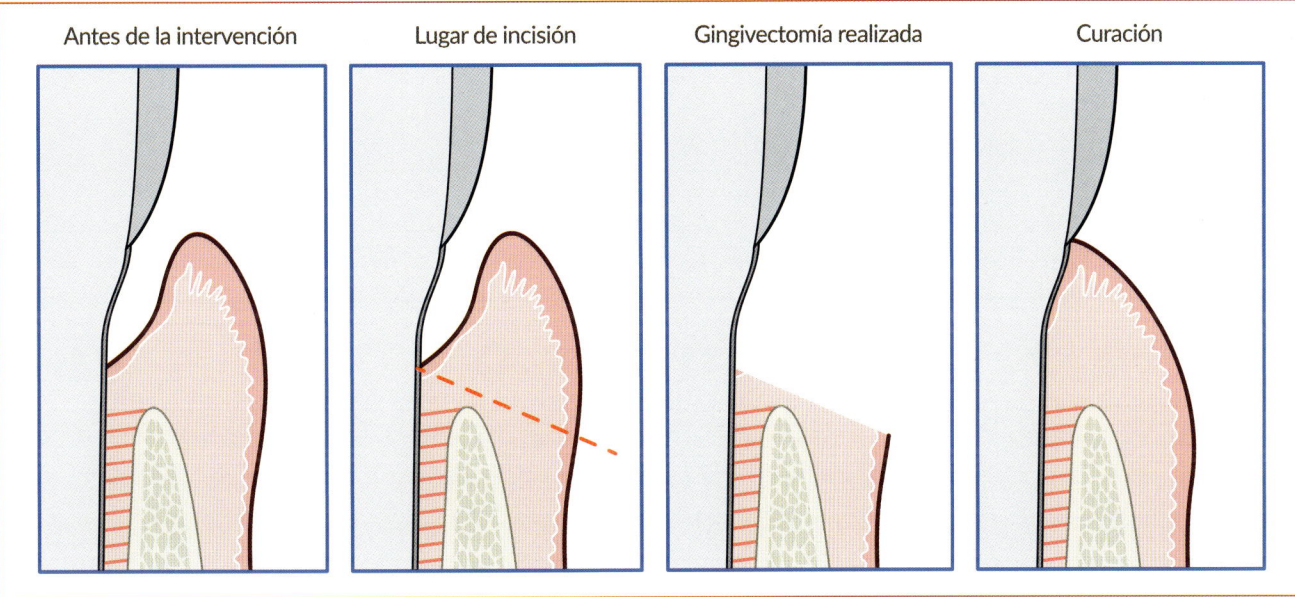

| Antes de la intervención | Lugar de incisión | Gingivectomía realizada | Curación |

FIGURA 4.10. Fases del procedimiento de la gingivectomía estándar.

La incisión de la gingivectomía debe estar lo más cerca posible del hueso alveolar, pero sin exponerlo y se pueden realizar incisiones interrumpidas o continuas. El corte debe biselarse aproximadamente a 45° de la superficie del diente, recreando el patrón festoneado normal de la encía. Si no se bisela la incisión, se dejará una superficie gingival plana, amplia y fibrosa, que precisará más tiempo para desarrollar un contorno fisiológico, favoreciendo la acumulación de placa y cálculo dental y generando una recurrencia de las bolsas periodontales.

La gingivectomía rara vez se usa para tratar la periodontitis e incluso los pacientes con hiperplasia gingival extensa se tratan mejor con cirugías de colgajo, ya que permiten que los defectos óseos subyacentes se puedan visualizar, tratar y luego cubrir con tejido blando. Algunos pacientes que necesitan alargamiento de la corona pueden tratarse con gingivectomía cuando no hay necesidad de cirugía ósea para establecer una anchura biológica adecuada.

Procedimiento para una gingivectomía estándar

El procedimiento para realizar una gingivectomía consta de las siguientes fases (fig. 4.11):

1. Lo primero que hay que hacer es medir la profundidad de la bolsa periodontal con una sonda CP12 en varias áreas en cada diente y observar la superficie vestibular de la encía en la base de la bolsa. Luego, se marcan varios puntos de sangrado a 3 mm coronalmente a la base de la bolsa. Esto se puede hacer con una sonda periodontal y una aguja hipodérmica, pero es más preciso y eficaz si se hace con una pinza de Krane-Caplan. Se realiza una resección de la encía en estos 3 mm marcados, que permiten 1 mm de recesión gingival después de la cirugía y 2 mm de profundidad fisiológica de la bolsa. Una vez conseguido esto, el contorno del defecto quedará perfilado periodontalmente.

2. Se realizan las incisiones de la gingivectomía. Estas pueden efectuarse con un bisturí del n.º 3 y una hoja de bisturí del n.º 11, 15 o 15C o con una fresa de turbina cilíndrica o cónica de diamante de grano medio. La incisión puede ser continua conectando los dientes o discontinua y alrededor de cada diente. La incisión se inicia apicalmente a la marca (debajo de la línea del punto de sangrado) y es direccionada coronalmente biselada en un ángulo de 45°. Hay que asegurarse de que la incisión comience al menos 2 mm coronalmente a la línea mucogingival. El biselado adecuado permitirá restaurar un contorno anatómicamente natural, acelerando la recuperación y evitando un margen gingival grueso y redondeado que promueva la acumulación de placa bacteriana.

3. Posteriormente se retira la encía extirpada con una cureta afilada y se limpian las superficies radiculares expuestas y el tejido de granulación con un limpiador dental por ultrasonidos y unas curetas.

4. Si está indicada, se puede realizar una gingivoplastia para eliminar cualquier área irregular y lograr el acabado final de contorneado de la encía. Se puede realizar con bisturíes

convencionales, láser, electrobisturí o fresas de turbina cilíndricas de diamante de grano grueso.

5. Si hubiera mucho sangrado gingival, normalmente se detiene por sí solo, pero en algunos casos es necesario ejercer

presión directa con una gasa humedecida durante 1-2 minutos para acelerar la hemostasia. También se puede usar un electrocauterio a baterías como los usados en cirugía oftálmica.

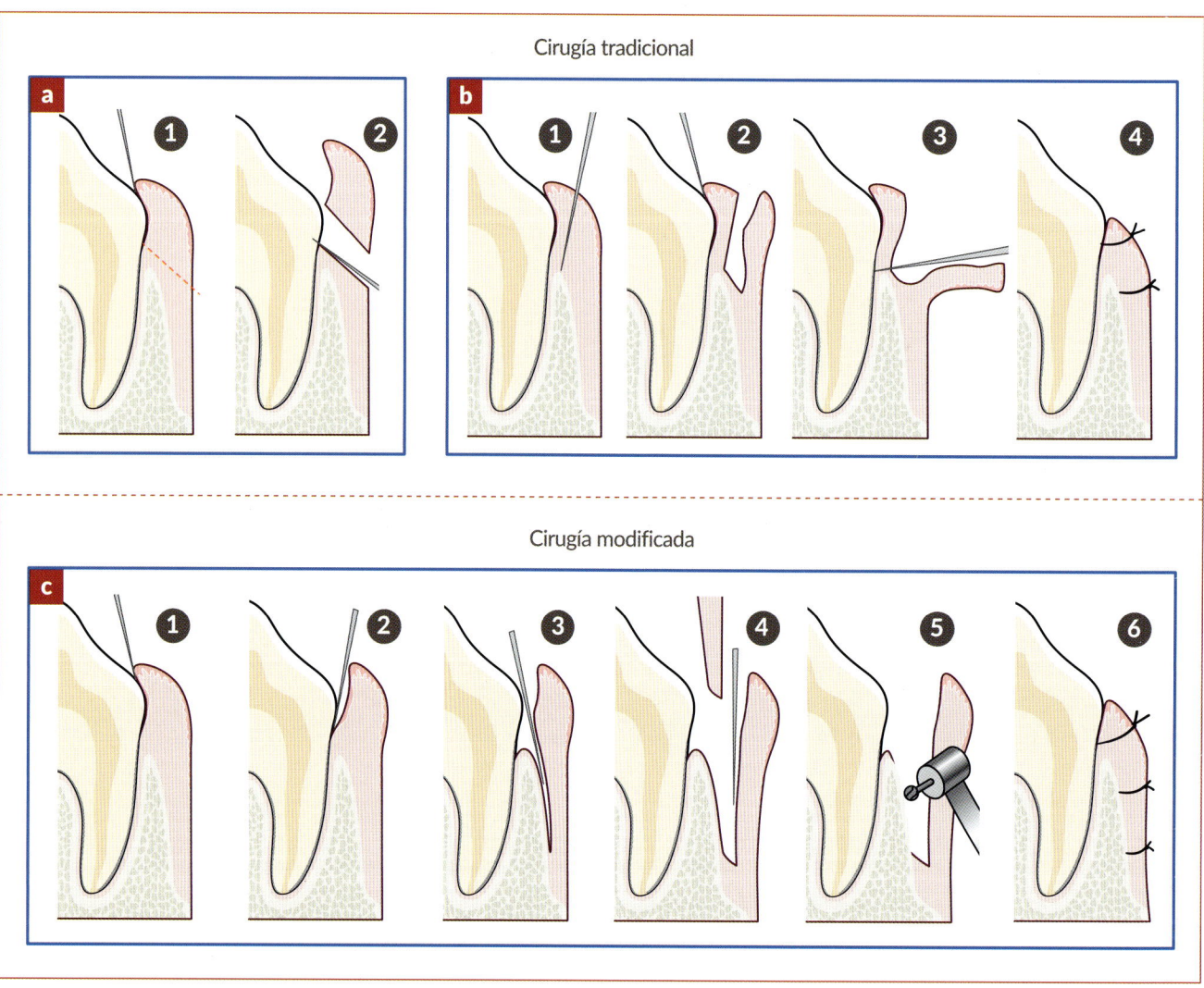

FIGURA 4.11. Esquemas de la cirugía tradicional (a y b) y modificada (c) para la hiperplasia gingival. Una de las operaciones tradicionales (a1-a2) elimina el tejido sobrecrecido principalmente mediante la incisión en bisel externo. Otra operación tradicional consiste en una incisión en bisel interno (b1), una incisión crevicular (b2) y una incisión interpapilar (b3), y el colgajo se reposiciona apicalmente (b4). Ambas tienen como límite la eliminación completa del tejido sobrecrecido y la preservación de la capa epitelial gingival. La primera incisión de la gingivectomía modificada entra a lo largo del surco gingival (c1) y baja hasta el hueso alveolar (c2), se realiza un colgajo de espesor completo superior a la unión mucogingival y posteriormente un colgajo de espesor parcial inferior a la unión mucogingival (c3). Dependiendo de su color y textura, se elimina el tejido conjuntivo fibrótico (c4). El uso de la pieza de mano y la fresa es para la osteoplastia de la cresta alveolar (c5). Los bordes del colgajo se aproximan a la unión amelocementaria con el colgajo reposicionado apicalmente (c6).

CIRUGÍA DE COLGAJOS PERIODONTALES

Juan Ignacio Trobo Muñiz, Alejandra Trobo Montoliu

INTRODUCCIÓN

Después de los tratamientos de cirugía gingival como el curetaje y la gingivectomía, existen casos que presentan defectos periodontales en los cuales estas técnicas no son suficientes y que requieren la realización de colgajos periodontales.

Cuando las bolsas periodontales son profundas (mayores de 5-6 mm) (fig. 4.12), hay lesiones de furca de grado II y III (fig. 4.13), las zonas son de accesibilidad difícil y por todo ello no se pueden tratar adecuadamente las superficies dentales, óseas y mucosas, es necesario recurrir a actos quirúrgicos como la realización de colgajos periodontales para facilitar el acceso a la zona patológica. Estos colgajos son fragmentos elevados de encía para acceder a las raíces y el hueso alveolar.

Nuestro objetivo es, siempre que sea posible, mantener la funcionalidad de los dientes restaurando la función y salud periodontal, así como restablecer la estética dental si hay algún defecto estético o, al menos, aproximarnos a lo ideal.

Estos colgajos tienen que facilitarnos la visibilidad de las estructuras y la limpieza de las superficies enfermas para lograr unos tejidos sanos mediante la eliminación de las bolsas patológicas, el remodelado de la superficie ósea y la cobertura de las superficies descubiertas (fig. 4.14).

Los objetivos de la realización de los colgajos gingivales y mucogingivales son los siguientes:

- Acceso a los dientes para la técnica de raspado y alisado radicular cuando las bolsas son muy profundas.
- Exploración, visibilidad y acceso a las superficies óseas y blandas para su remodelación, eliminando el hueso afectado y necrótico.
- Solucionar defectos gingivales mediante la eliminación de las paredes patológicas de las bolsas periodontales.
- Cubrir las superficies expuestas dentarias e intentar restablecer la estética gingival y dental.

Los colgajos se pueden clasificar en función del espesor del tejido, la posición y su finalidad o propósito (cuadro 4.1).

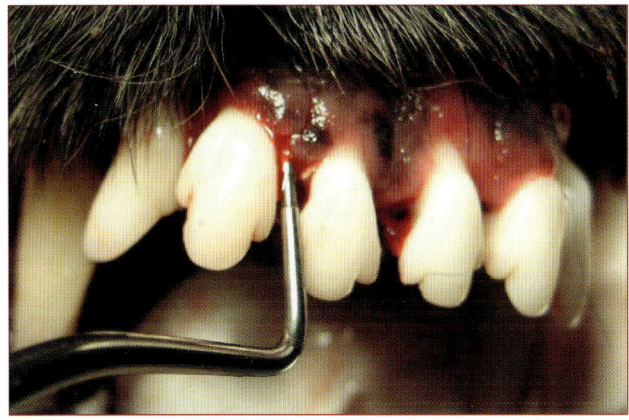

FIGURA 4.12. Bolsa periodontal mesial profunda en el diente 102.

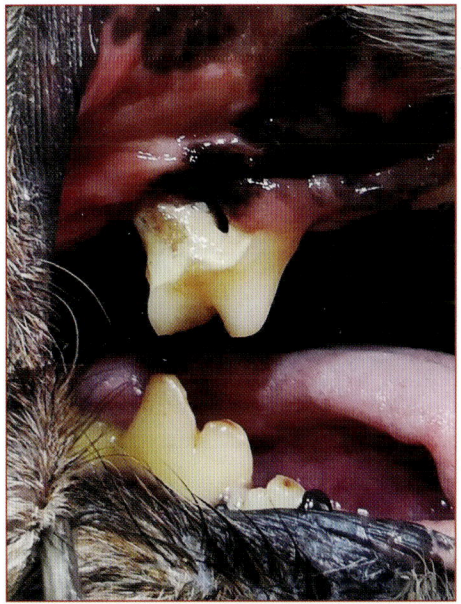

FIGURA 4.13. Lesión de furca de grado III en el diente 108.

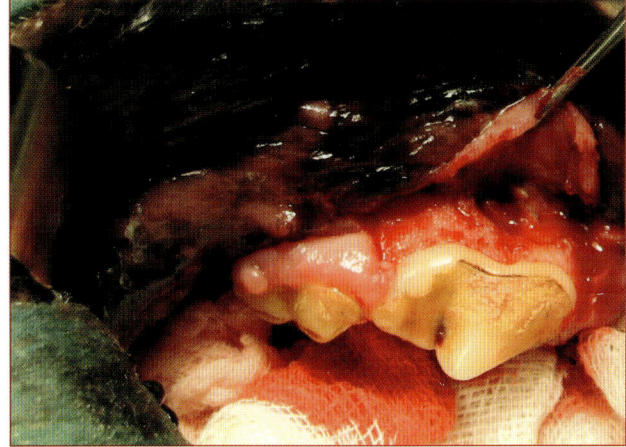

FIGURA 4.14. Afectación subgingival con fístula en la zona de la furca en el diente 108.

CUADRO 4.1. Tipos de colgajos según su espesor, posición y finalidad o propósito.

Tipos de colgajo según el espesor:

- Mucoso o de espesor parcial: solo incluye la mucosa y el tejido conjuntivo adyacente. Se utiliza cuando no hay que realizar cirugía ósea y está indicada una reposición del colgajo (apical, lateral o coronal).
- Espesor total o mucoperióstico: incluye la mucosa oral y el periostio. En estos casos se despegará el periostio con un periostótomo y se llevará a cabo cuando se requiera una cirugía ósea.

Tipos de colgajo según la posición:

- De reposición o posicionados: reponen el defecto mediante desplazamiento del tejido adyacente o perimetral (apical, coronal o lateral) (fig. 4.15).
- Colgajos no reposicionados: son los colgajos palatinos, que se utilizarán ante la ausencia de encía insertada, ya que en tal caso no se puede reposicionar ni coronal, ni apical, ni lateralmente con relación a su posición original.

Tipos de colgajo según su finalidad:

- Para eliminar bolsas periodontales.
- Para conseguir un contorno de tejido duro y blando adecuado.
- Para el establecimiento o retención de una encía de la anchura adecuada.
- Para recolocar y adherir el tejido conjuntivo a niveles más coronarios.

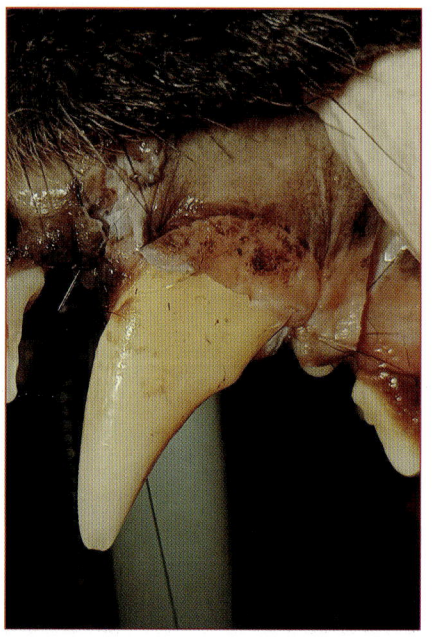

FIGURA 4.15. Colgajo de encía libre sobre el diente 204.

Antes de realizar cualquiera de estas técnicas de colgajo debemos preparar al paciente para mejorar o intentar evitar complicaciones y establecer tratamientos médicos que consideremos necesarios para poder disminuir los procesos infecciosos e inflamatorios. La cavidad oral debe estar en el mejor estado posible de salud, por lo que habremos realizado una profilaxis dental previa (fig. 4.16) 2-4 semanas antes de realizar las técnicas quirúrgicas de colgajo.

En la intervención quirúrgica periodontal, mantendremos unos principios para asegurar los mejores resultados posibles.

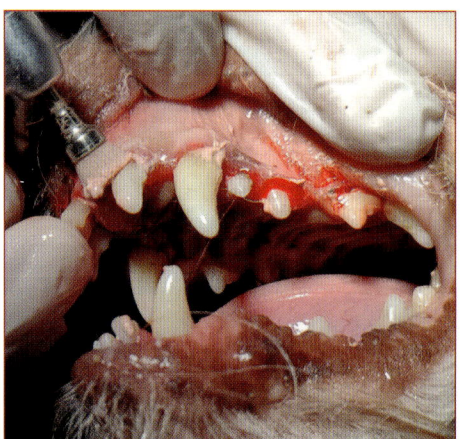

FIGURA 4.16. Profilaxis dental pretratamiento.

Las incisiones se realizarán sobre la encía adherida y el hueso sano, asegurándonos la vascularización de la zona, por lo que el diseño debe ser el adecuado (en ocasiones podemos combinar varios de ellos) para poder movilizar el tejido del colgajo y reposicionarlo en el lugar o lecho elegido.

Los colgajos periodontales suelen combinar incisiones verticales y horizontales con cortes festoneados para adecuarse al contorno de los dientes. Los cortes horizontales delimitan los dientes que se van a tratar y marcan la extensión o límites mesiodistales. Para ello, dirigimos la hoja del bisturí en dirección apical, con bisel interno, separados del borde gingival y en dirección al hueso crestal. Esta incisión biselada interna se realiza en todos los colgajos periodontales. Una vez realizado el corte, se levantará el colgajo gingival para exponer el hueso y las raíces dentarias que queramos tratar.

La incisión realizada en bisel interno nos ofrece una serie de ventajas: eliminar el borde de la bolsa, mantener la superficie externa de la encía y por último dejar un borde gingival residual delgado y afilado que nos asegura una buena unión del epitelio gingival al cemento de la superficie radicular del diente.

Para obtener el colgajo lo elevamos con la parte cóncava del periostótomo, que se orientará al hueso para que no desgarre o produzca perforaciones en el tejido gingival elegido (fig. 4.17). Este colgajo será todo lo amplio y extenso que necesitemos para trabajar, evitando las lesiones como desgarros o perforaciones que suponen una cicatrización tórpida, problemas de aporte vascular y las complicaciones derivadas de ello, como infección, inflamación, retraso de la cicatrización y dolor.

TIPOS DE COLGAJOS PERIODONTALES

En el año 1912, Neumann fue el primero en describir un colgajo periodontal, aunque su finalidad era solo acceder a las superficies radiculares dentarias. Posteriormente describió el colgajo de espesor total mucoperióstico. Este autor despegaba los colgajos con la extensión deseada con respecto a los dientes que se iban a tratar y una vez descubierta la raíz del diente realizaba la eliminación y remodelación ósea de las superficies radiculares.

Más tarde, Widman (1920) realizó otro tipo de colgajo con la finalidad de eliminar las bolsas periodontales además de conseguir la remodelación ósea, con la incisión en bisel interno para mejorar la estética y los resultados.

Posteriormente se modificó este colgajo y se denominó colgajo de Widman modificado, con un enfoque más conservador (Ramjford y Nissle, 1974).

Colgajo de Widman modificado

Las mayores ventajas de este colgajo se observan en el tratamiento de las bolsas profundas, de los defectos infraóseos y cuando queremos que se produzca una mínima recesión (sobre todo en el sector anterosuperior) para obtener no solo la funcionalidad, sino un mejor resultado estético. Este colgajo no elimina la bolsa periodontal y es el más conservador, ya que, tras elevarlo y tratar las superficies radiculares, se repone nuevamente evitando la pérdida del tejido gingival y adecuándose mejor a la estética cervical dental.

Los pasos para realizar este colgajo son los siguientes:

1. Se realiza una primera incisión vertical paralela al eje axial de los dientes, a 1 mm del reborde gingival (fig. 4.18), que se continúa, en dirección horizontal, con una segunda incisión festoneada mesiodistal (fig. 4.19) vestibular y palatina siguiendo el contorneado del perímetro de los dientes implicados y realizando o no más incisiones verticales. La incisión siempre es con bisel interno para adecuar una mejor unión posterior del colgajo a las superficies de los dientes.

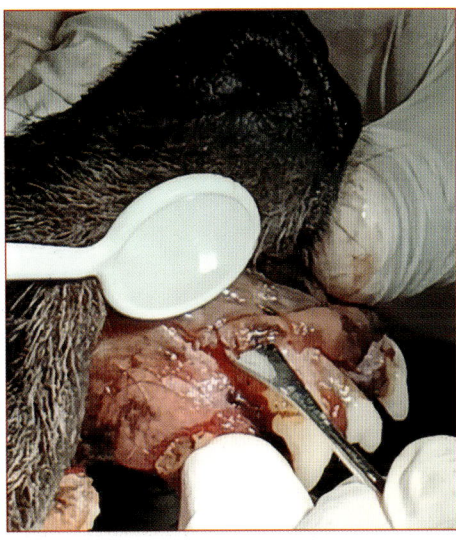

FIGURA 4.17. Elevación de un colgajo mucoperióstico de espesor total con un periostótomo.

2. Se realiza una tercera incisión sobre el hueso alveolar, a nivel de los dientes afectados (fig. 4.20).

3. Se despega el colgajo con espesor completo para exponer las superficies de las raíces y el hueso que se va a tratar (figs. 4.21 y 4.22).

4. El siguiente paso es la eliminación del tejido del rodete gingival afectado. Para ello, se reseca un tejido perimetral gingival que no sea capaz de establecer un epitelio de unión y no conforme un adecuado contorno sellado.

5. Se elimina el tejido de granulación y se efectúa el tratamiento de las superficies radiculares afectadas y la remodelación ósea. Se puede hacer con cucharillas o curetas, actuando sobre el tejido inflamado y el cemento afectado, pero también podemos utilizar instrumentos rotatorios para regularizar las superficies óseas, retocar la superficie cementaria e incluso remodelar la superficie dental mediante una odontoplastia en caso de ser necesario. Posteriormente recolocamos los colgajos sobre las superficies óseas y se ajustan a los bordes gingivales (fig. 4.23). En este punto podría retocarse el colgajo o el hueso de la apófisis alveolar si la adaptación no fuese buena.

6. Finalmente, se procede a la sutura de los colgajos vestibular y lingual o palatino (fig. 4.24).

Este tipo de colgajo establece una adaptación posoperatoria a la superficie radicular con tejido conjuntivo y epitelio sano. Además, se genera un epitelio más largo de unión, que protege frente a la penetración bacteriana. La readaptación y la reinserción debe ser muy buena tanto en la zona vestibular como interproximal. El objetivo es la máxima cicatrización, con una mínima pérdida de tejido periodontal.

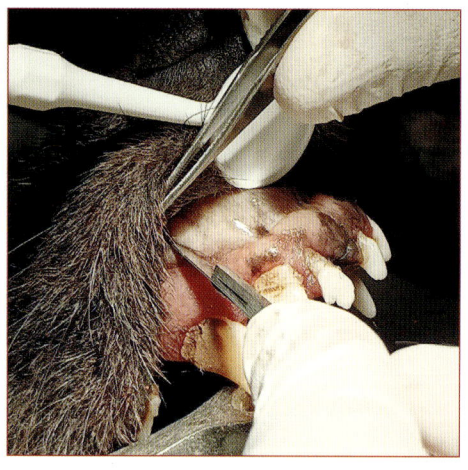

FIGURA 4.18. Incisión vertical para favorecer la movilización y manejo del colgajo mucogingival.

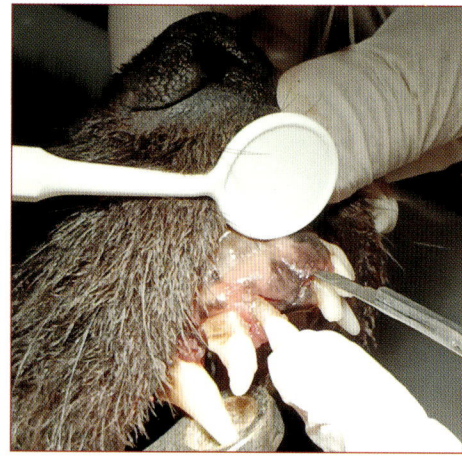

FIGURA 4.19. Incisión sulcular u horizontal vestibular.

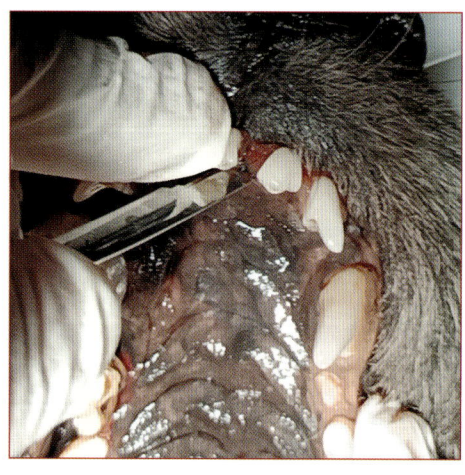

FIGURA 4.20. Incisión intracrevicular palatina.

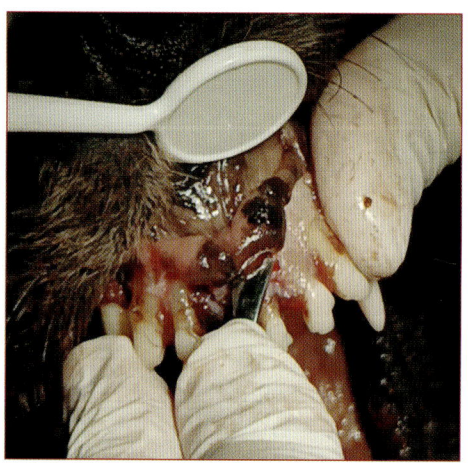

FIGURA 4.21. Elevación del colgajo mucogingival con periostótomo con la zona cóncava pegada al hueso.

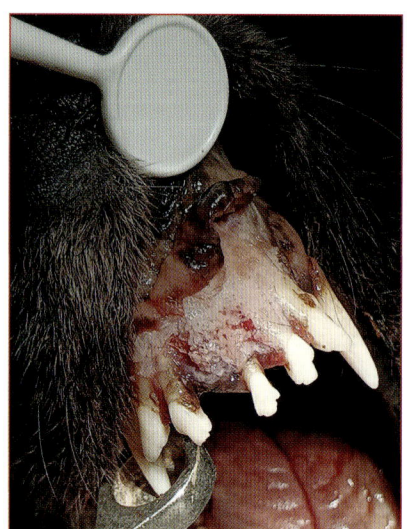

FIGURA 4.22. Colgajo disecado y elevado apicalmente.

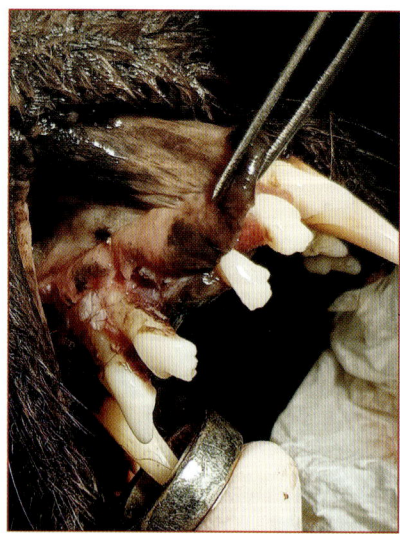

FIGURA 4.23. Recolocación del colgajo para posicionarlo al nivel deseado.

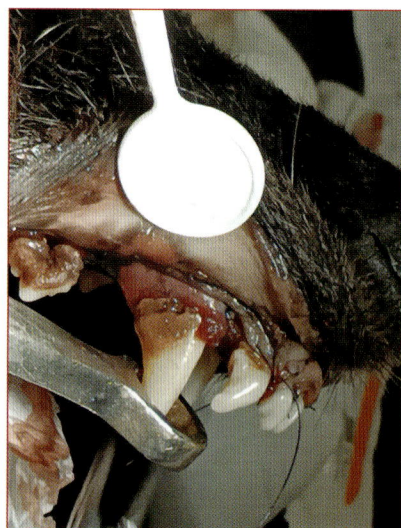

FIGURA 4.24. Puntos de fijación para el inicio de las suturas de recolocación del colgajo en su nueva posición.

Colgajo de reposición apical

Nabers fue el primero en describir este tipo de colgajo en 1954, que tuvo modificaciones posteriores (Friedman, 1962). Esta técnica presenta una serie de ventajas con respecto a la de eliminación de bolsas periodontales utilizada anteriormente y que se basaba en una gingivectomía. Esta técnica se realiza en los casos en los que la base de la bolsa periodontal es más profunda y está localizada en la mucosa alveolar y no en la encía adherida. Con este método se consigue una mejor visibilidad de los factores irritantes locales como el cálculo subgingival, el tejido de granulación y el hueso alveolar afectado.

En los perros estos colgajos están indicados en las zonas de pérdida de hueso horizontal y se puede realizar en dientes individuales (como los caninos) o en grupos (especialmente los incisivos superiores o inferiores). También está indicada en los dientes multirradiculares cuando existen lesiones de furca de grado III, especialmente en los primeros molares inferiores.

Los pasos para realizar este colgajo son los siguientes:
1. Se realizan dos incisiones verticales, una mesial y otra distal, y posteriormente se diseca el colgajo desbridando y eliminando el tejido de granulación existente entre ambas líneas de incisión en dirección apical. Debe existir una adecuada profundidad vestibular y dejar una zona adecuada de encía insertada.
2. Una vez levantado el colgajo eliminaremos un rodete de tejido gingival, y posteriormente realizaremos el raspado y alisado de las raíces y el remodelado de las superficies óseas con los instrumentos rotatorios para conseguir la conformación del periodonto. El objetivo de esta técnica es eliminar bolsas periodontales, remodelar el hueso alveolar y recolocar el injerto en posición apical con respecto a la posición inicial para lograr una adecuada reinserción de la bolsa infraósea
3. Se aplica una sutura a nivel de la nueva cresta alveolar, en las incisiones verticales y en las zonas interproximales (fig. 4.25).
4. Con el colgajo en la zona palatina se actúa de forma distinta: como no se puede reposicionar apicalmente este colgajo, se elimina la encía en exceso a la vez que se adelgaza el colgajo y se realiza una ostectomía del hueso alveolar para poder eliminar bolsas y así obtener un contorneado fisiológico.

Con este desplazamiento apical conseguimos que la encía se reposicione y en el proceso de cicatrización el tejido de granulación nuevo se una, por un lado, al cemento radicular y, por el otro, a las nuevas fibras gingivales. De esta forma,

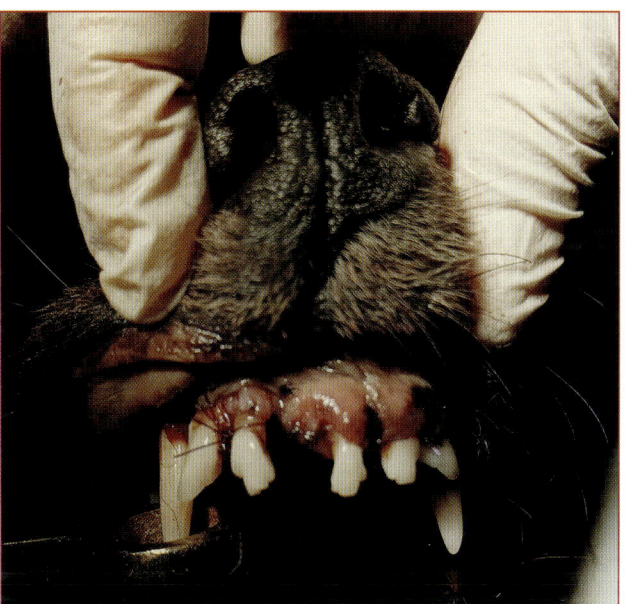

FIGURA 4.25. Sutura del colgajo con una sutura suspensoria interrumpida o continua simple.

conseguiremos un nuevo contorno sobre el hueso en la zona de la sutura. La cicatrización ocurrirá principalmente por primera intención, en especial en las áreas donde se obtuvo un cubrimiento correcto del hueso alveolar con el colgajo desplazado a ese nivel.

También hay colgajos de reposición o desplazamiento coronal, colgajos semilunares y colgajos de paladar para realizar injertos. Estos los veremos en el siguiente apartado de tratamiento de recesiones gingivales.

TRATAMIENTO DE RECESIONES GINGIVALES

Juan Ignacio Trobo Muñiz, Alejandra Trobo Montoliu

Las recesiones gingivales aparecen cuando la encía de los dientes presenta una migración del borde gingival hacia la zona apical del límite o unión amelocementaria (LAC), exponiéndose la raíz y el cemento radicular. Todo esto ocasiona unas alteraciones estéticas por estas exposiciones o denudaciones radiculares y desde el punto de vista funcional un aumento de la sensibilidad dentaria al frío, calor y ácidos por la exposición de los tubulillos dentinarios, aunque en los perros no se suele manifestar tan intensamente como en los humanos.

La presencia y extensión de la recesión gingival está relacionada con la edad, traumatismos oclusales (poco frecuentes en perros y gatos), en dientes con maloclusiones de Angle de clase I como rotaciones, apiñamiento, lingualización o vestibulización (fig. 4.26), poca higiene y patologías periodontales, especialmente relacionadas con perros de tamaño pequeño. La recesión es más frecuente en las superficies bucales o vestibulares de los dientes. Estas recesiones pueden afectar a una o más raíces, con las consecuentes repercusiones estéticas. Existe una serie de factores predisponentes además de las maloclusiones, como las dehiscencias óseas, corticales de hueso finas y las correcciones ortodóncicas que modifiquen las posiciones dentales y descubran parte de la porción cervical de los dientes.

Cuando se presentan estas recesiones y exposiciones radiculares, se produce un efecto visual de dientes más largos como consecuencia de una mayor exposición de la superficie dental por debajo de la línea gingival fisiológica.

La recesión gingival hace que aparezcan las troneras interproximales entre los dientes, especialmente en los incisivos superiores e inferiores y en los premolares y molares que tengan contacto interproximal. Ello implica que puedan acumularse placa bacteriana y cálculos dentales, restos de comida y pelos procedentes de su limpieza o acicalamiento (fig. 4.27), lo que conlleva una progresión y agravamiento de los problemas periodontales cuando la recesión alcanza o supera la línea mucogingival (fig. 4.28).

Los problemas derivados de la estética no suelen ser una causa por la que acudan los propietarios con sus mascotas, salvo que sean muy marcados, con inflamación y sangrado. En estos casos podemos limitarnos a realizar un mantenimiento periodontal y seguimiento de la evolución de la recesión, a no ser que observemos que se compromete la integridad del diente.

Los animales reflejan poco los problemas funcionales de la sensibilidad dentaria y tampoco suelen registrarlos los propietarios. Cuando apreciemos movilidad de los dientes por la pérdida de soporte debido a la reabsorción del hueso alveolar vestibular o detectemos problemas periodontales graves, debemos avisar al propietario de la conveniencia de llevar a cabo tratamientos para evitar mayores problemas.

La clasificación de las recesiones gingivales en la clínica humana es la que se describe a continuación y podemos extrapolarla, en odontología veterinaria, a los dientes que tienen entre ellos contacto interproximal como son los incisivos y los últimos premolares y molares. Hay dientes como los caninos y primeros premolares que no tienen contacto interproximal y en estos es más difícil aplicar está clasificación.

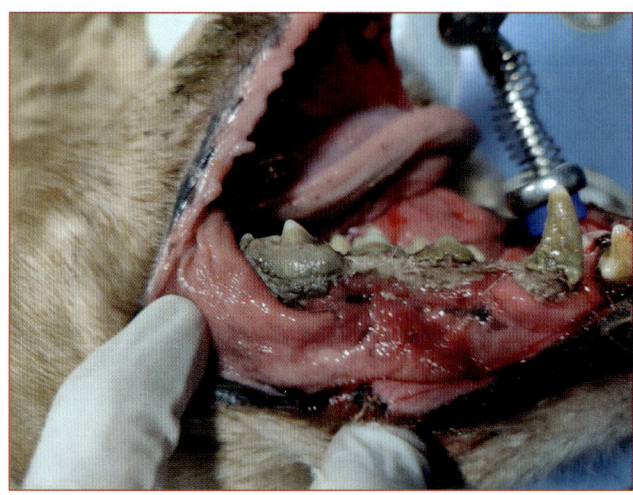

FIGURA 4.27. Enfermedad periodontal avanzada y grave con muchos cálculos, placa y pelos.

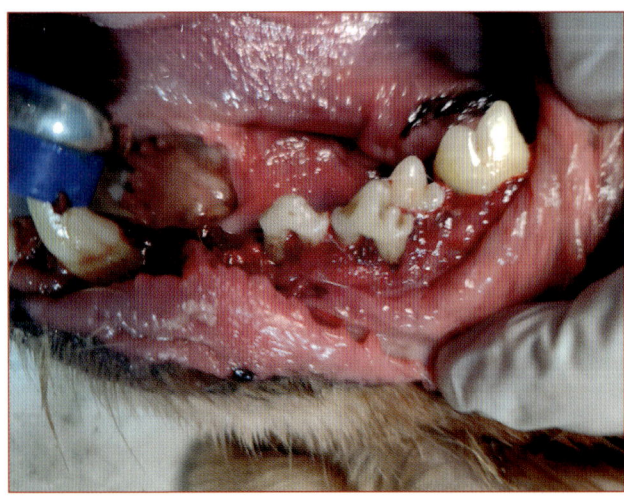

FIGURA 4.26. Posición dentaria anómala con exposición radicular en los dientes 306 y 307.

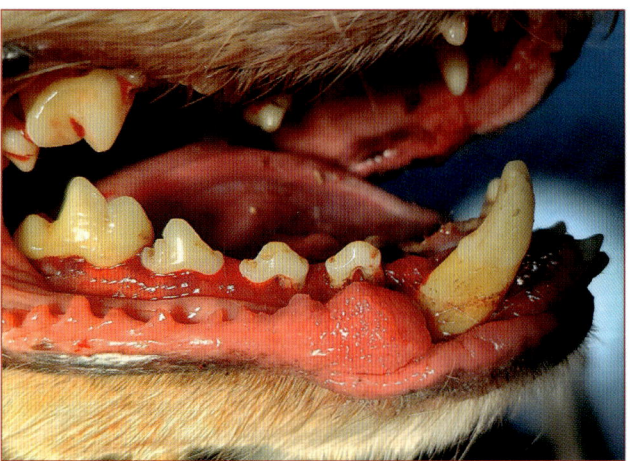

FIGURA 4.28. Recesión gingival y pérdida de soporte avanzada en el diente 404, que supera la línea mucogingival, y moderada en el diente 406.

La clasificación clínica de las recesiones gingivales más utilizada es la que describió Miller en 1985, que establece 4 clases:

- **Clase I:** recesión de los tejidos marginales gingivales que no alcanza la línea mucogingival. No existe perdida periodontal.
- **Clase II:** recesión de la encía más allá de la unión muco-gingival sin pérdida de inserción periodontal (hueso o tejidos blandos) en la zona interproximal.
- **Clase III:** recesión de los tejidos marginales gingivales que va más allá de la unión mucogingival con pérdida de la inserción periodontal en el área interdental o maloclusión dentaria.
- **Clase IV:** recesión de los tejidos marginales gingivales que va más allá de la unión mucogingival con pérdida grave de hueso o tejido blando en el área interdental (fig. 4.28).

Las **indicaciones de tratamiento** de las recesiones gingivales localizadas mediante cirugía plástica periodontal son habitualmente las siguientes:

- Indicaciones estéticas: aunque en el perro tradicionalmente no suele tenerse mucho en cuenta, en los últimos años hay más demanda por parte de los propietarios de tratamientos estéticos dentales.
- Indicaciones de salud periodontal: las recesiones gingivales son progresivas con la edad y la enfermedad periodontal y hay que revertirlas o, al menos, estabilizarlas, pues puede haber sensibilidad dentinaria, aunque en el perro, mediante las pruebas de frío o calor siempre con el animal despierto y consciente, es difícil de evaluar, excepto la sensibilidad al frío al beber agua fresca.
- En los perros trataremos las clases II, III y IV, aunque en estas últimas los resultados pueden ser más inciertos y menos predecibles, y en aquellos dientes que tengan contactos interproximales (fig. 4.29).

Antes de efectuar los tratamientos, los dientes afectados deben prepararse realizando una profilaxis dental, con un raspado y alisado previo de la zona radicular expuesta y de las bolsas periodontales existentes, así como un pulido dental. También esta aconsejado tratar la superficie radicular expuesta con un ácido débil como el ácido cítrico o con tetraciclinas, pues de esta forma se descontamina la zona y las fibras de colágeno de la dentina se exponen para conseguir posteriormente una mejor adhesión del coágulo a la raíz y a las superficies de los injertos.

Además, hay una serie de factores que mejoran el pronóstico del resultado de los injertos, como son la buena salud general del paciente y el buen mantenimiento de la higiene oral mediante el control del posible acúmulo de placa bacteriana y, por consiguiente, también el control de la inflamación. En todos los casos, los propietarios tienen que estar implicados en el cuidado y mantenimiento de la higiene oral de su animal.

Es importante considerar que el tejido gingival y la mucosa palatina mantienen sus características cuando se trasplantan a zonas de la mucosa alveolar y se considera que los resultados son predecibles.

Se utilizan injertos pediculados que se colocan en la zona receptora (lecho receptor), pero manteniendo su conexión con la zona donante, y por otro lado se realizan injertos de tejido blando libres que se obtienen de un territorio donante a distancia y que se injertan en la zona receptora sin ningún tipo de conexión entre ambas.

Las técnicas para la resolución de las recesiones gingivales que vamos a describir son las más frecuentemente utilizadas.

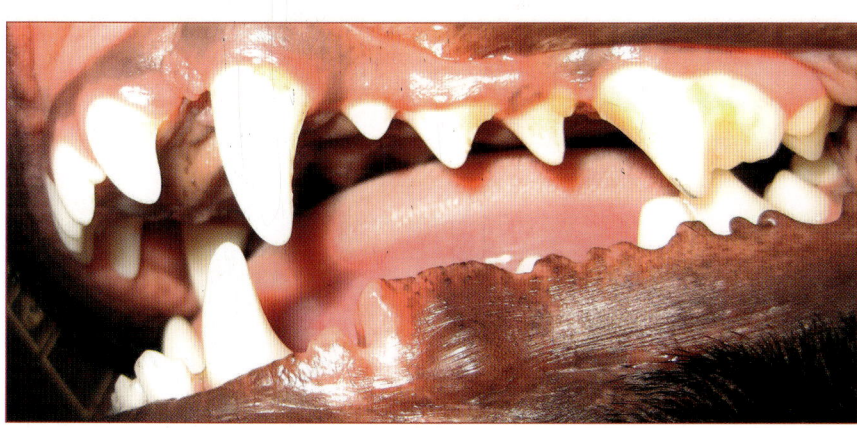

FIGURA 4.29. Dientes incisivos y molares con contactos interproximales.

COLGAJO DE TEJIDO BLANDO PEDICULADO CON DESPLAZAMIENTO LATERAL

Este tipo de colgajo es lateral deslizante. Con esta técnica, se cubre el defecto radicular expuesto mediante un colgajo de espesor total desplazado lateralmente desde una zona adyacente o donante. Solo existe un lecho quirúrgico receptor y se asegura el aporte vascular a través del pedículo del colgajo. Debemos obtener un colgajo con una superficie lo más extensa posible para la cobertura del defecto y se dejará que la zona donante cicatrice por segunda intención, por lo que puede existir una recesión ulterior en la zona donante que debemos prever. Por esta razón, esta técnica suele practicarse solo en dientes unitarios. Debido a este inconveniente, se intenta que las zonas donantes sean edéntulas. Hay que elegir el tejido adyacente donante con una banda ancha de encía insertada.

Existen contraindicaciones como la presencia de bolsas periodontales interproximales, la ausencia de hueso en la zona interproximal o cuando existe una gran prominencia radicular. El colgajo desplazado debe inmovilizarse con suturas sin tensión, ya que si existiera tensión no se obtendría un buen resultado.

COLGAJO SEMILUNAR

En 1986, Tarnow introdujo el colgajo semilunar de reposicionamiento o reubicación coronal, el cual presenta ventajas sobre otras técnicas, ya que es un procedimiento de mínima invasión, sin acortamiento del vestíbulo y sin interferencias con las papilas adyacentes. La técnica es una variante del colgajo de reposición coronal.

El procedimiento es el siguiente:

1. Sobre un diente seleccionado (en este caso el 204) se determina el grado o distancia de la recesión gingival (fig. 4.30).
2. Se mide una distancia de 2-3 mm del borde sobre el que haremos la incisión en forma semicircular o semilunar paralela al borde gingival (fig. 4.31).
3. El colgajo será de espesor parcial, llegando a la mucosa alveolar por la zona apical al cuello del diente y a unos 2 o 3 mm del borde gingival (fig. 4.32).
4. A continuación, realizamos un despegamiento del colgajo con un periostótomo (fig. 4.33) y posteriormente pasamos una sonda para determinar todo el tejido existente entre la incisión y el borde marginal gingival comprobando su liberación para poderlo movilizarlo (fig. 4.34).
5. El tejido obtenido se mueve coronalmente hacia la posición que deseemos en la línea amelocementaria (fig. 4.35). Finalmente, se coloca un punto de sutura suspensorio y ponemos una gasa humedecida en suero fisiológico durante 5 minutos (fig. 4.36).

Las ventajas de esta técnica es que solo existe una línea de incisión, no expone ni crea defectos en los dientes adyacentes y el traumatismo quirúrgico es muy pequeño. Pero es imprescindible tener siempre un rodete de encía insertada.

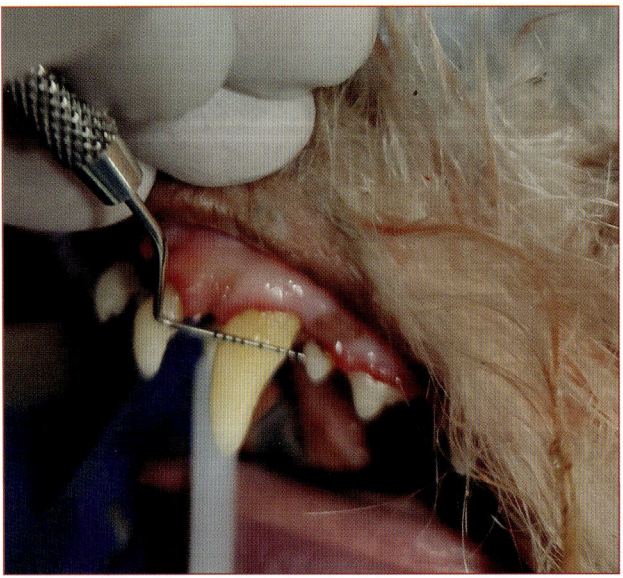

FIGURA 4.30. Determinación de la línea de recesión gingival en el diente 204.

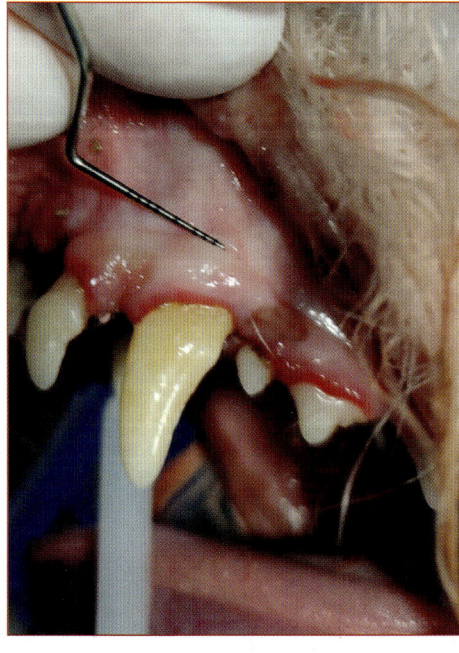

FIGURA 4.31. Identificación de la distancia de 2-3 mm del borde gingival en el diente 204.

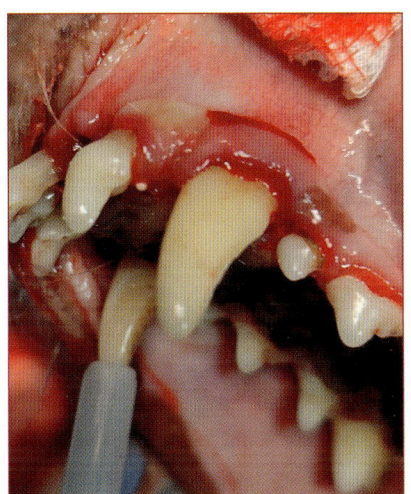

FIGURA 4.32. Incisión en forma semilunar paralela al borde gingival.

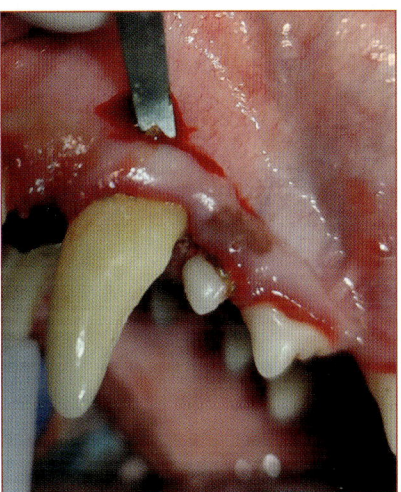

FIGURA 4.33. Despegamiento con el periostótomo.

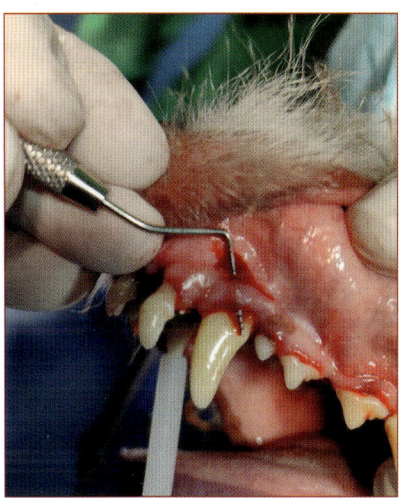

FIGURA 4.34. Liberación del colgajo y comprobación mediante la introducción de la sonda periodontal.

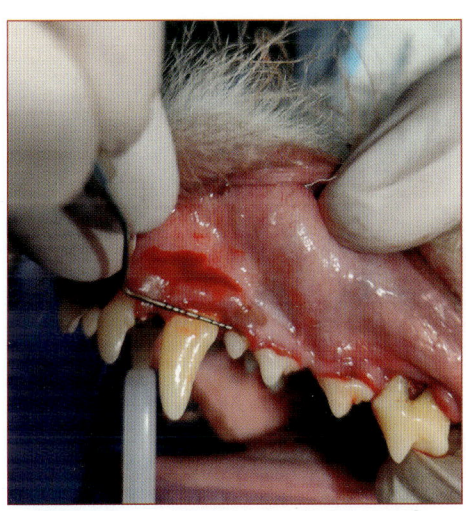

FIGURA 4.35. Reposición del colgajo en el lugar deseado.

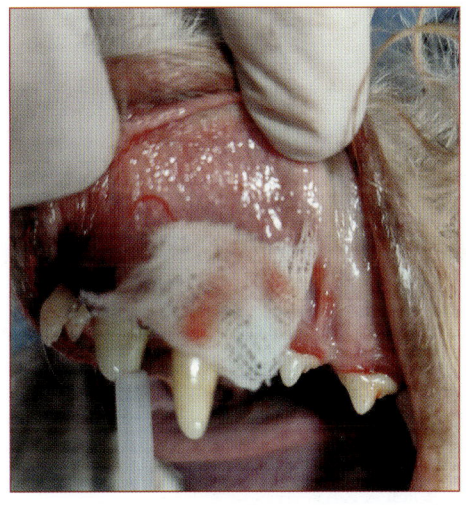

FIGURA 4.36. Colocación de una gasa humedecida con suero fisiológico tras la sutura del colgajo.

INJERTO LIBRE DE TEJIDO BLANDO

Esta técnica de recubrimiento radicular fue descrita por Langer en 1985 con un adecuado efecto estético.

Se puede aplicar en dientes individuales o en grupos dentarios. El tejido que se va a injertar puede ser tejido blando epitelizado o tejido conjuntivo subepitelial de la mucosa masticatoria palatina o de la encía.

El injerto obtenido libremente de la zona gingival (epitelio y conjuntivo), se diseca del lecho donante y se injerta en la zona receptora a distancia. No obstante, el injerto de encía libre no es el que se utiliza habitualmente como tratamiento de elección para los procedimientos de cobertura radicular.

Otra opción con mejores resultados y más predecibles son los injertos de tejido conjuntivo subepitelial. Esta técnica se considera efectiva para cubrir la zona radicular expuesta con un adecuado efecto estético. Para realizarla, una vez puesto el injerto libre conjuntivo subepitelial en el lecho receptor, recubrimos toda la zona con un colgajo mucogingival para intentar asegurar el lecho vascular y la nutrición del injerto. Existen dos zonas quirúrgicas, la donante del injerto y el lecho receptor.

Las claves de esta técnica son:

- Disponer de una superficie amplia que nos asegure un buen aporte vascular y un injerto del tamaño adecuado.
- Una superficie radicular tratada y adecuada para la buena adaptación y adhesión del injerto.
- Asegurar la inmovilidad del injerto.

113

Para realizar esta técnica:

1. Se hacen dos incisiones en la zona mesiovestibular y disto-vestibular de 3-4 mm a nivel de los dientes afectados y se despega el tejido (fig. 4.37).

2. Sobre el defecto que queda realizaremos un molde (por ejemplo, con papel de plata estéril) que recortaremos con la forma requerida (fig. 4.38).

3. Posteriormente lo colocamos sobre la zona donante y obtenemos un tejido con la misma extensión y morfología (fig. 4.39), tras lo que realizamos el cierre correspondiente (fig. 4.40).

4. Desplazaremos el injerto a la zona receptora (fig. 4.41), daremos unos puntos de sutura de fijación (fig. 4.42) y continuaremos para estabilizarlo en su posición (figs. 4.43 y 4.44).

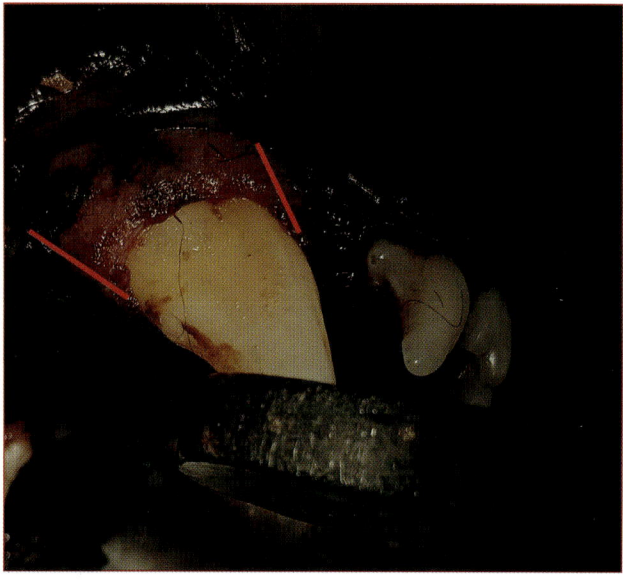

FIGURA 4.37. Recesión gingival en el diente 104. Las líneas marcan el lugar de las incisiones de 3-4 mm hacia la zona vestibular.

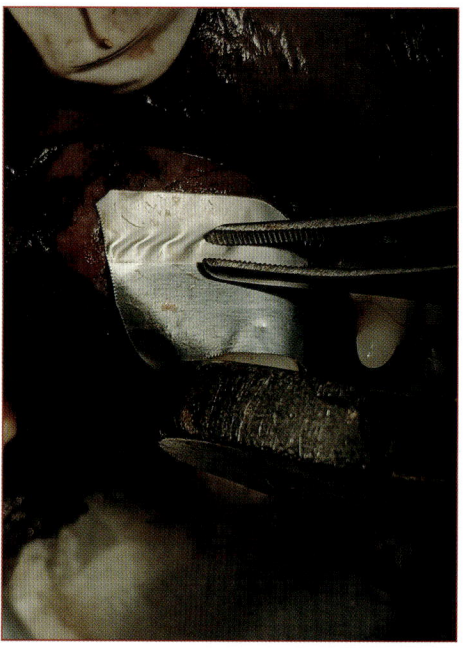

FIGURA 4.38. Molde metálico usado como modelo de la falta del tejido que se debe reponer.

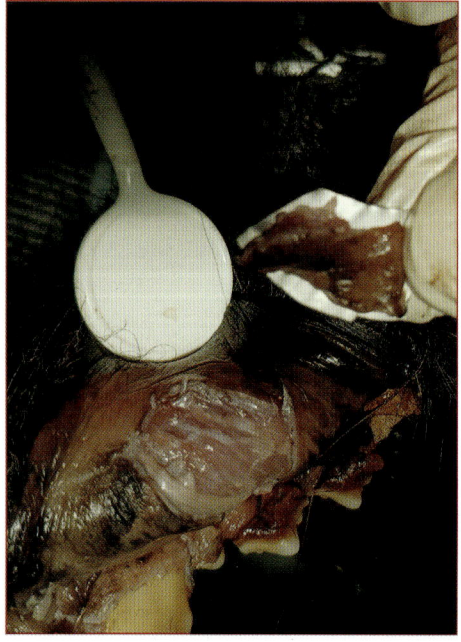

FIGURA 4.39. Injerto obtenido.

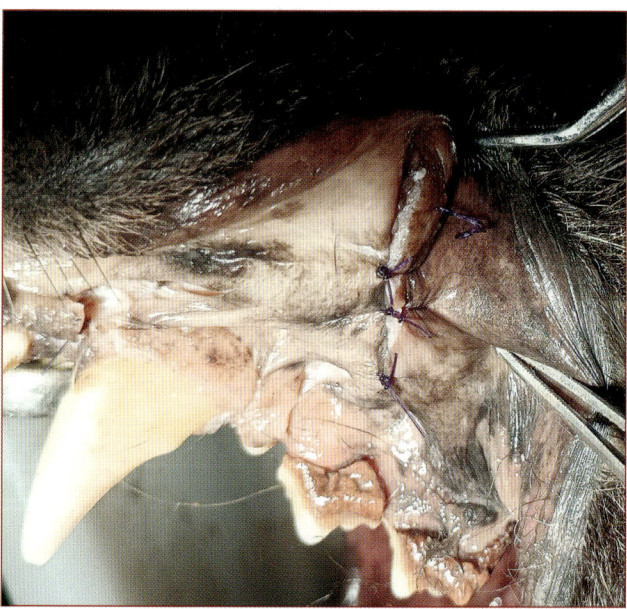

FIGURA 4.40. Sutura de la zona donante.

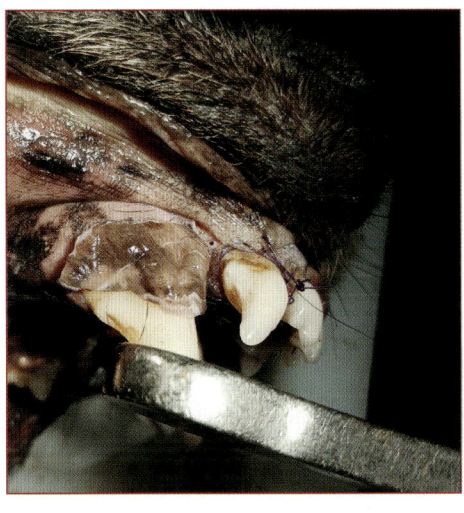

FIGURA 4.41.
Estabilización del injerto en la zona receptora.

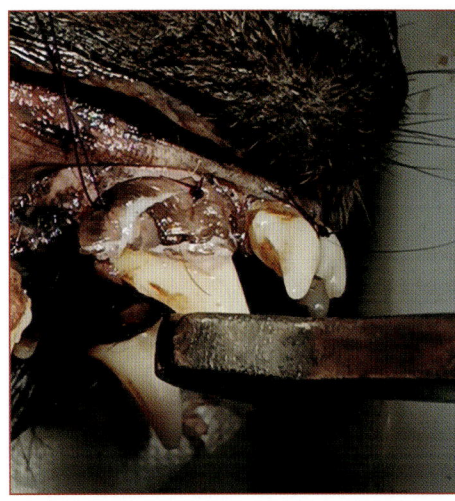

FIGURA 4.42.
Fijación del injerto con dos puntos.

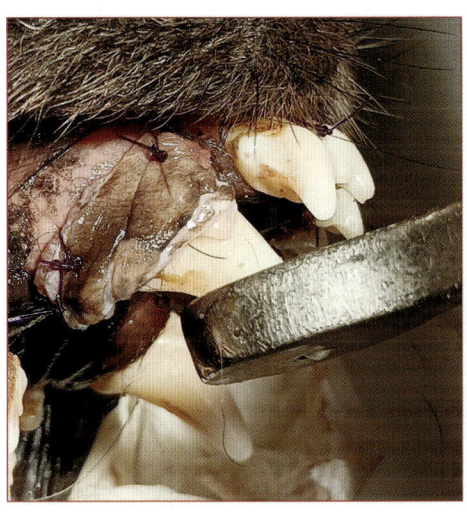

FIGURA 4.43.
Sutura del injerto en su lecho receptor.

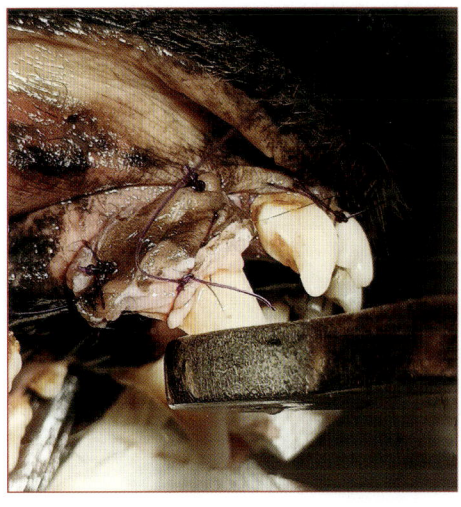

FIGURA 4.44.
Sutura definitiva del injerto.

MEDICINA REGENERATIVA DEL PERIODONTO

Carlos Alberto Antunes Viegas, João Filipe Requicha, Maria Isabel Ribero Dias

Según recogen en su artículo Larsson y colaboradores (2016), Mason y Dunnill (2008) describieron la medicina regenerativa como una rama de la medicina donde se desarrollan terapias que reemplazan o regeneran células, tejidos u órganos, restaurando o estableciendo su función normal. La medicina regenerativa e ingeniería de tejidos tiene como propósito "estimular la regeneración de tejidos y órganos mediante la implantación de modelos bioactivos para la regeneración *in vivo* o mediante la construcción de sustitutos *in vitro* específicos para cada paciente". Es un área de investigación que incluye una amplia gama de disciplinas, como la biología de las células madre, la ciencia de los materiales, la medicina, la química, la nanotecnología y la fabricación (Bartold *et al.*, 2016, Rios *et al.*, 2011, Webber *et al.*, 2015).

El equilibrio entre la reabsorción y la formación ósea es vital para el mantenimiento y la regeneración del hueso alveolar y las estructuras de soporte alrededor de los dientes y los implantes dentales. Los defectos óseos en la cavidad oral pueden variar significativamente, desde lesiones intraóseas más pequeñas y localizadas, resultantes de enfermedades periodontales o periimplantarias, hasta defectos óseos extensos asociados con traumatismo facial, resección de tumores o defectos congénitos (Pagni *et al.*, 2012).

Ante la presencia de un defecto periodontal, se pueden aplicar técnicas de medicina regenerativa e ingeniería de tejidos periodontales, que tienen como objetivo restaurar los tejidos periodontales blandos y duros mediante la utilización de células, andamios o moléculas de señalización, con el fin de obtener tejidos orales funcionales. Esto permite la regeneración de todos los tejidos dañados o perdidos por la enfermedad periodontal, como el cemento de la superficie radicular, el hueso alveolar y los tejidos conjuntivos circundantes.

BIOMATERIALES EN LA REGENERACIÓN DEL PERIODONTO

La existencia de varios tipos de células y tejidos, las superficies radiculares avasculares, la diferente composición de la microbiota, la complejidad de las inserciones y las interfases estroma-celulares hacen que la regeneración periodontal sea más complicada de obtener en comparación con tejidos como el hueso, por ejemplo.

Los biomateriales utilizados en la regeneración tisular se pueden dividir en términos generales en:

- Materiales que cubren el área de pérdida del hueso alveolar, protegiéndola del crecimiento epitelial (barreras).
- Materiales que reemplazan la porción faltante de hueso alveolar (injertos óseos o sustitutos óseos).
- Materiales con actividad biológica que pueden aplicarse directamente en el defecto (biológicos o terapia celular).

REGENERACIÓN TISULAR GUIADA Y REGENERACIÓN ÓSEA GUIADA

El principio biológico de la regeneración tisular guiada (RTG) consiste en utilizar una barrera física que permita la recolonización celular de las superficies radiculares dentarias por las células del ligamento periodontal.

Esta técnica es complementada con la regeneración ósea guiada (ROG), que consiste en utilizar una membrana rígida para que el coágulo sanguíneo formado durante la cirugía periodontal se estabilice y las células osteogénicas puedan colonizar y regenerar el espacio óseo perdido.

Melcher (1976) propuso por primera vez la capacidad regenerativa de los tejidos periodontales y el concepto de colocar una barrera física a lo largo de la superficie radicular del diente, después de la cirugía periodontal, para prevenir la migración apical del epitelio.

Basándose en esta teoría, Nyman y colaboradores, en 1982, se dieron cuenta de la importancia de la repoblación selectiva de los defectos periodontales, donde existen tejidos dañados con células con capacidad regenerativa, con el objetivo de la regeneración periodontal, desarrollando así el principio de regeneración tisular guiada.

La RTG es el procedimiento de regeneración del tejido periodontal mediante la inserción de una membrana de barrera física oclusiva en el lecho quirúrgico, entre el tejido gingival (epitelial) y el hueso alveolar y ligamento periodontal, para inhibir la migración descendente del tejido conjuntivo y epitelial a través del lecho quirúrgico. Esto proporciona un espacio para que las células migren más lentamente, repoblando el área protegida, y que sean capaces de regenerar el periodonto (fig. 4.45).

Después de la aplicación de la membrana barrera se forma una interfase de tejido-membrana, con absorción de la proteína plasmática, que facilita la atracción a la superficie de la membrana de los factores de crecimiento relacionados y las células progenitoras.

En esta etapa, es fundamental realizar múltiples perforaciones en la corteza del hueso (también llamada penetración intramedular), ya que ayuda a la producción de un exceso de células angiogénicas y osteogénicas que facilitan la creación de nuevos vasos sanguíneos y la construcción de tejido óseo nuevo.

Existe controversia sobre las células efectoras en la regeneración periodontal. Algunos informes indican que las células del ligamento periodontal (PDL) tienen el potencial de comportarse como osteoblastos o cementoblastos cuando se les suministran factores de crecimiento y se les permite proliferar. Otros datos indican que estas células del PDL tienen la capacidad de regular la formación de minerales, por lo que esto ayudará a evitar la anquilosis durante la regeneración. En otros estudios, se ha descrito que las células del PDL *in vivo* e *in vitro* exhiben propiedades osteoblásticas mínimas. Algunos informes también señalan a las células óseas como el origen de las células regenerativas.

Para poder aplicar las técnicas de RTG y ROG necesitamos conocer los distintos elementos necesarios, como son los materiales de barrera, los injertos óseos, el uso de factores de crecimiento, la terapia con células madre, la terapía génica y más recientemente las impresiones tridimensionales y las interfases biohíbridas.

Materiales de barrera

Las membranas de barrera se dividen tradicionalmente en las categorías de absorbibles y no absorbibles (que necesitan un segundo procedimiento quirúrgico para su extracción). Según sus orígenes, las barreras también se pueden dividir en otras categorías como autógenas, alogénicas, xenógenas y aloplásticas. Las más tradicionalmente usadas son las membranas de barrera xenogénicas (p. ej.: bovina o porcina) y sintéticas (Pilipchuk *et al.*, 2015).

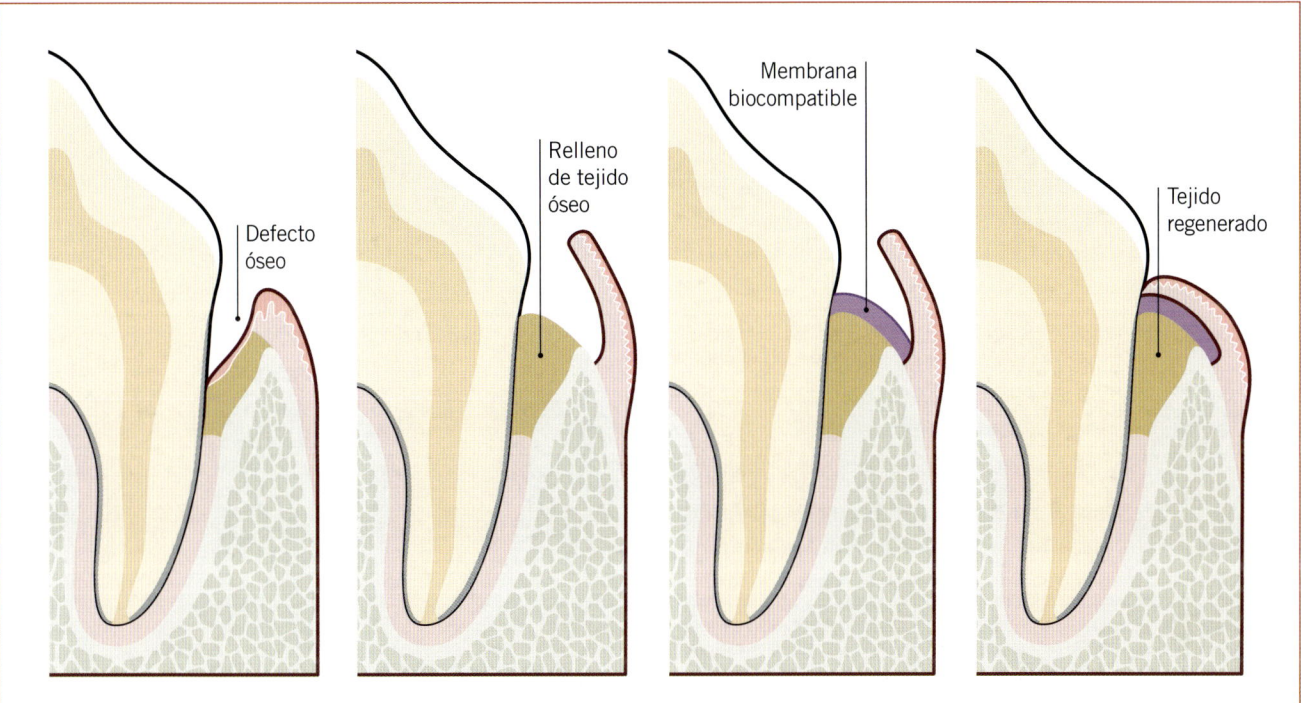

FIGURA 4.45. La regeneración tisular guiada (RTG) es una de las técnicas periodontales destinadas a restaurar un defecto óseo mediante el uso de una membrana biocompatible que puede ser absorbible o no reabsorbible.

Por otra parte, las membranas de "tercera generación" actúan no solo como barreras, sino también como dispositivos de administración de agentes específicos, como antibióticos y factores de crecimiento y diferenciación (Sam y Pillai, 2014).

En ocasiones se utilizan membranas junto con injertos óseos, que pueden poseer características osteoconductivas u osteoinductivas, además de la función de andamiaje, la provisión de espacio y la estabilización de los coágulos sanguíneos (Hollister, 2009).

Injertos óseos

Según su origen, los injertos óseos se han dividido clásicamente en autógenos o autoinjerto, alogénicos o aloinjerto, xenógenos o xenoinjerto y sintéticos o aloplásticos (Pilipchuk *et al.*, 2015).

Las principales ventajas e inconvenientes de cada tipo de injerto óseo se describen en la tabla 4.1.

Factores de crecimiento y diferenciación

Los elementos o mediadores biológicos podrían considerarse la generación más reciente y de rápido desarrollo de agentes utilizados para la ingeniería ósea alveolar. Podrían clasificarse en términos generales en factores de crecimiento, células madre y agentes de terapia génica.

Tipos de injertos según su origen

- **Autoinjerto**: obtenido del mismo paciente o receptor.
- **Aloinjerto**: procedente de un individuo de la misma especie que el receptor.
- **Xenoinjerto**: obtenido de un individuo de una especie diferente a la del receptor; normalmente de la especie bovina, porcina o equina.
- **Sintético**: de origen sintético, creado en un laboratorio.

Los factores de crecimiento utilizados en la ingeniería de tejidos periodontales incluyen el derivado de la matriz del esmalte (EMD), el factor de crecimiento derivado de plaquetas (PDGF), las proteínas morfogenéticas óseas (BMP), el factor de crecimiento endotelial vascular, el factor de crecimiento y diferenciación 5, el factor de crecimiento derivado del cerebro y el factor de crecimiento transformante β.

Varios estudios han informado sobre su impacto en la regeneración de tejidos tanto en entornos preclínicos como clínicos (Pilipchuk *et al.*, 2015). Las BMP son miembros de la superfamilia del factor de crecimiento transformante β y son factores importantes en la formación ósea. La Administración

Tipo de injerto óseo	Ventajas	Inconvenientes
TABLA 4.1. Ventajas e inconvenientes de cada tipo de injerto óseo.		
Autoinjerto	■ Injerto osteogénico. ■ No hay riesgo de infección ni de rechazo.	■ Necesidad de un segundo lecho quirúrgico. ■ Intervención más larga. ■ Cuidados posoperatorios más molestos para el paciente. ■ Cantidad de injertos limitada. ■ Calidad regular del hueso retirado.
Aloinjerto	■ No se necesita un segundo lecho quirúrgico. ■ Tiempo de intervención reducido. ■ Cantidad de injertos ilimitada. ■ Propiedades osteoconductoras de buena calidad.	■ Sin propiedades osteogénicas.
Xenoinjerto	■ No se necesita un segundo lecho quirúrgico. ■ Tiempo de intervención reducido. ■ Cantidad de injertos ilimitada.	■ Sin propiedades osteogénicas. ■ Injertos poco remodelables.
Sintético	■ No se necesita un segundo lecho quirúrgico. ■ Tiempo de intervención reducido. ■ Cantidad de injertos ilimitada. ■ Precios económicos.	■ Sin propiedades osteogénicas. ■ Resultados poco predecibles.

de Alimentos y Medicamentos de los Estados Unidos (FDA) ha aprobado las BMP-2 y BMP-7 humanas recombinantes para uso clínico, incluidos procedimientos de aumento de la cresta alveolar y elevación de los senos nasales (McKay *et al.*, 2007). El factor de crecimiento y diferenciación 5 se ha evaluado en ensayos clínicos en personas para aplicaciones de aumento del suelo periodontal y de los senos nasales (Koch *et al.*, 2010; Windisch *et al.*, 2012). En varios estudios sobre el tratamiento para el aumento de los senos nasales se describió la mejora constante en la ganancia ósea con BMP-2 y la capacidad de preservar la altura de las crestas alveolares, como se informó en una revisión sistemática (Freitas *et al.*, 2015).

El PDGF desempeña un papel esencial en la reparación del tejido periodontal al promover la proliferación del ligamento periodontal, los fibroblastos y el cemento y se ha utilizado ampliamente (Khoshkam *et al.*, 2015). El PDGF-BB está aprobado para la regeneración periodontal y está disponible comercialmente, y se ha probado para el tratamiento de defectos intraóseos y la regeneración del hueso alveolar. La evaluación a largo plazo mostró resultados prometedores y mejores resultados del tratamiento en la regeneración periodontal (Lin *et al.*, 2015).

Otro factor que muestra resultados prometedores en la regeneración del tejido periodontal es el factor neurotrófico derivado del cerebro. Se sabe que este factor influye en la remodelación

ósea al aumentar la síntesis de osteopontina, BMP-2 y colágeno en las células del PDL. Un estudio reciente en primates no humanos describió un efecto prometedor en el tratamiento de los defectos de furcación periodontal (Jimbo *et al.*, 2014).

La teriparatida (PTH 1-34) es un derivado de la hormona paratiroidea que se utiliza predominantemente para el tratamiento de la osteoporosis, pero con evidencias sustanciales de un aumento de la formación de hueso en los alvéolos de extracción y alrededor de los implantes dentales (Kuchler *et al.*, 2011; Vasconcelos *et al.*, 2014). Se sugiere que los pacientes con enfermedades óseas metabólicas podrían beneficiarse de un tratamiento basado en teriparatida (Rios *et al.*, 2015), dada su capacidad para reducir la apoptosis de los osteoblastos y al mismo tiempo aumentar la proliferación de los preosteoblastos. En un ensayo clínico que evaluó el efecto de la teriparatida en pacientes después de una cirugía periodontal, se observó una resolución significativamente mayor de los defectos óseos con la administración de teriparatida, con mejores resultados clínicos que con la atención estándar (Bashutski *et al.*, 2010).

Terapias con células madre

La terapia celular se puede definir como el tratamiento de una enfermedad mediante la introducción de nuevas células en un tejido (Rios *et al.*, 2011). Para las técnicas basadas en células en ingeniería de tejidos, se pueden utilizar tanto células somáticas como células madre (Pagni *et al.*, 2012). Las células somáticas se pueden recolectar, cultivar y administrar en el sitio de destrucción del tejido.

Los fibroblastos, cementoblastos y células del folículo dental muestran la capacidad de mineralizarse *in vitro* y promover la regeneración periodontal (Pagni *et al.*, 2012). Sin embargo, las células somáticas carecen de la capacidad de autorrenovación y del potencial de diferenciación que tienen las células madre. Las células madre se pueden recolectar de varios lugares, incluida la médula ósea, el tejido adiposo, la pulpa dental y el ligamento periodontal (Seo *et al.*, 2004; Kaukua *et al.*, 2014).

La utilización de la terapia basada en células madre pluripotentes inducidas (iPSC) requiere la recolección de células somáticas y la posterior terapia génica para reprogramar las células a un estado multipotente o pluripotente, seguido de la diferenciación de iPSC en una población homogénea de células terminalmente diferenciadas específicas del paciente. Sin embargo, existen algunas preocupaciones con respecto al uso de iPSC, incluida la posible integración de genes víricos en el hospedador, respuestas inmunogénicas y una posible inducción de oncogénesis (Hong *et al.,* 2014).

Las células de reparación ósea, también denominadas ixmyelocel-T, se derivan de poblaciones de células enriquecidas CD90+ y CD14+ procedentes de la médula ósea. Con un biorreactor, estas células madre mesenquimales (MSC) se pueden expandir a partir de una pequeña muestra de médula ósea autóloga y luego devolverse al paciente. Este método proporciona una técnica para producir células específicas del paciente y se ha demostrado en ensayos clínicos de fase I/II que aumenta la formación de hueso y acelera la osteogénesis temprana (Kaigler *et al.*, 2013; Kaigler *et al.,* 2015).

Recientemente, se ha sugerido otro tipo de células, las células derivadas del periostio, como fuente celular alternativa para la regeneración ósea, ya que la recolección de estas células es menos invasiva para los pacientes y un procedimiento más sencillo para los dentistas.

Los enfoques futuros para desarrollar métodos reproducibles para la regeneración periodontal y periimplantaria deberán considerar los siguientes aspectos clave:

- Carga oclusal/influencias biomecánicas de los tejidos recién regenerados.
- Efectos de la carga microbiana y la contaminación de las heridas debido al microbioma en el ambiente local.

- Estabilidad de los elementos incluidos para mantener la conformación 3D del sitio de la herida para reconstituir la topografía periodontal original.
- Señales celulares apropiadas para reclutar y dirigir poblaciones celulares para estimular la respuesta regenerativa del tejido con la conformación adecuada en la interfaz del diente o implante.

Los continuos avances en los biomateriales, ingeniería tisular y biología celular nos permiten solventar muchos de los problemas actuales existentes en la regeneración tisular, disponiendo de opciones de tratamiento más rentables y específicas para cada paciente que proporcionen la máxima función y estética.

Terapia génica

La terapia génica, dirigida a genes implicados en la inflamación y la regeneración de tejidos, podría transformar el tratamiento de la enfermedad periodontal. La administración localizada de genes terapéuticos puede promover la curación del tejido de las encías y la regeneración ósea.

Para sortear las limitaciones del uso de las proteínas recombinantes en la regeneración e ingeniería tisular, como la corta vida media de los factores de crecimiento *in vivo* y el control limitado sobre la distribución de proteínas, la terapia génica presenta una opción prometedora.

La terapia génica utiliza células genéticamente modificadas para administrar dosis específicas de una proteína bioactiva durante un periodo prolongado. Actualmente, existen varios métodos diferentes para transferir el gen de interés en células o interferir con la expresión celular de un gen en particular (fig. 4.46). Los investigadores usan varios vectores para administrar genes terapéuticos en las células diana. Estos vectores incluyen varios virus, como adenovirus, lentivirus y virus asociados, y vectores no víricos como liposomas, nanopartículas y plásmidos.

Los plásmidos son pequeñas estructuras circulares de ADN que pueden replicarse en la célula independientemente de los cromosomas. Estas moléculas se consideran más seguras para el hospedador que los vectores víricos, ya que no están incorporadas a los cromosomas y, aunque se han considerado menos eficaces que estos, proporcionan un método para la expresión transitoria de una proteína, demostrando que mejoran la formación ósea (Lu *et al.*, 2013).

La terapia génica se puede realizar con diferentes técnicas, como la administración directa, la administración sistémica, la administración local y, recientemente, microARN (miARN; Lu *et al.,* 2013).

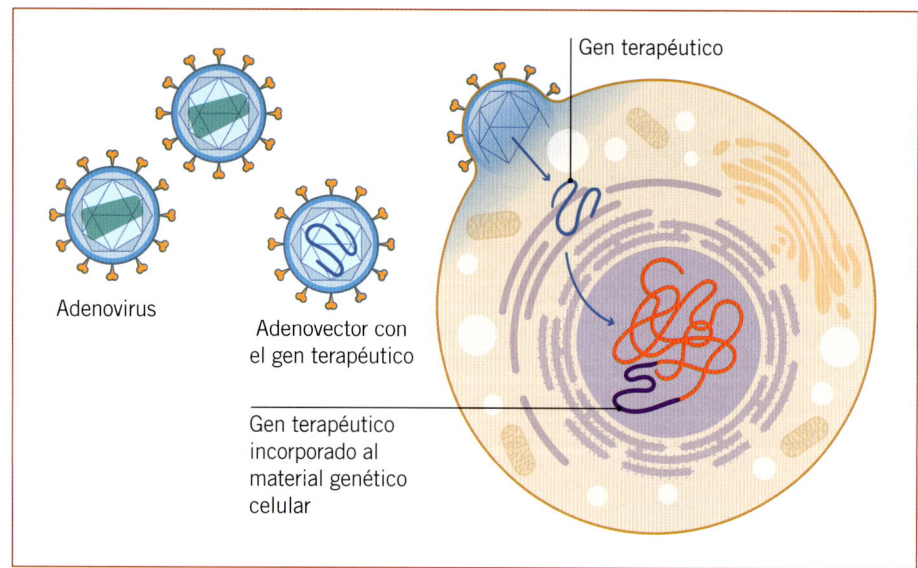

Adenovirus

Adenovector con
el gen terapéutico

Gen terapéutico

Gen terapéutico
incorporado al
material genético
celular

FIGURA 4.46. Terapia génica con vectores adenovirus.

Los miARN son pequeños fragmentos de ARN no codificantes que regulan la expresión de un gen diana (Hobert, 2008). Se ha descrito que numerosos miARN influyen en la osteogénesis mediante la regulación positiva o negativa de genes directamente implicados en la formación ósea, como se revisa en Fang y colaboradores (2015). Por ejemplo, miR-2861, miR-3960 y miR-378 promueven la diferenciación osteoblástica, mientras que miR-204, miR-211 y miR-133 inhiben la diferenciación osteoblástica. Se ha sugerido que el miARN contribuye a la patogénesis de la artritis reumatoide, una enfermedad caracterizada por la destrucción ósea osteoclástica (Jing *et al.,* 2015). Actualmente, la investigación sobre los miARN en el desarrollo óseo se origina en gran medida a partir de experimentos de cultivo celular *in vitro*. Sin embargo, hay algunos estudios *in vivo* publicados que muestran resultados prometedores utilizando miARN para mejorar la reparación ósea (Fang *et al.,* 2015).

Impresión tridimensional

Los dispositivos biomédicos impresos tridimensionalmente se pueden utilizar para restaurar con precisión defectos o incluso para reconstruir órganos enteros con una microestructura compleja. La impresión tridimensional (3DP) utiliza la impresión de inyección de tinta para aplicar una solución aglutinante líquida sobre un lecho de polvo y puede organizar simultáneamente múltiples tipos de células, depositar factores de crecimiento derivados de la matriz del esmalte (ECM) y proporcionar un control preciso sobre el depósito de moléculas bioactivas. Hasta la fecha se han impreso péptidos, proteínas, plásmidos de ADN y células vivas (Chia y Wu, 2015); La 3DP también se ha utilizado

para producir un modelo de cultivo celular 3D para generar ECM en andamios (Pati *et al.,* 2015).

La 3DP se puede utilizar, además, para la impresión indirecta, que se refiere a la impresión de un molde que luego se funde con el polímero final. Con esta técnica, una tomografía computarizada del defecto del paciente puede actuar como plantilla para hacer un molde 3D. Luego, este molde se utiliza para fabricar un andamio para terapia génica y un sistema de administración de factores de crecimiento. Park y colaboradores (Park *et al.,* 2012; Park *et al.,* 2014) diseñaron un molde de cera 3D para producir un andamio guía de fibras para mejorar la integración de las fibras PDL en los tejidos mineralizados. En un ensayo clínico controlado aleatorio, el uso de armazones de policaprolactona (PCL) 3D prefabricados en los alvéolos tras la extracción dio como resultado una curación ósea normal y un mejor mantenimiento de la cresta alveolar en comparación con los alvéolos de extracción sin armazones (Goh *et al.,* 2015).

La técnica de modelado por depósito de material termoplástico fundido para 3DP, como policaprolactona (PCL) y ácido poli(láctico-co-glicólico) (PLGA), puede crear andamios con resistencia mecánica, alta porosidad y morfología controlada. Sin embargo, no permite la incorporación de células vivas o moléculas biológicas sensibles a la temperatura (Chia y Wu, 2015).

Además, el trazado 3D es una técnica para crear estructuras de tejido blando, como hidrogeles, con incorporación directa de células que mantienen su actividad normal (Chia y Wu, 2015). Una posible limitación del hidrogel como soporte incluye la inhibición de las interacciones entre células, que puede influir en la señalización celular. En cambio, la impresión 3D de células vivas, ya sea en agregados celulares o sembradas en estructuras

3DP, puede mejorar la señalización celular y promover la formación de tejido (Obregón *et al.*, 2015). La impresión de órganos, definida como biofabricación aditiva capa por capa, es una técnica que tiene el potencial de eliminar la necesidad de un andamio. En el llamado enfoque basado en minitejidos, los esferoides tisulares se utilizan como bloques de construcción que se fusionan para formar un tejido. Por ejemplo, los esferoides vasculares autoensamblados pueden formar un sistema vascular ramificado dentro de una construcción 3D, proporcionando así suministro de sangre a todas las partes del tejido recién formado (Mironov *et al.*, 2009). Curiosamente, estudios recientes informan sobre el uso de 3DP para construir tejidos complejos, como tejido similar al periodontal (Lee *et al.*, 2014). Se ha utilizado un armazón bioabsorbible 3DP para la reparación periodontal (Rasperini *et al.*, 2015); la impresión tridimensional también tiene el potencial de crear construcciones complejas y específicas de cada paciente, como las articulaciones temporomandibulares (Chia y Wu, 2015) (fig. 4.47).

Interfaces biohíbridas

Los implantes dentales modernos carecen de la disipación de fuerza, la propiocepción y los tipos de células especializadas presentes en el PDL. Además, se ha descrito una mayor tasa de progresión de la enfermedad, infiltrado inflamatorio y destrucción de tejido en enfermedades periimplantarias en comparación con las lesiones periodontales correspondientes en dientes naturales (Carcuac *et al.*, 2013). Debido a la falta de unión del ligamento periodontal, idealmente los implantes dentales osteointegrados no se aplican en pacientes en crecimiento con dentición natural adyacente o sometida a ortodoncia. Por lo tanto, un implante unido a PDL, o "ligaplante", podría proporcionar una solución prometedora para muchas situaciones clínicas y un mecanismo que permita el movimiento del implante mediante ortodoncia (Giannobile, 2010). Además, la inserción del ligamento perpendicular puede contribuir a la encapsulación del infiltrado inflamatorio y, por tanto, ralentizar la pérdida ósea y la recesión gingival (Carcuac *et al.*, 2013; Carcuac y Berglundh, 2014).

Se ha desarrollado un modelo funcional de "ligaplante" murino utilizando implantes dentales recubiertos de hidroxiapatita rodeados de tejidos de folículos dentales embrionarios (Oshima *et al.*, 2014). Los resultados demostraron la presencia de cemento regenerado, PDL y hueso alveolar con función fisiológica. El modelo de "ligaplante" se ha utilizado en medicina humana en

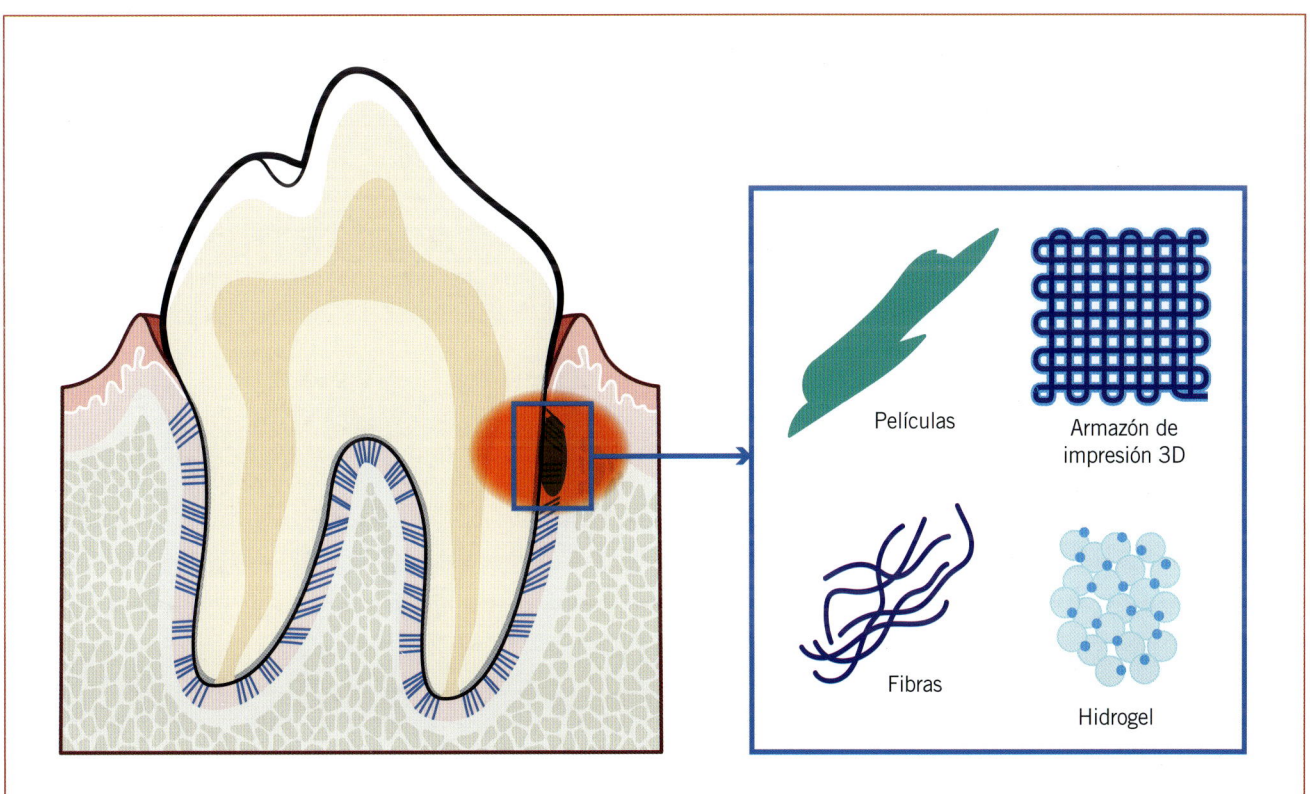

FIGURA 4.47. Representación esquemática de los principales andamios utilizados en periodontitis y regeneración periodontal.

estudios clínicos y preclínicos (Gault *et al.,* 2010). Los hallazgos de estos estudios mostraron una capa de cemento y cementocitos en la superficie del implante, así como tejidos del PDL, lámina dura y propiedades mecánicas similares a las de los dientes naturales, sin reacciones tisulares adversas ni pérdida ósea.

Las limitaciones de las interfaces biohíbridas incluyen la imprevisibilidad clínica, así como los retos técnicos fundamentales de la mano de obra, el alto coste asociado con el cultivo de células autólogas y el mayor tiempo de procesamiento de muestras específicas del paciente.

Aunque todavía se encuentra en una fase muy temprana, el uso de implantes bioinspirados combinados con biomateriales y plataformas celulares permitirá tratamientos individualizados que optimicen los beneficios de la restauración completa del periodonto o las interfaces híbridas frente a los implantes.

TRATAMIENTO DE LAS LESIONES DE FURCA

Jesús M.ª Fernández Sánchez

INTRODUCCIÓN

La afectación de la región anatómica de la furca dentaria se llama furcación y es la pérdida del tejido periodontal por debajo de la línea normal de la encía, de forma que se expone la división de la raíz en los dientes multirradiculares. Los premolares y molares son los dientes que más sufren la afectación de la furcación y, una vez que esta zona se ve dañada, salvar el diente es muy difícil. La exposición de la superficie de la raíz a través de la furca también la convierte en una zona propicia para que prosperen las bacterias, ya que la forma anormal de la raíz dificulta su limpieza favoreciendo la retención de placa y microorganismos. La presencia de afectación de las furcaciones puede dar lugar a graves problemas de retención de placa, rápida progresión de la pérdida de inserción, retención de alimentos y lesiones erosivas o cariosas.

TERMINOLOGÍA Y DEFINICIÓN

El complejo radicular es la parte del diente que se localiza apicalmente a la unión o línea amelocementaria (LAC) y que suele estar cubierta por cemento. Este complejo radicular puede dividirse en dos partes: el tronco y el cono radicular. El tronco radicular es la región no dividida de la raíz cuya distancia está

definida por la separación entre la LAC y la furca. El cono radicular es el origen de la raíz dentaria del complejo radicular, y los diversos conos radiculares pueden separarse a cierto nivel, de tal forma que la furca es la parte del complejo radicular que se localiza entre los conos radiculares separados o raíces. El fórnix es el techo de la furca. El grado de separación es el ángulo de separación entre las dos raíces. Y la divergencia es la separación entre las dos raíces, que suele aumentar en dirección apical (fig. 4.48). Los conos radiculares pueden aparecer fusionados, lo que supone un mayor riesgo de pérdida de inserción en pacientes con enfermedad periodontal.

El coeficiente de separación es la longitud de los conos radiculares en relación con la longitud de todo el complejo radicular.

ETIOLOGÍA Y FACTORES PREDISPONENTES

A diferencia de la periodontitis humana, en la que la exposición de la furca se produce tardíamente en el curso de la enfermedad debido a la mayor cantidad de corona y la localización más apical de la zona de la furca, en la periodontitis en perros y gatos se produce mucho antes.

CLASIFICACIÓN

Se han descrito múltiples clasificaciones de las lesiones de furcación de acuerdo con la profundidad del sondaje horizontal y vertical. Las clasificaciones utilizadas más habitualmente aparecen en la tabla 4.2.

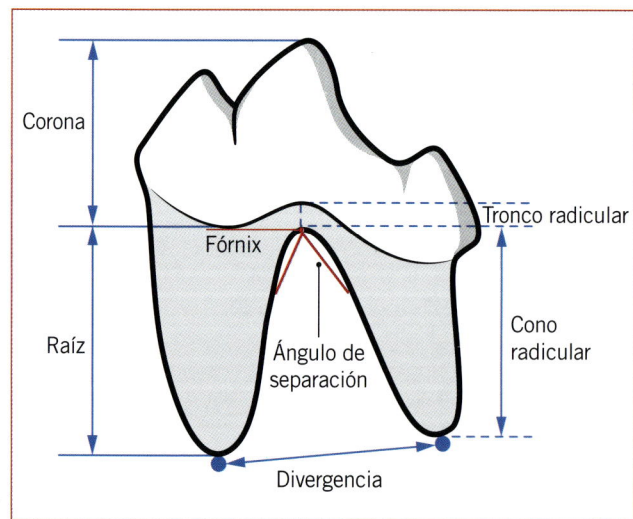

FIGURA 4.48. Anatomía de la furca dentaria en un diente birradicular en el perro (diente 309).

Factores etiológicos implicados en el desarrollo de los defectos de furcación

- **Inflamación asociada a la placa:** no se han encontrado características histológicas únicas en las lesiones de furcación, sino que son una extensión de las bolsas periodontales existentes.

- **Traumatismo oclusal:** las furcas son las zonas del tejido periodontal más susceptibles de recibir fuerzas oclusales excesivas y la orientación de las fibras periodontales en esas zonas facilita la rápida extensión de la inflamación (Glickman *et al.*, 1961). Los dientes con movilidad y lesión de furcación son más sensibles a la pérdida de inserción.

- **Patología pulpar:** esta asociación no está clara en odontología veterinaria.

- **Fractura radicular vertical:** los defectos de la furcación pueden ser el resultado de fracturas verticales que lleguen hasta la región de la furca, con pronóstico muy malo para el diente.

- **Proyecciones de esmalte cervicales:** la presencia de proyecciones de esmalte cervicales se ha asociado con lesiones de furcación aisladas en odontología humana. La prevalencia de estas lesiones aumenta con la edad.

- **Factores nutricionales:** los estudios animales con ratas han demostrado que una alimentación equilibrada y baja en grasas presenta una menor pérdida ósea que con grasas saturadas.

- **Factores iatrogénicos:** las restauraciones desajustadas y los márgenes desbordantes son factores iatrogénicos que pueden favorecer la aparición de lesiones de furcación. Se ha demostrado en odontología humana que solo el 39,1 % de los molares sin restauraciones tenían lesión de furcación frente al 52,8 % de los molares con restauraciones de clase II y el 63,3 % de los molares con coronas.

TABLA 4.2. Clasificaciones de las lesiones de furcación según distintos autores.	
Autores	**Clasificaciones de las lesiones de furcación**
Glickman (1953)	- Grado I: bolsa en la entrada de la furca, pero con el hueso intacto. - Grado II: pérdida de hueso interradicular sin extensión al lado opuesto. - Grado III: pérdida ósea de lado a lado. - Grado IV: pérdida ósea de lado a lado sin tejidos blandos interpuestos.
Goldman (1958)	- Grado I: incipiente. - Grado II: fondo de saco (*cul-de-sac*). - Grado III: de lado a lado.
Hamp *et al.* (1975)	- Grado I: pérdida de soporte periodontal horizontal <3 mm. - Grado II: pérdida de soporte horizontal >3 mm, pero sin traspasar. - Grado III: pérdida horizontal de lado a lado.
Ramfjord y Ash (1979)	- Clase I: inicial, destrucción <2 mm (<1/3 de la anchura). - Clase II: fondo de saco >2 mm (>1/3 de la anchura), sin traspasar. - Clase III: de lado a lado.
Ricchetti (1982)	- Clase I: 1 mm de pérdida de soporte. - Clase Ia: 1-2 mm de pérdida horizontal. - Clase II: 2-4 mm de pérdida horizontal. - Clase IIa: 4-6 mm de pérdida horizontal. - Clase III: 6 mm de pérdida horizontal.

Tarnow y Fletcher (1984)	- Subclasificación basada en el grado de pérdida vertical:
	  - Subclase A: 0-3 mm.
	  - Subclase B: 4-6 mm.
	  - Subclase C: >7 mm.

Eskow y Kapin (1984)	- Mismas subclases que Tarnow y Fletcher (1984) por tercios.
Fedi (1985)	- Combina la clasificación de Glickman y Hamp igual del I al IV, pero subdivide el grado II en 1 (<3 mm) y 2 (>3 mm).

De todas estas clasificaciones, la más utilizada en odontología veterinaria se basa en la exposición de la furca, tal y como la describen Hamp y colaboradores (1975) para odontología humana. La adaptación de esta clasificación para veterinaria es la siguiente:

- **Grado 0 (F0):** no hay afectación de la furcación.
- **Grado I (F1):** pérdida del tejido blando periodontal que se extiende hasta el nivel de la furca con una pérdida ósea mínima, de 1-3 mm, o menos de la mitad por debajo de la corona en cualquier dirección en un diente multirradicular con pérdida de inserción.

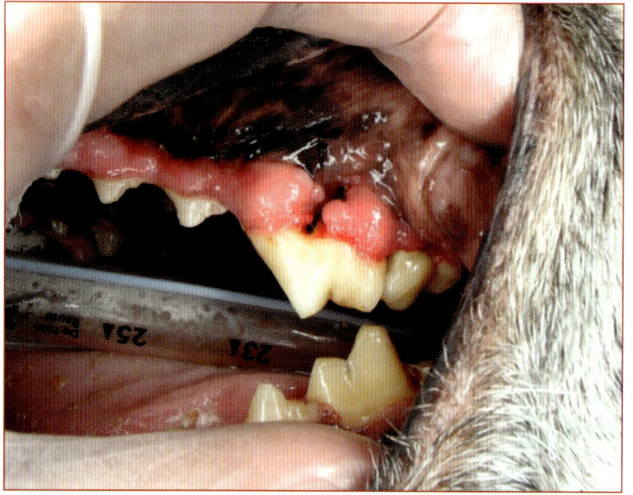

FIGURA 4.49. Lesión grave de furcación de grado III (F3) con una gran destrucción del margen gingival en la zona anatómica de la furca. Estas lesiones suelen estar producidas por cuerpos extraños.

- **Grado II (F2):** pérdida del tejido blando periodontal combinada con pérdida ósea que permite a una sonda de Nabers entrar en la furca desde el lado vestibular o lingual, pero no pasar a través de la furca más de 3 mm o más de la mitad por debajo de la corona de un diente multirradicular con pérdida de inserción.
- **Grado III (F3):** lesiones extensas con destrucción ósea grave que permiten el paso de la sonda de Nabers de un lado a otro, con o sin tejido blando que obstruya la comunicación (fig. 4.49).
- **Grado IV (F4):** Algunos odontólogos (humanos y veterinarios) reconocen un grado IV en el que la sonda atraviesa completamente la furca hasta el otro lado sin que el tejido blando obstruya la comunicación (es decir, una vía visible a través de la furcación) (fig. 4.50).

DIAGNÓSTICO

El diagnóstico se realiza mediante un examen clínico minucioso y la extensión del defecto o grado de furcación se determina mejor introduciendo cuidadosamente una sonda curva de Nabers. Una vez diagnosticada la afectación de la furcación, las radiografías pueden ayudar a determinar la extensión de la lesión.

TRATAMIENTO

Tras la apertura del defecto, la adecuada eliminación del tejido de granulación y el cuidadoso desbridamiento de las superficies radiculares, la verdadera destrucción de los tejidos

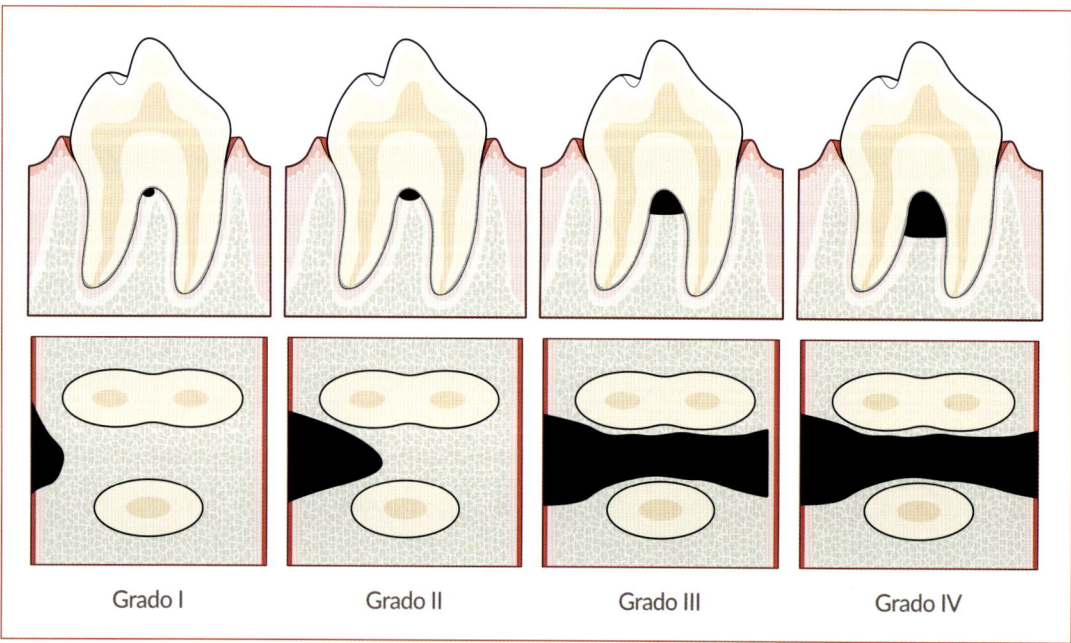

Grado I   Grado II   Grado III   Grado IV

FIGURA 4.50. Clasificación de los grados de lesiones de furcación.

periodontales es más visible y, en muchas ocasiones, la decisión sobre el tratamiento definitivo se toma en este momento (fig. 4.51).

Con respecto al tratamiento, debemos tener en cuenta los factores anatómicos locales que pueden afectar a los resultados de la terapia. La longitud del tronco radicular puede variar mucho individualmente y en cada diente. Cuanto más corto es el tronco radicular, más accesibles serán los dientes para los cuidados y procedimientos de mantenimiento. La longitud de la raíz también influye directamente en el éxito del tratamiento, pues las raíces más largas tienen más probabilidades de que queden con suficientes niveles de fijación para poder tratarlas eficazmente. Otro factor importante para determinar el pronóstico es el grado de divergencia de las raíces. Suele haber un mayor grado de divergencia de las raíces dentales en los pequeños animales en comparación con los dientes humanos, lo que facilita el tratamiento porque hay un mejor acceso para alcanzar y tratar la zona de furcación infectada.

El tratamiento de un defecto en la región de la furca en un diente multirradicular tiene dos objetivos:

1. **Eliminación de la placa bacteriana de las superficies radiculares expuestas.**
2. **Adecuación de un contorno gingival que facilite el control de placa por parte del propietario del paciente siempre que este colabore. En muchos casos esto no es posible y hay que realizar una exodoncia del diente afectado.**

Se han planteado diferentes modalidades terapéuticas, agrupadas en la tabla 4.3.

El **raspado y alisado radicular** de las superficies de las raíces en lesiones de furca de grado I (F1) en la mayoría de los casos resolverá la lesión inflamatoria. Este procedimiento se

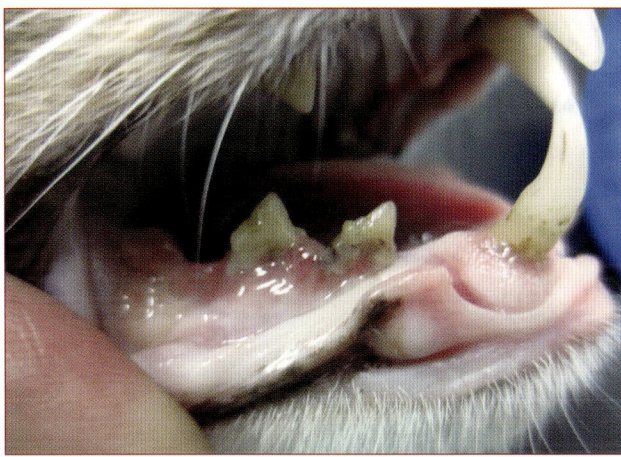

FIGURA 4.51. Lesiones de furcación grave de clase III (F3) en los dientes 407 y 408 en un gato. Se observa también la recesión gingival y la periodontitis en los mismos dientes y en el 404.

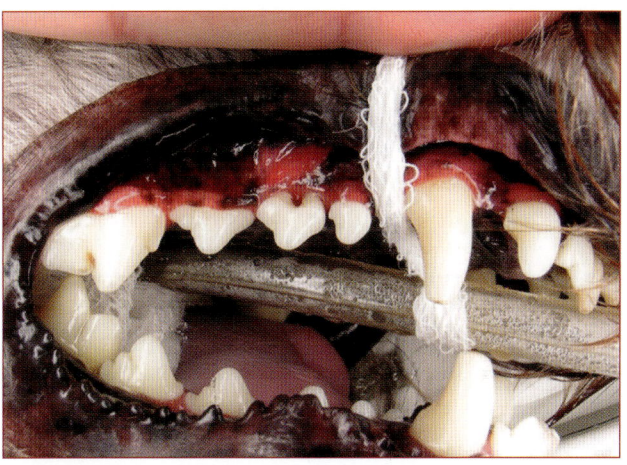

FIGURA 4.52. Lesión de furcación de grado II (F2) en el diente 106 en un perro.

caracteriza por favorecer un proceso de cicatrización en el cual se restablece la anatomía gingival con adaptación de los tejidos blandos en la entrada de la furca a modo de papila. Tras el proceso de limpieza, el cuidado en casa es esencial (idealmente a diario) para evitar la progresión de la enfermedad (fig. 4.52).

TABLA 4.3. Modalidades terapéuticas según el grado de furcación.			
Lesión de furcación	**Grado I**	**Grado II**	**Grado III**
Modalidades terapéuticas	■ Raspado y alisado radicular. ■ Plastia de la furca.	■ Plastia de la furca. ■ Tunelización. ■ Regeneración tisular guiada. ■ Exodoncia	■ Tunelización. ■ Radicectomía (amputación radicular). ■ Exodoncia.

La técnica de la **plastia de la furca** está indicada en las lesiones de furcación de grado I y II (F1 y F2) e implica dos procedimientos resectivos; por un lado, una odontoplastia (eliminación de tejido dentario) y, por otro lado, una osteoplastia (remodelado de la cresta ósea alveolar). Esta técnica fue descrita por Hamp en 1975, e incluye un acceso quirúrgico, raspado y alisado radicular, osteoplastia para la eliminación del componente horizontal y vertical del defecto periodontal y, por último, una odontoplastia. Se debe tener cuidado en la realización de la odontoplastia en un diente vital porque la eliminación excesiva de la estructura dentaria aumentará el riesgo de hipersensibilidad radicular. Este procedimiento se emplea principalmente en lesiones incipientes de grado I que afectan a furcas vestibulares maxilares, mandibulares y linguales.

La técnica de la **tunelización** está indicada en el tratamiento de lesiones de furcación de grado II y III (F2 y F3) exclusivamente en dientes inferiores. Para poder realizarse deben cumplirse varios requisitos, como un tronco radicular corto, un ángulo de separación amplio y una larga divergencia de las raíces mesial y distal. El procedimiento consiste en la exposición quirúrgica completa y el tratamiento de toda el área de la furca afectada. Tras la fase quirúrgica, el protocolo de mantenimiento debe incluir aplicaciones tópicas con digluconato de clorhexidina en gel o solución y barnices de flúor. La tunelización se asocia con un alto riesgo de sensibilidad radicular y la formación de caries en la superficie radicular.

La **hemisección o separación de las raíces dentarias** consiste en la sección del complejo radicular y en la conservación de todas las raíces e implica la división de un diente multirradicular en porciones separadas. Con este procedimiento se consigue la eliminación completa de la furcación, lo que permite limpiar y tratar la zona con mayor eficacia. La hemisección puede realizarse antes o después del tratamiento del conducto radicular o endodoncia, pero es recomendable realizarla después. Este procedimiento rara vez se lleva a cabo en odontología veterinaria, ya que normalmente una de las raíces presenta una enfermedad importante que impide su conservación.

La **radicectomía, radiculectomía o amputación radicular**, por el contrario, consiste en la sección y la eliminación de una o dos raíces de un diente multirradicular. Este procedimiento está indicado en molares con lesiones de furcación de grado II y III. En la bibliografía actual no hay uniformidad en los términos que se utilizan y la amputación de la raíz, la resección radicular, la separación de la raíz y la hemisección son términos frecuentemente utilizados con este significado. Esta técnica se realiza cuando una raíz de un diente con varias raíces presenta

una enfermedad importante, y puede ser conveniente extraerla manteniendo el resto de las raíces más sanas. Hay dos opciones: extraer toda la sección del diente (resección dental) o dejar la corona y extraer solo la raíz (resección radicular). En estos casos, es necesario un diagnóstico clínico y radiográfico meticuloso para determinar qué raíz o raíces extraer. El objetivo de este procedimiento es extraer la raíz enferma, eliminando así la furcación y manteniendo al mismo tiempo la parte más fuerte y accesible del diente.

La indicación más frecuente para la resección radicular en odontología veterinaria es el primer molar inferior (309 y 409) en los perros pequeños y de raza miniatura. Con frecuencia estos dientes tienen periodontitis en la raíz distal y la raíz mesial esta sana, por lo que se realiza una extracción de la raíz enferma distal de forma atraumática por su movilidad y con menor riesgo de fractura mandibular iatrogénica. Con esta técnica podemos conservar gran parte de la corona que será funcional para la masticación.

Hay unas particularidades que deben conocerse y evaluarse referentes al cuarto premolar superior (108, 208). En estos dientes se recomienda salvar la raíz distal extrayendo las dos raíces mesiales (mesiovestibular y mesiopalatina), debido a que la distal es la raíz más grande ancha y fuerte y el área de furca entre las raíces mesiales es más difícil de limpiar. La opción de retener las raíces mesiales mediante endodoncia evitaría este posible problema.

Después de realizar la resección o hemisección radicular, a menudo son necesarias técnicas más avanzadas para el tratamiento de la enfermedad periodontal. Por ejemplo, puede ser eficaz la colocación de hueso artificial seguida de la regeneración tisular guiada con una membrana.

La técnica de **regeneración tisular guiada (RTG)** (ver apartados anteriores) es, en la mayoría de los casos, el tratamiento de elección para estas lesiones de furcación de grado II y III (F2 y F3). Implica necesariamente hacer una cirugía previa con colgajo mucogingival de espesor parcial o total para proporcionar una correcta visualización de la morfología de la furca y la profundidad de la afectación. También puede considerarse realizar una odontoplastia conservadora con el fin de ensanchar la entrada de la furcación, haciéndola más accesible para el control de la placa.

La **técnica del ácido cítrico** se ha investigado ampliamente en perros, mostrando resultados alentadores para el tratamiento de las lesiones de furcación. El ácido cítrico (ácido tricarboxílico) se emplea en una solución saturada (pH: 1-1,4) para desinfectar y desmineralizar la superficie radicular afectada por la enfermedad periodontal y exponer las fibras de colágeno intrínsecas, para posteriormente aplicar una terapia de nueva inserción.

El mecanismo de acción del ácido cítrico consiste en la liberación de iones de hidrógeno, lo cual desmineraliza la superficie de la raíz. Por otra parte, los radicales de la molécula del ácido cítrico se combinan con iones Ca^{2+}, actuando como agente quelante, y los iones citrato reemplazan a los iones fosfato de las superficies de hidroxiapatita. Se ha observado que el pH óptimo del ácido cítrico (pH: 1) no se ve afectado por su exposición al aire y a la luz a lo largo de 5 meses, por lo que no se alteran sus propiedades clínicas.

Dentro de las ventajas que ofrece el ácido cítrico está la menor reabsorción dentinaria antes de la cementogénesis, su fácil manipulación y uso, y la poca probabilidad de reacciones alérgicas; sin embargo, se ha visto en un estudio en gatos la pérdida de la vitalidad de los dientes tratados con ácido cítrico.

Esta técnica consiste en levantar un colgajo mucoperióstico e instrumentar minuciosamente la superficie radicular para eliminar el cálculo y el cemento subyacente. A continuación, se aplica ácido cítrico (pH: 1) con un algodón y se deja actuar durante 2-5 minutos. Transcurrido ese tiempo, se irriga la superficie con agua. Si se considera necesario un tratamiento adicional (como la RTG), se realiza en este momento.

Cuando la pérdida de inserción es tan extensa que alcanza la porción apical del diente y es imposible su mantenimiento y la aplicación de tratamientos regenerativos, está indicada la extracción o exodoncia. Además, debe considerarse esta opción en situaciones en las que el mantenimiento del diente no mejora el plan terapéutico integral o cuando, debido a lesiones endodónticas o caries, la conservación del diente representa un factor de riesgo para el pronóstico a largo plazo del tratamiento general.

Posibles aplicaciones clínicas del ácido cítrico en periodontología

- **Tratamiento periodontal no quirúrgico:** se ha demostrado *in vivo* con dientes extraídos de monos y perros, que el raspado y alisado radicular asociado a la aplicación de ácido cítrico durante 3 minutos mostraba una superficie radicular mejor, pues el ácido no solo eliminaba la capa del barrillo dentinario y exponía los túbulos dentinarios, sino que los túbulos presentaban orificios ensanchados en forma de embudo debido a una acción preferente sobre la dentina peritubular más mineralizada.

- **Tratamiento periodontal quirúrgico:** el uso de ácido cítrico en sitios tratados mediante un colgajo periodontal no proporciona un beneficio adicional en los parámetros clínicos como profundidad de bolsa o pérdida/ganancia de inserción en los casos graves de periodontitis con mucha pérdida tisular.

PRONÓSTICO

El pronóstico suele ser malo para el mantenimiento de un diente con exposición de la furca de grado II o III, pero el tratamiento puede ser eficaz si se pueden mejorar los problemas de acceso para el raspado y alisado radicular y la atención domiciliaria. El pronóstico siempre será mejor que el de un diente monorradicular con el mismo nivel de pérdida de inserción.

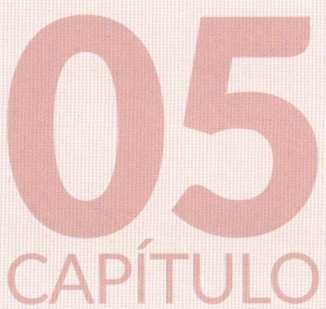

05
CAPÍTULO

TRATAMIENTOS MODULADORES Y COMPLEMENTARIOS

Jesús M.ª Fernández Sánchez, Marta del Campo Velasco, Guillermo Fernández del Campo

La patogénesis de la enfermedad periodontal se debe a la inflamación y a la respuesta inmunitaria producida por las bacterias de la biopelícula de la placa dental. Esta respuesta inmunitaria se induce sobre el tejido gingival adyacente mediante el siguiente proceso:

■ En primer lugar, la presencia de lipopolisacáridos (LPS) bacterianos, componentes mayoritarios de la membrana externa de las bacterias gramnegativas, inicia una cascada de fenómenos que conllevan la destrucción de los tejidos periodontales.

■ En segundo lugar, los leucocitos polimorfonucleares (PMN) viajan al lugar de la inflamación y una vez activados, los monocitos y macrófagos liberan citocinas proinflamatorias.

■ En ese estadio de la inflamación, los fibroblastos, macrófagos y PMN liberan enzimas y mediadores de la reabsorción ósea, entre ellos algunas metaloproteasas de la matriz (MPM).

Modulando la respuesta inmunitaria del hospedador, se puede controlar la enfermedad periodontal y obtener mejores resultados en su tratamiento.

Se han descrito en odontología humana numerosos tratamientos moduladores y complementarios de la enfermedad periodontal, algunos con mejor respuesta que otros, y se han podido aplicar en odontología veterinaria con resultados variables.

De todos ellos, destaca el uso de los factores tisulares inhibidores de las metaloproteasas (TIMP) como la clorhexidina, las proantocianidinas, las tetraciclinas químicamente modificadas, los antiinflamatorios no esteroideos selectivos COX-2 y los bisfosfonatos.

Otros medicamentos o sustancias utilizadas han sido la paratohormona (PTH), las estatinas, los antibióticos y los nutracéuticos.

FACTORES TISULARES INHIBIDORES DE LAS METALOPROTEASAS

Las metaloproteasas o metaloproteinasas de la matriz (MPM) son unas enzimas proteolíticas que poseen actividad colagenasa y gelatinasa. Están implicadas en la degradación de la matriz extracelular durante los procesos fisiológicos y patológicos de la remodelación, reabsorción y formación ósea. Estas enzimas proteolíticas intervienen en los mecanismos de cicatrización, progresión tumoral y en patologías destructivas como la enfermedad de Crohn o la ateroesclerosis en los humanos.

Las metaloproteasas tienen un papel clave en la degradación de diferentes moléculas extracelulares como el colágeno o la elastina, pero pueden también activar citocinas que modulan la respuesta tisular. Actualmente, las metaloproteasas son consideradas marcadores de la enfermedad periodontal.

Las metaloproteasas de la matriz extracelular son una familia de 25 endopeptidasas dependientes del cinc encargadas de escindir los componentes inmediatos de la matriz extracelular. Pueden participar en la patogenia odontológica, en el desarrollo embrionario o en el desarrollo de los tumores odontogénicos. Algunas de ellas tienen un papel importante en la progresión de la enfermedad periodontal y otras patologías, utilizándose como biomarcadores para su diagnóstico y seguimiento.

Hoy en día, dentro de los nuevos abordajes terapéuticos periodontales, se pueden regular las metaloproteasas modificando el equilibrio entre ellas y los factores tisulares inhibidores (TIMP: *tissue inhibitors of matrix metalloproteinases*) que pueden ser fisiológicos o sintéticos, contribuyendo así al control de la enfermedad periodontal.

El primer inhibidor fisiológico de metaloproteasas se describió en 1975, en cultivos de fibroblastos humanos y en suero humano y era capaz de inhibir la actividad de las colagenasas

129

(Nagase y Brew, 2003; Verstappen y Von den Hoff, 2006). Actualmente se conocen cuatros tipos de TIMP (TIMP-1, TIMP-2, TIMP-3 y TIMP-4), descritos en humanos, vertebrados e insectos. Se encuentran en todos los fluidos biológicos, como la saliva, el fluido gingival crevicular, el suero y la orina.

Esos inhibidores sintéticos de las metaloproteasas se dividen en dos grupos: los inhibidores con aplicación local tales como la clorhexidina y las proantocianidinas, y los inhibidores con aplicación sistémica como las tetraciclinas químicamente modificadas (CMT), las dosis subantimicrobianas de doxiciclina, los antiinflamatorios no esteroideos selectivos para COX-2 y los bisfosfonatos. Estos inhibidores se han investigado en odontología y se han utilizado como parte de la terapia periodontal.

INHIBIDORES CON APLICACIÓN LOCAL
Clorhexidina
El enjuague con clorhexidina está considerado un tratamiento básico para la prevención de la placa dental y el tratamiento de la gingivitis y periodontitis. Pero, más que por su acción antimicrobiana, la clorhexidina tiene interés aquí por ser un inhibidor no específico de las metaloproteasas.

En un artículo del año 2020 publicado en *Archives of Oral Biology*, los autores estudiaron la acción de la clorhexidina en ratas como coadyuvante en el tratamiento del raspado y alisado radicular (RAR). Se plantearon tres grupos de estudio: uno recibió un tratamiento de RAR con suero salino, otro grupo recibió un tratamiento de RAR asociado a una concentración de clorhexidina del 0,12 % y el último grupo recibió un tratamiento de RAR asociado a una concentración de clorhexidina del 0,2 %. Los dos grupos que recibieron tratamiento con clorhexidina presentaron menos inflamación. Este estudio demuestra que, junto con un tratamiento periodontal básico, la irrigación subgingival de clorhexidina podría contribuir a una cicatrización más rápida de los tejidos periodontales (Prietto *et al.*, 2020).

Proantocianidinas
Las proantocianidinas son un grupo de complejos polifenólicos. Pueden controlar procesos patológicos influenciados por el nivel de MPM como la periodontitis. Actúan inhibiendo la producción de MPM y su actividad.

La proantocianidina puede aislarse de los arándanos. En un trabajo de 2009, se estudió el efecto de este compuesto sobre la producción de MPM. El resultado mostró una reducción de la producción de las enzimas MPM-7, MPM-8 y MPM-13 (La *et al.*, 2009).

También una concentración muy elevada de estas sustancias redujo de manera significativa la producción de MPM-3, inducida por lipopolisacáridos.

En un artículo de 2012, publicado en *Journal of Agricultural and Food Chemistry*, los autores también estudiaron el efecto de las proantocianidinas presentes en los arándanos. Mostraron que estos compuestos son ideales para el desarrollo de terapias periodontales gracias a sus capacidades de inhibición de MPM (Feghali *et al.*, 2012).

INHIBIDORES CON APLICACIÓN SISTÉMICA
Doxiciclina
La doxiciclina es un antibiótico del grupo de las tetraciclinas que previene el crecimiento y la propagación de las bacterias grampositivas y gramnegativas. Su acción es bactericida o bacteriostática.

Las tetraciclinas comprenden una familia de medicamentos que, además de su acción antimicrobiana, presentan el potencial de inhibir las MPM derivadas del hospedador. La aplicación de 20 mg de doxiciclina (en dosis única por persona) muestra una mejora significativa de los parámetros clínicos periodontales en comparación con el tratamiento periodontal convencional. Un estudio de 2006 no demostró una reducción significativa de los niveles de las metaloproteasas MPM-8 y MPM-9 tras administrar doxiciclina, pero sí reveló un aumento de la concentración del factor tisular inhibidor de las metaloproteasas TIMP-1 (Górska y Nedzi-Góra, 2006).

En un artículo de 2004, publicado en *Journal of Periodontology*, se estudió la profundidad de sondaje, la pérdida de inserción y el índice de placa y de sangrado en 30 personas con periodontitis crónica que recibieron aleatoriamente una dosis baja de doxiciclina de 20 mg, asociada a un raspado y alisado radicular, y un grupo placebo en el que solo se realizó un raspado y alisado radicular. Los pacientes fueron revisados cada 3 meses durante 12 meses. Se observó una mejoría de todos los parámetros clínicos en ambos grupos, pero el grupo que recibió el tratamiento asociado a la doxiciclina redujo de manera considerable el nivel de MPM-8 en el fluido crevicular gingival (Emingil *et al.*, 2004).

Por otra parte, en otros artículos de los años 2000, 2004 y 2011 se estudió la administración de 20 mg de doxiciclina en pacientes con periodontitis asociada a un tratamiento de raspado y alisado radicular. Al igual que en el estudio anterior, se observó una mejoría significativa en todos los parámetros clínicos citados anteriormente. También reportaron que la administración de doxiciclina en dosis bajas no propicia efectos adversos como la resistencia bacteriana (Caton *et al.*, 2000; Preshaw *et al.*, 2004; Caton y Ryan, 2011).

De la misma manera, en un estudio de 2009 publicado en *Journal of Clinical Periodontology*, se examinó la administración de 20 mg de doxiciclina asociada a cirugía periodontal en 70 pacientes con periodontitis. Los pacientes tratados con doxiciclina mostraron importantes reducciones en la profundidad del sondaje periodontal en los sitios tratados con cirugía periodontal y también una ganancia de inserción (Gapski *et al.*, 2009).

Antiinflamatorios no esteroideos

Los antiinflamatorios no esteroideos (AINE) suprimen la respuesta inflamatoria y la pérdida del hueso alveolar durante la periodontitis crónica. La inhibición de la producción de prostaglandinas, que es un mediador de la regulación de las colagenasas, representa un factor clave en el control de la destrucción periodontal. Podemos afirmar que los AINE no tienen una actividad inhibitoria directa sobre las metaloproteasas, pero sí tienen una acción indirecta porque cuando las tetraciclinas y los AINE son administrados conjuntamente, tienen un efecto sinérgico, disminuyendo la destrucción ósea.

Muchos trabajos realizados entre el año 2005 y 2017 muestran un papel importante de los AINE en la disminución de la inflamación periodontal al inhibir la síntesis de COX-1 y COX-2. En varios artículos revisados, se observó una mejoría de la profundidad de sondaje periodontal, del nivel clínico de inserción y del índice de placa.

En odontología veterinaria se han probado numerosos AINE (COX-1 y COX-2) contra la enfermedad periodontal y la pérdida ósea alveolar. En su mayor parte, son eficaces cuando se administran local o sistémicamente. Entre los productos que han mostrado resultados favorables se incluyen el meloxicam, celecoxib, etoricoxib, indometacina, ketoprofeno e ibuprofeno. Sin embargo, parece que estos productos son más eficaces a corto que a largo plazo.

Bisfosfonatos

Es bien conocido que la utilización de bisfosfonatos permite tratar la osteoporosis, la hipercalcemia maligna y la enfermedad de Paget. El mecanismo es la inhibición de la actividad osteoclástica. Se sabe también que los osteoclastos producen metaloproteasas como la MPM-9 responsable de la remodelación de la membrana tisular. Por consiguiente, los bisfosfonatos permiten inhibir las metaloproteasas y reducir la destrucción tisular en la enfermedad periodontal. Sin embargo, es un tratamiento que necesita un periodo de administración prolongado para conseguir el efecto óptimo.

Diferentes trabajos han descrito los efectos de los bisfosfonatos en el control de la enfermedad periodontal:

- El alendronato inhibe la pérdida de densidad ósea en periodontitis inducida por ligaduras en perros, aunque los efectos en cuanto a los parámetros clínicos fueron mínimos (Reddy *et al.*, 1995).
- El ácido zoledrónico reduce la expresión de la COX-2 y, por tanto, la secreción de PgE_2 (Denoyelle *et al.*, 2003).
- Es posible que los bisfosfonatos inhiban la reabsorción ósea mediante el control de la PgE_2 y eviten la destrucción del tejido conjuntivo reduciendo la actividad de las metaloproteasas (Buduneli *et al.*, 2004).
- Se especula que los bisfosfonatos puedan inhibir la acción osteoclástica promoviendo su apoptosis (Mundy *et al.*, 2001).

En combinación, las tetraciclinas y los bisfosfonatos parecen tener un efecto sinérgico y se han estudiado en modelos animales, en los que se ha observado una reducción en la síntesis y liberación de las metaloproteasas, aunque se han hecho pocos estudios que evalúen su efecto sobre otros mediadores de la inflamación como la PgE_2. Destacan los siguientes trabajos:

- Buduneli y colaboradores (2004) realizaron un estudio sobre animales para evaluar los efectos de ambos fármacos sobre los mediadores más implicados en la destrucción periodontal (factor activador de las plaquetas —PAF—, prostaglandinas —PgE_2 y $PgF_{2\alpha}$— y leucotrieno B_4 —LTB_4—) y vieron que estos fármacos ejercían una acción conjunta sinérgica al disminuir los niveles de los mediadores estudiados.
- Llavaneras y colaboradores (2001) vieron como, por sí solos, los bisfosfonatos y las tetraciclinas conseguían ligeras reducciones de los niveles de las metaloproteasas y casi nulos efectos clínicos, pero, en conjunto, sí se observaron cambios clínicos y reducciones significativas en los niveles de las metaloproteasas.
- Yaffe y colaboradores (2003) también observaron este efecto sinérgico en comparación con la aplicación de los productos sin combinar.

OTROS MEDICAMENTOS

PARATOHORMONA

La hormona paratiroidea o paratohormona (PTH) es uno de los principales mediadores de la remodelación ósea y un regulador esencial de la homeostasis del calcio. Además de sus efectos catabólicos bien conocidos, ahora también se sabe que la administración intermitente de PTH tiene efectos anabólicos, favoreciendo la formación ósea y la proliferación de fibroblastos, y un factor protector contra la pérdida ósea periodontal.

ESTATINAS

Las estatinas como la simvastatina permiten reducir el riesgo de infarto y de derrame cerebral. Se utiliza también para disminuir la probabilidad de que se necesite una cirugía de corazón en caso de enfermedad cardiaca y para reducir las sustancias grasas como el colesterol de baja densidad.

En un estudio de 2017, el objetivo fue evaluar la aplicación local de simvastatina como adyuvante en la terapia periodontal básica de raspado y alisado radicular (RAR). Se realizó sobre una población de 90 ratones con enfermedad periodontal inducida repartidos en tres grupos: un grupo control de 30 ratones con enfermedad periodontal sin tratamiento, un grupo de 30 ratones con enfermedad periodontal y con tratamiento de RAR y un grupo de 30 ratones con enfermedad periodontal y con tratamiento de RAR y simvastatina. En el análisis de los resultados, el grupo tratado con simvastatina demostró una reducción significativa de la expresión de la MPM-8 en comparación con el grupo control y el grupo con tratamiento de RAR solo. Dentro de los límites de ese estudio, se puede decir que la aplicación local de simvastatina como adyuvante del tratamiento básico periodontal de RAR es efectivo en la periodontitis inducida en ratones (Santos *et al.*, 2017).

Por otra parte, en otro estudio de 2017 se intentó evaluar el efecto de la simvastatina sobre la síntesis de las metaloproteasas. En ese estudio se indujo una periodontitis en una población de 20 ratones mediante una técnica de ligadura. Esos ratones fueron repartidos de manera aleatoria en dos grupos: un grupo de 10 ratones tratado con suero salino y el otro grupo de 10 ratones tratado con simvastatina durante 14 días. Los autores observaron que la simvastatina redujo el nivel de la MPM-9 en el fluido gingival de manera significativa (64,3 %), en comparación con el grupo tratado con suero salino (Mouchrek *et al.*, 2017). A este respecto, otro estudio reciente ha sugerido que los fármacos para el colesterol como la simvastatina son aptos de reducir la pérdida ósea. También pueden modular la expresión y liberación de los marcadores inflamatorios en el fluido gingival crevicular. Estos dos estudios realizados en ratones permiten considerar que la simvastatina podría ser un fármaco de interés en el futuro para el tratamiento de las periodontitis. Obviamente, hacen falta más estudios científicos para obtener una mayor evidencia científica de su posible uso, pero de momento los resultados son muy prometedores.

OTROS COMPUESTOS

CÚRCUMA NATURAL Y CÚRCUMA MODIFICADA

La utilización de la cúrcuma está limitada porque tiene una absorción gastrointestinal pobre, sin embargo, varios estudios han mostrado propiedades antibacterianas y antiinflamatorias en varias patologías como diabetes, tumores o enfermedades inflamatorias crónicas. En un estudio de 2018 se administró cúrcuma y cúrcuma modificada en 15 ratones con enfermedad periodontal inducida. Solamente la cúrcuma modificada logró reducir de manera significativa la pérdida ósea y la inflamación, observándose una reducción significativa del nivel de los osteoclastos en los tejidos periodontales de los ratones tratados con la cúrcuma modificada (Curylofo-Zotti *et al.*, 2018).

Su uso aún sigue siendo muy controvertido por falta de estudios científicos en modelos animales y, sobre todo, en humanos.

ÁCIDOS GRASOS

Se ha descrito que los ácidos grasos reducen la inflamación crónica en personas con artritis. Estudios recientes han demostrado que el uso de ácidos grasos ω-3 en la dieta de ratas reduce la inflamación gingival. La aplicación tópica de ácidos grasos poliinsaturados ω-3 ha tenido éxito en el tratamiento de enfermedades inflamatorias, como la periodontitis experimental en modelos animales.

En estudios experimentales en animales con suplementos de ácidos grasos ω-3 y ω-6 también se han obtenido resultados beneficiosos sobre la inflamación periodontal y la pérdida ósea, lo que indica una función antiinflamatoria de estos ácidos grasos sin ninguna evidencia de efectos secundarios. Sin embargo, en los estudios clínicos con suplementos dietéticos, los resultados de la influencia de estos suplementos sobre la inflamación no han sido significativos, probablemente debido una concentración insuficiente de ácidos grasos a nivel local.

En algunos estudios clínicos en humanos con ácidos grasos suplementados en la dieta también se observaron mejorías en algunos parámetros clínicos, especialmente en los índices gingivales y de sangrado. Sin embargo, estos resultados no fueron tan positivos como los de los estudios con modelos animales.

COENZIMA Q_{10}

La coenzima Q_{10}, también conocida como CoQ_{10} o ubiquinona, es un potente antioxidante que se produce de forma natural en el organismo. Se ha demostrado una deficiencia de esta enzima en humanos con enfermedad periodontal. Existen estudios que indican que la suplementación (sistémica o tópica) de esta coenzima Q_{10} puede tener un efecto beneficioso sobre la salud periodontal. Aunque esto parece prometedor, son necesarios más estudios clínicos controlados antes de recomendar esta terapia.

Está disponible como suplemento oral en odontología humana. Puede mejorar la salud gingival de la siguiente forma:

- Reduce la inflamación: las investigaciones indican que la CoQ_{10} tiene efectos antiinflamatorios. Al reducir la inflamación, puede aliviar las molestias y la hinchazón de las encías.
- Neutraliza las bacterias dañinas: en los estudios, la CoQ_{10} demuestra acciones antibacterianas contra ciertas bacterias periodontales, por lo que puede ayudar a controlar la proliferación bacteriana.
- Aumenta los antioxidantes: la enfermedad de las encías está relacionada con el estrés oxidativo. La CoQ_{10} aumenta la capacidad antioxidante, lo que podría proteger los tejidos gingivales de los daños.
- Mejora la circulación: un flujo sanguíneo deficiente hacia las encías puede empeorar la enfermedad. La CoQ_{10} mejora el flujo sanguíneo y el aporte de oxígeno.
- Estimula la cicatrización de los tejidos: gracias a sus propiedades antioxidantes y antiinflamatorias, la CoQ_{10} puede acelerar el proceso de cicatrización tras los procedimientos periodontales.
- Regulación inmunológica: la CoQ_{10} desempeña un papel en la función inmunológica. Puede aumentar la capacidad del organismo para combatir las infecciones.

Varios estudios clínicos han investigado los efectos de la suplementación con CoQ_{10} en la enfermedad de las encías, normalmente en forma de ubiquinol, la forma activa en el organismo. El resumen de las distintas publicaciones indica que, en pacientes con gingivitis, la CoQ_{10} por vía tópica reduce las medidas clínicas de inflamación, incluidos el sangrado y las profundidades de sondaje, en comparación con el gel placebo.

Los pacientes con periodontitis que tomaban suplementos de CoQ_{10} presentaban una menor profundidad de la bolsa, menos sangrado, mayor nivel de fijación entre la encía y el diente y una cicatrización más rápida tras el raspado y alisado radicular.

La CoQ_{10} utilizada junto con el raspado y alisado radicular convencional mejoró los niveles de inserción clínica y la profundidad de sondaje de la bolsa en mayor medida que el tratamiento convencional por sí solo. La cirugía periodontal combinada con suplementos posoperatorios de CoQ_{10} aumentó la ganancia en el nivel de inserción clínica y disminuyó la profundidad de las bolsas frente a la cirugía sola. Para el mantenimiento tras el tratamiento periodontal, la CoQ_{10} prolongó los efectos y ralentizó la recaída en comparación con los grupos sin CoQ_{10}. También se asoció de forma significativa con la reducción del estrés oxidativo y los marcadores de inflamación en el tejido y el líquido gingival.

Se han observado efectos positivos en el metabolismo y la regeneración ósea, lo que implica que la CoQ_{10} puede ayudar a reconstruir el hueso perdido. En estudios de laboratorio, esta coenzima ha mostrado un efecto inhibidor frente a bacterias periodontales habituales como *Porphyromonas gingivalis*.

Se han descrito pocos efectos adversos con la suplementación de CoQ_{10} en las dosis recomendadas. Numerosos estudios confirman que la CoQ_{10} tiene un perfil de seguridad elevado, incluso en dosis muy altas. Sin embargo, pueden manifestarse algunos efectos secundarios potenciales leves como náuseas o diarrea, molestias abdominales, dolor de cabeza, insomnio, fatiga, mareos y erupción cutánea en casos raros.

Las dosis inferiores a 100 mg/día tienen menos probabilidades de causar efectos secundarios y su ingestión con alimentos parece reducir los efectos adversos.

En ciertos pacientes debe utilizarse la CoQ_{10} con precaución, como en hembras gestantes o lactantes, pacientes con medicamentos para la tensión arterial o en quimioterapia.

Aunque la mayoría de los estudios son pequeños, los resultados generales sugieren que la CoQ_{10} proporciona beneficios mensurables para la enfermedad de las encías cuando se añade a la terapia convencional. Aún son necesarias investigaciones más exhaustivas.

ÁCIDO FÓLICO

Algunos estudios experimentales han demostrado que el ácido fólico es eficaz para preservar el tejido gingival y reducir el riesgo de gingivitis y periodontitis. El tratamiento tópico oral parece ser el método más eficaz de administración de este suplemento, aunque existen pruebas de que su administración sistémica también puede tener un efecto protector.

NUTRICIÓN

Una nutrición adecuada, complementada con suplementos vitamínicos, es muy importante para la salud periodontal. Algunos estudios han demostrado que los suplementos multivitamínicos tienen efectos muy beneficiosos en los pacientes con enfermedad periodontal y que el aporte de vitamina E tiene efectos beneficiosos sobre la cicatrización gingival. Igualmente, se ha demostrado que la desnutrición tiene un efecto negativo sobre la salud periodontal.

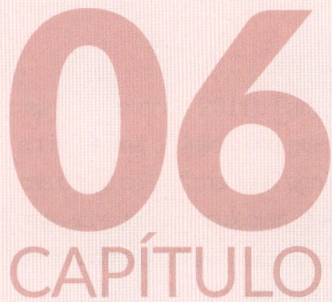

06
CAPÍTULO
INSTRUMENTACIÓN PERIODONTAL

María de la Morena Cabanillas, Carlos Varela Pereira

INSTRUMENTOS MANUALES PERIODONTALES

INSTRUMENTOS DE DIAGNÓSTICO

Los instrumentos manuales de diagnóstico periodontal ayudan a conocer el estado de los tejidos periodontales (fig. 6.1).

Sonda periodontal

Existen multitud de diseños, pero en general se trata de un instrumento de exploración con un mango para su sujeción y una parte activa con una punta larga, ligeramente cónica y no traumática, que se introduce en seis puntos del surco gingival de cada diente para medir su profundidad y el grado de sangrado por el sondaje periodontal.

Las puntas de las sondas periodontales pueden tener diferentes tipos de diseño, pero todos ellos tienen en común el llevar impresas o grabadas unas marcas milimetradas que sirven para medir la profundidad del surco.

Durante el sondaje periodontal, la sonda se introduce suavemente en el surco gingival en todas las caras de cada diente, de manera puntual o continua a lo largo de toda la circunferencia. La profundidad del surco se determina observando la primera marca que queda visible y que se corresponde con la profundidad del surco en esa parte del diente. A medida que se van obteniendo mediciones, estas se deben ir anotando en una ficha dental u odontograma para dejarlas registradas. Es posible que cuando se realiza el sondaje periodontal se produzca sangrado, aunque si la encía está sana no debe producirse. Si hay sangrado, cuanto más profuso sea, mayor será la presencia de inflamación en el surco de la encía. La sonda periodontal se utiliza también para medir la recesión gingival en el caso de que exista.

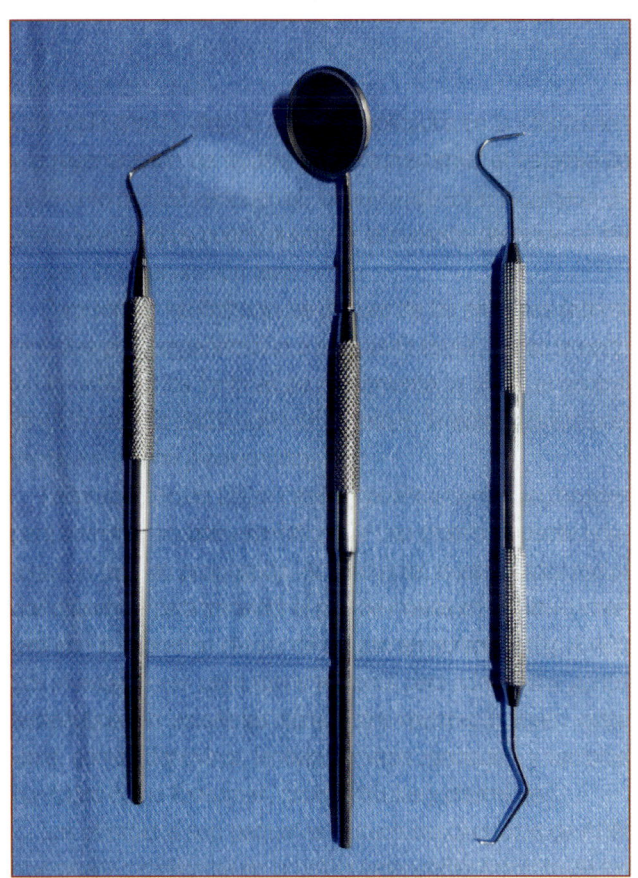

FIGURA 6.1. Fotografía de tres instrumentos manuales de diagnóstico periodontal. De izquierda a derecha, sonda periodontal CP12 tipo Marquis, espejo dental y explorador dental.

Se dispone de diferentes diseños de sondas periodontales. Algunas de las más utilizadas son:

- Sonda Marquis, que tiene unas bandas negras de 3 mm separadas por otros 3 mm. Es la más frecuente. Se suele usar la sonda CP12 (fig. 6.2).
- Sonda Williams, con marcas a los 1, 2, 3, 5, 7, 8, 9 y 10 mm.

- Sonda OMS (Organización Mundial de la Salud), que además de diferentes marcas milimetradas (3,5, 8,5 y 11 mm y una banda negra de 3,5 a 5,5 mm), consta de una punta redonda de 0,5 mm de diámetro.
- Sonda de Nabers, con un diseño especial, ya que, además de tener marcas milimetradas, está curvada con el fin de poder introducirse mejor en las áreas interradiculares y detectar lesiones de furca.

Explorador dental

Es un instrumento manual cuya parte activa consta de unas puntas muy finas (de unos 0,2 mm) que se utilizan para detectar irregularidades en la superficie de los dientes, tanto de la corona como de las raíces si están expuestas, presencia de cálculos dentales, lesiones reabsortivas y lesiones cariosas (fig. 6.3).

Existen diferentes tipos de exploradores dentales, con puntas activas rectas, anguladas o curvadas.

La tendencia actual de odontología mínimamente invasiva desaconseja el uso de las sondas periodontales en las lesiones de hipomineralización o caries incipientes, pues pueden agravar la lesión del esmalte, imposibilitando su remineralización.

Espejo dental

Es un instrumento manual cuya parte activa consta de una superficie que refleja la luz y permite una visualización de las estructuras de la cavidad oral sin la necesidad de cambiar constantemente el ángulo de visión del operador (visión indirecta), sobre todo en zonas con una mayor dificultad de acceso, como pueden ser las áreas distales y linguales. También se puede utilizar como separador o retractor de tejidos (lengua, mejillas, etc.).

Existen diferentes tipos de diseños y materiales. Habitualmente, constan de un mango con una rosca en la que se enrosca el propio espejo, que se puede cambiar cuando está deteriorado. Las roscas son normalmente de dos tipos: americana (*cone socket*) y europea (*simple steam*), y se debe tener esto en cuenta a la hora de su adquisición, ya que deben ser compatibles entre sí la rosca del mango y la del propio espejo.

El espejo puede tener diferentes tamaños:
- Tamaño 2 (diámetro de 5/8 pulgadas).
- Tamaño 4 (diámetro de 7/8 pulgadas).
- Tamaño 5 (diámetro de 15/16 pulgadas).

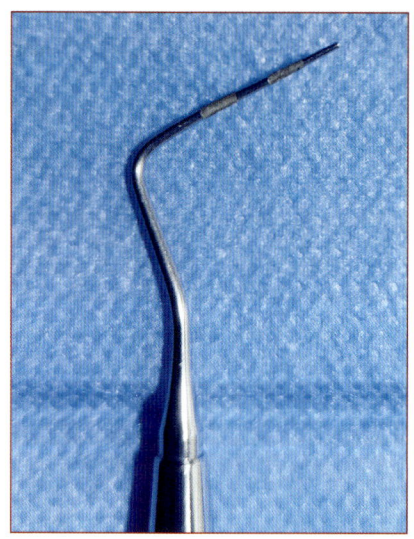

FIGURA 6.2. Parte activa de una sonda periodontal CP12 de tipo Marquis, en la que se pueden apreciar las marcas cada 3 mm.

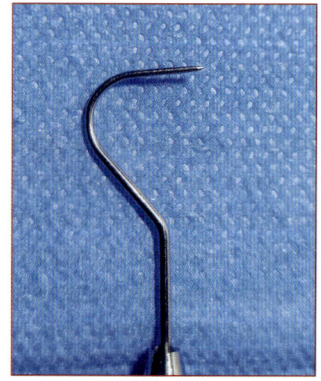 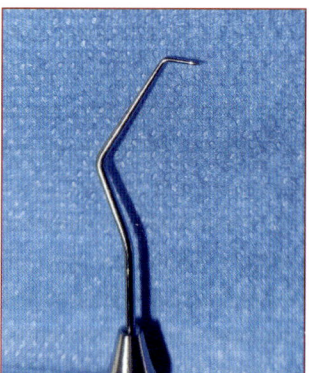

FIGURA 6.3. Partes activas de un explorador dental.

El mango y el cuerpo del soporte del espejo pueden estar hechos de diferentes materiales como plástico (espejos de un solo uso) y metal. El espejo puede estar fabricado con distintos metales, siendo el de rodio (Rh) el de mayor calidad óptica. También los propios espejos pueden ser de plástico (de un solo uso, desechables); metálicos, en cuyo caso son reutilizables, pero se suelen arañar con facilidad y pierden calidad de visión aunque el metal esté muy pulido; y de vidrio, que son los más frecuentes y los recomendados. Son reutilizables y delicados, pero con una mejor reflexión y visión. Además, para evitar que se empañen, pueden tener un tratamiento antivaho de la superficie.

INSTRUMENTOS MANUALES DE TRATAMIENTO PERIODONTAL

Son instrumentos manuales con un mango y una parte activa en forma de hoz o con partes activas más delicadas y finas, cuyo objetivo es eliminar manualmente el cálculo dental supragingival adherido a la corona de los dientes, pero también el cálculo subgingival en la técnica de raspado y alisado radicular. Existen diferentes tipos:

- **Hoces o quitasarro:** se usan para la eliminación de los cálculos supragingivales, sobre todo en la zona anterior interproximal. Pueden tener en la parte activa del instrumento una hoja curva o recta, de sección triangular y dos bordes activos.
- **Curetas (raspadores):** se usan para la superficie supragingival y subgingival y en el tratamiento de las lesiones de furca. Son el instrumento de elección para el cálculo subgingival, pues eliminan muy bien el tejido blando de las bolsas periodontales. La parte activa es curva para adaptarse a la raíz y tiene forma de cuchara con uno o dos bordes cortantes.

Estos instrumentales y su técnica de uso están descritos con más detalle en el capítulo 3.

Afilado de los instrumentos manuales

Los instrumentos manuales que tienen funciones de eliminación de cálculo, como son las curetas, hoces, etc., sufren un desgaste progresivo y necesitan que se afilen sus bordes cortantes periódicamente. Para ello, se utilizan aceites minerales y piedras naturales o sintéticas de formas diversas como cilíndricas, cónicas o prismáticas rectangulares y ortogonales (piedra de Arkansas) (fig. 6.4). Cada tipo de instrumento necesita un modo de afilado diferente, que normalmente el fabricante indica en las instrucciones.

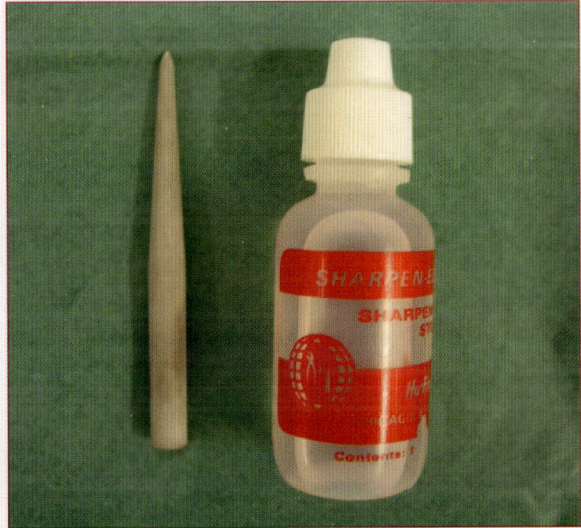

FIGURA 6.4. Piedra de Arkansas y aceite mineral para el afilado de los instrumentos manuales.

LIMPIADORES MECÁNICOS

La instrumentación mecánica consiste en limpiadores mecánicos dentales que pueden ser ultrasónicos, sónicos o rotatorios. Los más frecuentes son los limpiadores dentales ultrasónicos.

LIMPIADORES POR ULTRASONIDOS

Son instrumentos basados en generadores de ultrasonidos piezoeléctricos o magnetoestrictivos. Están ampliamente descritos en el capítulo 3 (fig. 6.5).

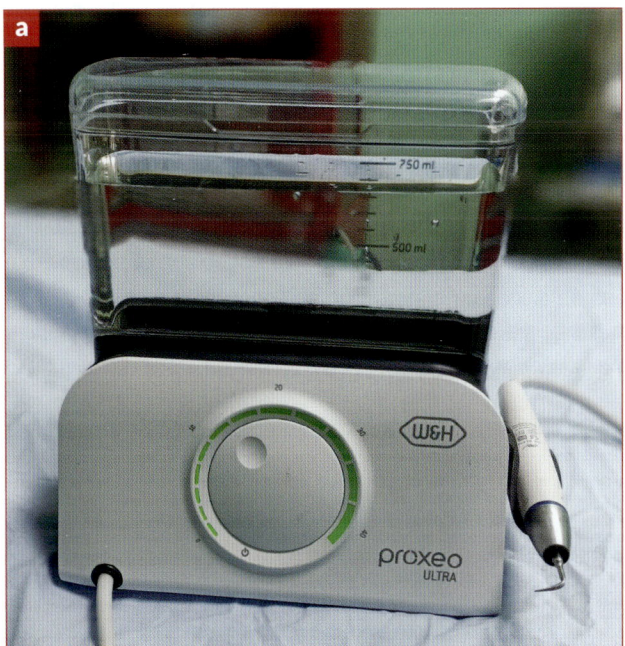

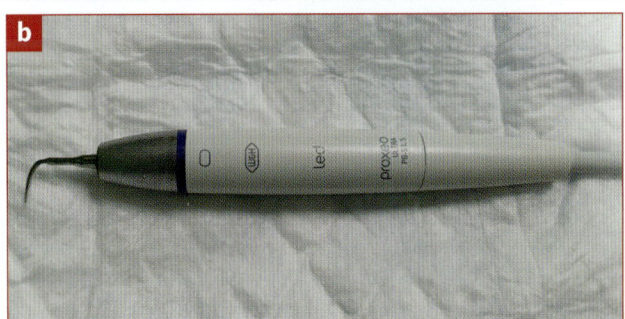

FIGURA 6.5. Equipo de limpieza dental por ultrasonidos de tipo piezoeléctrico, con depósito propio y sistema de bomba de presión que suministra el agua de irrigación (a). Mango del equipo dental de ultrasonidos (b).

LIMPIADORES SÓNICOS

Los limpiadores sónicos son un tipo de dispositivo impulsado por aire comprimido que se utiliza para la eliminación del cálculo dental y que se conectan a la manguera de alta velocidad de la unidad dental (fig. 6.6). Los limpiadores sónicos convierten la presión de aire en una vibración mecánica que se transmite a la punta, que oscila de forma elíptica o circular a frecuencias sónicas de 2.000 a 9.000 Hz.

Son menos efectivos en la eliminación del cálculo dental por su menor efecto mecánico y a la cavitación mínima, pero generan a su vez menos calor y, por lo tanto, son más seguros. Se utilizan para eliminar cálculo supragingival y subgingival con el inserto o punta adecuados.

LIMPIADORES ROTATORIOS

Es una pieza de mano de alta velocidad a la que se acoplan fresas específicas que giran a una velocidad de 300.000 rpm (lo que equivale a una frecuencia de 5.000 Hz) y que se utilizan para eliminar el cálculo dental.

Su uso se desaconseja por el alto riesgo de daño iatrogénico y por su elevado coste, ya que las fresas deben reemplazarse frecuentemente. Requiere de una gran capacitación y práctica para un uso seguro.

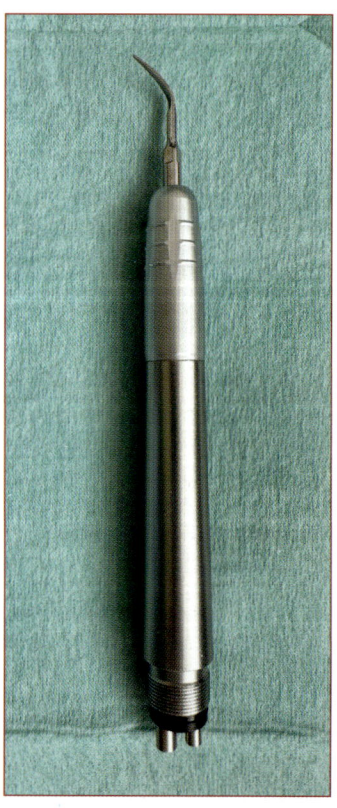

FIGURA 6.6. Limpiador sónico.

OTROS EQUIPAMIENTOS USADOS EN PERIODONTOLOGÍA

PIEZAS DE MANO

Las piezas de mano son instrumentos que, unidos a las conexiones de las mangueras de la unidad dental y accionadas por esta, efectúan los movimientos rotatorios deseados a diferentes velocidades con el fin de mover una fresa colocada en su extremo o cabeza.

Existen dos sistemas para hacer girar la fresa, el neumático y el eléctrico (en el caso del micromotor eléctrico).

Las piezas de mano deben sujetarse con la técnica de sujeción del lápiz modificada.

Se clasifican en piezas de mano de baja velocidad y piezas de mano de alta velocidad.

Técnica de sujeción del lápiz modificada

Esta técnica consiste en coger el instrumento dental desde el mango con la parte activa orientada hacia el paciente, de tal forma que los dedos que contactan con el instrumento son 3: el pulgar, el índice y el corazón (dedos 1, 2 y 3). El dedo anular (dedo 4) solo sirve de apoyo digital en los dientes de la misma arcada y en los dientes antagonistas sobre los que se va a trabajar.

Pieza de mano de baja velocidad

La pieza de mano de baja velocidad consta de una unidad funcional (micromotor neumático, accionado por aire) a la que se pueden acoplar diversos dispositivos (contraángulo, pieza de mano recta y pieza de mano recta de pulido) (fig. 6.7).

Este micromotor tiene la capacidad de girar en dirección horaria y antihoraria a una velocidad regulable, normalmente de 40.000 rpm, aunque hay micromotores que trabajan desde 5.000 hasta 100.000 rpm. Su fuerza de torsión o par de torsión (Ncm: newton centímetro) es alta, ya que tiene que transmitirla a los instrumentos que se conectan. Puede adquirirse con o sin salida de agua para refrigeración.

Al micromotor podemos acoplar los siguientes instrumentos mediante conexión de tipo E:

- **Contraángulo:** dispositivo que se conecta al micromotor y que se denomina así por el ángulo característico que presenta respecto a la horizontal con el fin de mejorar el acceso

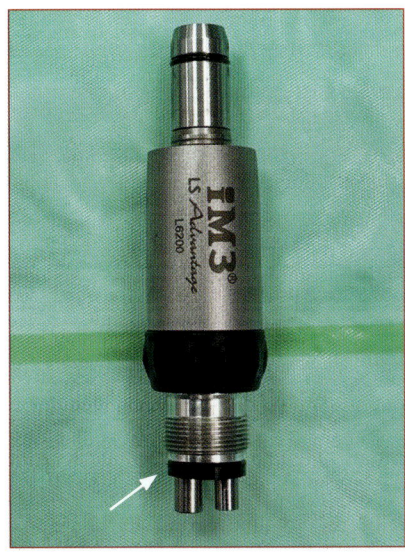

FIGURA 6.7.
Micromotor neumático.
Se aprecia la junta
de goma negra, que
garantiza un sellado
hermético (flecha).

a la cavidad oral. Puede acomodar fresas de ángulo recto (CA, *contra-angle,* o RA, *right angle*) que se cambian con un sistema de botón o cierre manual mediante palanca situado en la parte posterior de la cabeza. Se utiliza para cirugía, restauración, endodoncia y pulido de restauraciones o tras una profilaxis dental. Estos dispositivos pueden ser con o sin refrigeración externa o interna (fig. 6.8a).

- **Pieza de mano recta (HP, *hand piece*):** se conecta al micromotor y se usa principalmente para el limado de dientes en lagomorfos y roedores y para dar forma a materiales acrílicos. Es el instrumento más usado en el laboratorio dental (fig. 6.8b). Admite fresas HP que se sujetan mediante un mecanismo de giro.

- **Pieza de mano recta de pulido:** dispositivo al que se adaptan cabezales/ángulos de profilaxis para el pulido dental (fig. 6.8c).

Existe un código de colores que indica la velocidad del contraángulo y de la pieza de mano recta:
- Un anillo azul (o ninguna marca de color) significa que la pieza de mano irá a la velocidad del micromotor.
- Un anillo verde indica que la pieza de mano funciona a una velocidad más baja que la de rotación del motor. El grado de reducción de la velocidad normalmente está escrito en la pieza de mano. La reducción más habitual es 6:1, utilizada en endodoncia.
- Un anillo rojo indica que la pieza de mano funciona a una velocidad mayor. Por ejemplo, si encontramos una proporción 1:5 indica que tiene una velocidad 5 veces mayor que la del micromotor.

Pieza de mano de alta velocidad (turbinas)

La pieza de mano de alta velocidad o turbina puede operar entre 350.000 y 400.000 rpm (algunas unidades llegan hasta las 800.000 rpm). Su fuerza de torsión, par o *torque* es baja, lo que permite que la fresa se detenga con una presión relativamente baja. Por lo tanto, la pieza de mano y la fresa se utilizan con una técnica de cepillado suave. Por su diseño, la turbina solo puede girar en una dirección (fig. 6.9).

Se utiliza con fresas de agarre por fricción (FG, *friction grip*) que se introducen en el cabezal y se cambian generalmente presionando un botón en la parte posterior de la turbina.

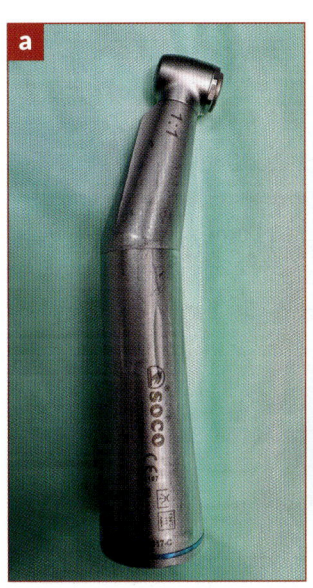
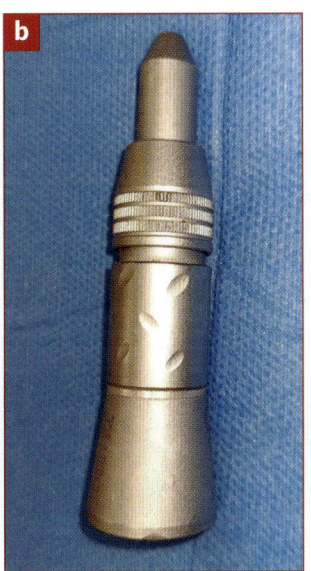
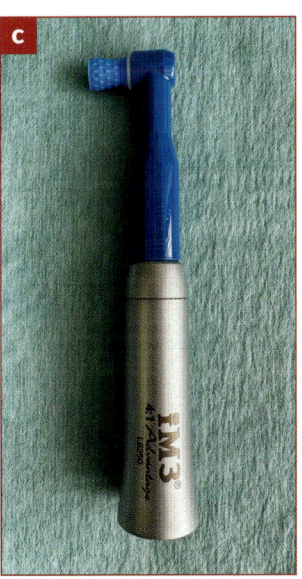

FIGURA 6.8. Contraángulo (a), pieza de mano recta (b) y pieza de mano recta de pulido con ángulo de profilaxis (c). Se acoplan al micromotor mediante conexión de tipo E (*E-type*).

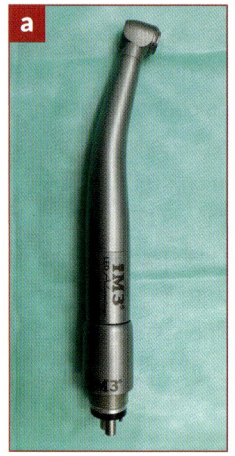 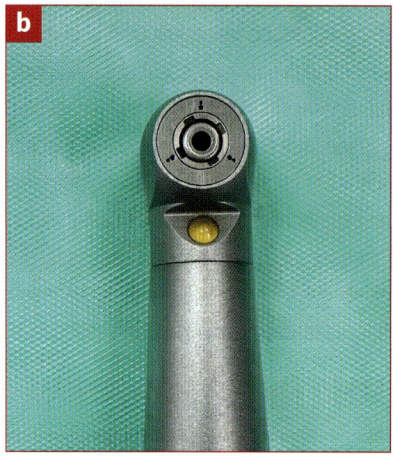

FIGURA 6.9. Pieza de mano de alta velocidad (turbina) con generador de luz incorporado en el acoplamiento (a). Detalle de la parte frontal de la cabeza de la turbina (b). Se puede apreciar la posición del led y el *spray* triple.

Entre sus usos principales se encuentra la odontosección, el acceso endodóntico y la preparación de coronas (tallado) en odontología protésica.

Otra característica importante de la pieza de mano es el agua para refrigeración. Se utiliza aire adicional para atomizar el agua en la cabeza de la pieza de mano, de tal forma que sale a modo de *spray* enfriando la fresa y limpiándola de detritos. Dependiendo de la pieza de mano, puede haber varios puertos diferentes que expulsen agua atomizada hacia diferentes lugares, circunferencialmente alrededor de la cabeza de la pieza de mano (fig. 6.9b).

Existen turbinas con luz integrada que mejoran notablemente la visualización del área quirúrgica. Las de nuevo diseño incorporan un pequeño generador, por lo que al girar debido al aire comprimido generan corriente eléctrica que alimenta la iluminación led.

Las turbinas pueden tener dos tipos de conexión a la manguera de la unidad dental:

■ **Conexión directa:** la turbina se enrosca en la manguera y no necesita un acople para funcionar.
■ **Conexión rápida:** la turbina dental se conecta a la manguera por medio de un acople. Este acople se enrosca directamente a la manguera y permite que la turbina se enganche rápidamente a él.

La conexión estándar y más frecuente en Europa y Estados Unidos de las piezas de mano de alta y baja velocidad a las mangueras de la unidad dental es la conexión Midwest o conexión de 4 orificios. Esta conexión consta de dos grandes orificios de aire que permiten la entrada y salida del aire comprimido que hace funcionar el instrumento, un tercer orificio pequeño de agua de refrigeración y un cuarto orificio pequeño de aire de refrigeración, que dirige el aire hacia la superficie de la fresa para ayudar a enfriar el diente, dispersando el chorro de agua de refrigeración y eliminando los residuos. Existen otros tipos de conexiones de 2, 5 y 6 orificios.

FRESAS DENTALES

Las fresas dentales son elementos metálicos que se introducen en la cabeza de las piezas de mano y que giran concéntricamente a una velocidad determinada. Es aconsejable ordenar las fresas en un fresero esterilizable en autoclave (fig. 6.10).

Todas las fresas dentales tienen una cabeza, un cuello y un mango o vástago. Existen diferentes clasificaciones en función del instrumental rotatorio al que se conectan, el tipo de material que forma la parte activa, la forma de la parte activa, el diámetro máximo de la parte activa y de su granulometría.

Tipos de fresa según la pieza de mano a la que se conectan

Las posibilidades son:

■ Conexión a turbina o fresa de agarre por fricción (FG, *friction grip*): son aquellas de menor tamaño para utilizar con turbinas dentales de alta velocidad. Cuentan con un diámetro de mango de 1,6 mm. La longitud del mango viene definida por la normativa ISO, empezando siempre por 3XX, y la longitud final puede variar según el tipo y la forma de corte efectiva.
■ Conexión a contraángulo (CA) o fresa de ángulo recto (RA, *right angle*): de tamaño intermedio. Con un diámetro de mango de 2,35 mm y una muesca en el final del mango que

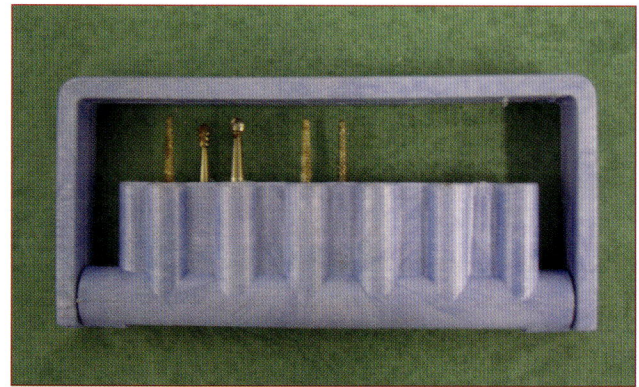

FIGURA 6.10. Fresero esterilizable en autoclave con capacidad para fresas dentales CA (*contra-angle*) y FG (*friction grip*).

las fija en el cabezal del instrumento y las distingue del resto. La longitud del mango viene definida por la normativa ISO, empezando siempre por 2XX.

- Conexión a pieza de mano recta o fresa HP (*hand piece*): fresa de mayor tamaño, para utilizar con pieza de mano recta. El diámetro de mango es también de 2,35 mm. La longitud del mango viene definida por la normativa ISO, empezando siempre por 1XX.

Tipos de fresa según el material que forme la parte activa

Las fresas pueden estar hechas de diferentes materiales:

- **Fresas de tungsteno:** utilizadas habitualmente para la odontosección, el acceso a la cavidad en endodoncias y para la realización de un trabajo óseo más agresivo. Se distinguen por la numeración ISO 500.
- **Fresas de diamante:** cubiertas con arena de diamante de diversos grados de aspereza. Se utilizan principalmente en el esmalte, en la preparación de cavidades y en la preparación de coronas en procedimientos de prostodoncia. Su numeración es la ISO 806.
- **Otros materiales:** acero, piedra de Arkansas, etc.

Tipos de fresa según la forma de la punta activa

Las formas más habituales son la redonda o de bola, cilíndrica, cónica, cono invertido, forma de pera, llama, balón de Rugby y torpedo.

Tipos de fresas dentales según la granulometría

Según el tamaño del grano, se clasifican mediante un anillo de color que está en el vástago de la fresa. Hay distintos colores estandarizados por la normativa ISO:

- Negro: grano supergrueso (máximo de 180 μm).
- Verde: grano grueso (máximo de 150 μm).
- Azul: grano medio (máximo 106 μm).
- Rojo: grano fino (máximo 63 μm).
- Amarillo: grano superfino (máximo 40 μm).
- Blanco: grano ultrafino (máximo 14 μm).

INSTRUMENTOS PARA PULIDO

El objetivo principal del pulido es alisar la superficie del diente y minimizar el depósito de la placa tras hacer la limpieza dental. Para ello, se utilizan diferentes instrumentos y productos en función del tipo de pulido: mecánico o con aire.

Pulido mecánico

Se realiza mediante pasta de pulido y una copa o cepillo de pulido, que se conecta a un contraángulo de profilaxis o a un contraángulo en una pieza de mano de baja velocidad.

El contraángulo de profilaxis es aquel al que se acoplan cepillos o copas de pulido. Los sistemas de conexión de las copas y cepillos de pulido pueden ser RA/CA, de rosca (*screw in*) o a presión (*snap on*). Suelen trabajar a velocidades más bajas que las del micromotor (fig. 6.11). A la pieza de mano recta de pulido se adaptan cabezales/ángulos de profilaxis desechables de un uso.

Las copas de pulido son de goma de diversa dureza, en las cuales se deposita la pasta de pulido. Las pastas de pulido se usan para alisar la superficie del diente y para eliminar la placa que haya podido quedar tras la limpieza. También son eficaces en la eliminación de manchas. Contienen abrasivos como el óxido de aluminio o el silicato de circonio y se clasifican según su granulometría en gruesas, medias o finas. Tienen distintos sabores y pueden contener o no flúor. Se adquieren en tarros o botes grandes que sirven para varios procedimientos o en envases individuales. Con el objetivo de evitar la transmisión iatrogénica de patógenos, se recomienda en el primer caso separar la cantidad de pasta necesaria para cada paciente en dispositivos al efecto.

Se recomienda llenar toda la copa con pasta de pulido para reducir la fricción y el calor y no permanecer más de unos pocos segundos en cada diente, moviéndola constantemente sobre la superficie y a baja velocidad (no más de 3.000 rpm).

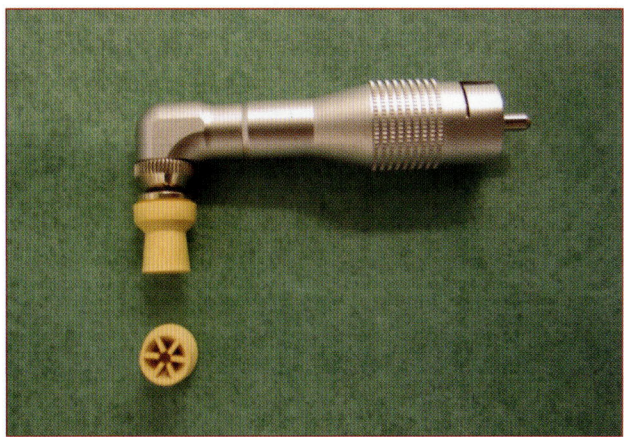

FIGURA 6.11. Contraángulo de profilaxis dental con una copa de goma de pulido desechable. Este instrumento se adapta a la pieza de mano recta del micromotor de aire de la unidad dental.

La copa giratoria se presiona suavemente contra la superficie del diente, lo que hace que el borde se ensanche y pula la superficie del diente por encima y por debajo del margen gingival.

Los cepillos de pulido presentan cerdas de nailon o cerdas naturales que se usan con la misma finalidad que las copas de pulido. Existen de diferentes formas. Tanto las copas como los cepillos de pulido son de un solo uso.

Es importante mencionar el movimiento que presenta la copa o cepillo de pulido: pueden ser rotatorios con giros de 360° o reciprocantes con movimientos de rotación horaria y antihoraria de 60-90°. Estas últimas presentan ventajas sobre las rotatorias, como la reducción del calor por fricción manteniendo la superficie del diente más fría, la reducción de las salpicaduras del material de profilaxis dental y la prevención de accidentes de atrapamiento del pelo del paciente con la subsiguiente lesión traumática en la piel.

El pulido se continua con el uso de la jeringa de tres vías para eliminar detritos, placa y pasta de pulido.

Aeropulido

El pulido con aire utiliza un método de proyección de aire, agua y polvo (normalmente de bicarbonato sódico) sobre la superficie dental con una pieza de mano especializada que se conecta a la manguera de alta presión. Es muy eficaz en la eliminación de pigmentaciones dentales y depósitos blandos.

Se trata de un método menos abrasivo, en el cual no hay producción de calor, y proporciona un mejor acceso a los dientes sin contacto directo con las superficies dentales. Entre sus desventajas, que es un método más caro y que sin aspiración su uso puede resultar complicado.

Su aplicación está contraindicada en pacientes con enfermedades respiratorias, hipertensión, sistema inmunitario debilitado o aquellos en tratamiento de hemodiálisis. Es esencial proteger los tejidos blandos.

BIBLIOGRAFÍA

CAPÍTULO 1. CONOCIMIENTO DE LA ENFERMEDAD PERIODONTAL

Allaker RP, de Rosayro R, Young KA, Hardie JM: Prevalence of Porphyromonas and Prevotella species in the dental plaque of dogs. Vet Rec. 1997; 140:147–148.

Beertsen W, McCulloch CA, Sodek J. The periodontal ligament: A unique, multifunctional connective tissue. Periodontol 2000. 1997; 13:20–40.

Berglundh T, Lindhe J, Sterrett JD. Clinical and structural characteristics of periodontal tissues in young and old dogs. J Clin Periodontol. 1991; 18(8):616–623.

Boyce EN, Ching RJ, Logan EI, Hunt JH, Maseman DC, Gaeddert KL, King CT, Reid EE, Hefferren JJ. Occurrence of gram-negative, black-pigmented anaerobes in subgingival plaque during the development of canine periodontal disease. Clin Infect Dis. 20 Suppl 2:S. 1995; 317–319.

Calvert CA, Greene CE, Hardie EM. Cardiovascular infections in dogs: Epizootiology, clinical manifestations, and prognosis. JAVMA. 1985; 187(6):612–616.

Carranza FA, Takei HH. Rationale for periodontal treatment. In: Carranza's Clinical Periodontology. St. Louis: Saunders, 2006; 630–635.

Castejón A, de la Morena M, San Román-Llorens F, Fernández JM, Trobo JI, San Román F. Odontopediatría canina y felina. Clin Vet Peq Anim. 2016; 36(2):79-89.

Clarke DE. The crystalline components of dental calculus in the domestic cat. J Vet Dent. 1999; 16(4):165–168.

Elliott DR, Wilson M, Buckley CM, Spratt, DA. Cultivable oral microbiota of domestic dogs. J Clin Microbiol. 2005; 43:5470–5476.

Epstein JB, Lunn R, Le N, Stevenson-Moore P. Periodontal attachment loss in patients after head and neck radiation therapy. Oral Surg Oral Med Oral Pathol Oral Radiol Endod. 1998; 86(6):673–677.

Fernández JM, del Campo M, de la Morena M, Trobo JI, Pérez D. Batlle F, San Román F. Eficacia clínica del uso de gel dentífrico con inmunoglobulinas Y, IgY (Xmile Plus©. Urano Vet) en el control de la salud oral en perros. Clin Vet Peq Anim. 2021; 41 (1): 15-22.

Fernández JM, Del Campo M, Novales M, De la Morena M, San Román-Llorens F, Trobo JI. Oncología oral canina y felina. En: Whyte A, San Román F, editores. Odontología en el perro, gato y exóticos. Madrid: Editorial Marbán. 2019: 120-52.

Fernández JM, del Campo M, Trobo A, Fernández G, Trobo JI. Odontopediatría. Canis et Felis. 2022; 179: 24-32.

Fernández JM. Anatomía y fisiología dentaria en perro y gato. Descubriendo la cavidad oral. Odontología. AVEPA. Formación continuada. 2014; 6-14.

Fiorellini JP, Kim DM, Ishikawa SO. The tooth-supporting structures. In: Carranza's Clinical Periodontology. St. Louis: Saunders. 2006; 68–92.

Harvey CE, Emily PP. Periodontal disease. In: Small Animal Dentistry. St. Louis: Mosby. 1993; 89–144.

Harvey CE. Anatomy of the oral cavity in the dog and cat. In: Veterinary Dentistry (Harvey CE ed.). Philadelphia: Saunders. 1985.

Hennet PR, Harvey CE. Aerobes in periodontal disease in the dog: A review. J Vet Dent. 1991: 8:9–11.

Hennet PR, Harvey CE. Anaerobes in periodontal disease in the dog: A review. J Vet Dent. 1991; 8(2):18–21.

Hennet PR, Harvey CE. Spirochetes in periodontal disease in the dog: A review. J Vet Dent. 1991: 8:16–17.

Hermanson JW, De la Hunta A, Evans HE. Millers and Evans' Anatomy of the Dog. 5ed ed. Missouri (US): Elsevier. 2023.

Hoffmann T, Gaengler P. Clinical and pathomorphological investigation of spontaneously occurring periodontal disease in dogs. J Small Anim Pract. 1996; 37(10):471–479.

Michael G. Newman MG, Takei HH, Klokkevold PR, Carranza FA, Periodontología clínica. 2012. Edit: Elsevier Saunders. Missouri.

Nanci A. Ten Cate's Oral Histology: Development, Structure, and Function. 7th ed. Philadelphia: Mosby-Elsevier, 2008.

Newman MG Socransky SS. Predominant cultivable microbiota in periodontal disease. J Periodontal Res. 11977; 2(2):120–128.

Niemiec BA. Periodontal disease. Top Companion Anim Med. 2008; 23(2):72–80.

Niemiec BA. Veterinary Periodontology. Edit: Wiley-Blackwel. Iowa. 2013.

San Román F, Trobo JI, Fernández JM, Whyte A. Manual de odontología canina y feline Editorial: Servet. Zaragoza. 2018.

Wiggs RB, Lobprise HB. Periodontology. In: Veterinary Dentistry, Principles and Practice. Philadelphia: Lippincott-Raven. 1997; 186–191.

Wiggs, R.B., Lobprise, H.B. Chapter 4, Oral Examination and Diagnosis. In: Veterinary Dentistry, Principles and Practice. Philadelphia: Lippincott-Raven. 1997; 7–103.

CAPÍTULO 2. PROGRESIÓN DE LA ENFERMEDAD PERIODONTAL

Abusleme L, Dupuym AK, Dutzanm N, Silvam N, Burleson, J, Strausbaugh LD, Gamonal J, Díaz PI. The subgingival microbiome in health and periodontitis and its relationship with community biomass and inflammation. ISME J. 2013; 7:1016–1025.

Addie DD, Radford A, Yam PS, Taylor DJ. Cessation of feline calicivirus shedding coincident with resolution of chroninc gingivostomatitis in a cat. J. Small Anim. Pract. 2003; 44:172–176.

Adler CJ, Mali R, Browne GV, Norris JM. Diet may influence the oral microbiome composition in cats. Microbiome, 2016; 4:23.

Araujo MG, Lindhe J. Dimensional ridge alterations following tooth extraction. An experimental study in the dog. Journal of Clinical Periodontology. 2005; 32(2):212-218.

Armitage GC. Development of a classification system for periodontal diseases and conditions. Ann Periodontol. 1999; 4(1):1–6.

Arzi B, Mills-Ko E, Verstraete FJM, Kol A, Walker NJ, Badgley MR, et al. Therapeutic efficacy of fresh, autologous mesenchymal stem cells for severe refractory gingivostomatitis in cats: autologous MSCs for severe refractory FCGS. STEM CELLS Transl Med. 2016; 5(1):75-86.

Arzi B, Peralta S, Fiani N, Vapniarsky N, Taechangam N, Delatorre U, et al. A multicenter experience using adipose-derived mesenchymal stem cell therapy for cats with chronic, non-responsive gingivostomatitis. Stem Cell Res Ther. 2020; 11(1):115.

Baird K. Lymphoplasmacytic gingivitis in a cat. Can Vet J Rev Veterinaire Can. 2005; 46(6):530-532.

Bartold PM, Van Dyke TE. Periodontitis: a host-mediated disruption of microbial homeostasis. Unlearning learned concepts. Periodontol 2000. 2012; 62: 203–217.

Begde D, Bundale S, Mashitha P, Rudra J, Nashikkar N, Upadhyay A. Immunomodulatory efficacy of nisin – a bacterial lantibiotic peptide. J. Pept. Sci. 201; 17:438-444.

Belgard S, Truyen U, Thibault J-C, Sauter-Louis C, Hartmann K. Relevance of feline calicivirus, feline immunodeficiency virus, feline leukemia virus, feline herpesvirus and Bartonella henselae in cats with chronic gingivostomatitis. Berl Munch Tierarztl Wochenschr. 2010; 123(9-10):369-376.

Bellei E, Dalla F, Masetti L, Pisoni L, Joechler M. Surgical therapy in chronic feline gingivostomatitis (FCGS). Vet. Res. Commun. 2008; 32(Supl. 1):S231-234.

Bellows J. External Tooth Resorption in Cats Part 1: Pathogenesis, Classification, & Diagnosis. Today's Veterinary Practice, 2016; 6(1):20-25.

Bellows J. Feline dentistry: oral assessment, treatment and preventative care. Wiley-Blackwell, Iowa, Estados Unidos. 2012.

Beydoun MA, Beydoun HA, Hossain S, El-Hajj Z.W, Weiss J, Zonderman AB. Clinical and Bacterial Markers of Periodontitis and Their Association with Incident All-Cause and Alzheimer's Disease Dementia in a Large National Survey. Journal Alzheimer´s Disease 2020; 75(1):157-172.

Bierbaum G, Sahl H-G. Lantibiotics: mode of action, biosynthesis and bioengineering. Curr Pharm Biotechnol. 2009; 10(1):2-18.

Booij-Vrieling HJ, Reijden W, Houwers D., Wit WEAJ, Tijhof C., Penning L., van Winkelhoff AJ, Hazewinkel H. Comparison of periodontal pathogens between cats and their owners. Vet. Microbiol. 2010; 144:147-152.

Boyce E. N. Feline Experimental Models for Control of Periodontal Disease. Veterinary Clinics of North America: Small Animal Practice, 1992; 22:1309-1321.

Cao LT, Wu JQ, Xie F, Hu SH, Mo Y. Efficacy of nisin in treatment of clinical mastitis in lactating dairy cows. J Dairy Sci. 2007; 90(8):3980-3985.

Carranza FA, Takei HH. Bone loss and patterns of bone destruction. In: Carranza's Clinical Periodontology. St. Louis: Saunders, 2006; 452–466.

Cave NJ, Bridges JOD, Thomas DG. Systemic effects of periodontal disease in cats", Veterinary Quarterly. 2012; 32 (3-4):131-144.

Chapple IL, Mealey BL, Van Dyke TE, et al. Periodontal health and gingival diseases and conditions on an intact and a reduced periodontium: Consensus report of workgroup 1 of the 2017 World Workshop on the Classification of Periodontal and Peri-Implant Diseases and Conditions. J Clin Periodontol. 2018; 4 5 Suppl 20:S 68-77.

Clarke D. E. Clinical and Microbiological Effects of Oral Zinc Ascorbate Gel in Cats. Journal of Veterinary Dentistry, 2001; 18:177-183.

Corbee RJ, Booij-Vrieling HE, van de Lest CHA, Penning LC, Tryfonidou MA, Riemers FM, et al. Inflammation and wound healing in cats with chronic gingivitis/stomatitis after extraction of all premolars and molars were not affected by feeding of two diets with different omega-6/omega-3 polyunsaturated fatty acid ratios: effect of PUFAs on FCGS. J Anim Physiol Anim Nutr. 2012; 96(4):671-680.

Cosseau C, Devine DA, Dullaghan E, Gardy JL, Chikatamarla A, Gellatly S, Yu LL, Pistolic J, Falsafi R, Tagg J, Hancock REW. The commensal Streptococcus salivarius K12 downregulates the innate immune responses of human epithelial cells and promotes host-microbe homeostasis. Infect Immunol. 2008; 76:4163-4175.

Cotter PD, Ross RP, Hill C. Bacteriocins - a viable alternative to antibiotics? Nat Rev Microbiol. 2013; 11(2):95-105.

Cucurella J, et al. Odontología canina y felina. Canis et Felis número 183. Grupo Asís Biomedia S.L; 2023; 31-42.

Darveau RP. Periodontitis: a polymicrobial disruption of host homeostasis. Nature Rev. Microbiol. 2010; 8:481-490.

Davis EM. Gene sequence analysis of the healthy oral microbiome in humans and companion animals. J. Vet. Dent. 2016; 33: 97-107.

Davis IJ, Wallis C, Deusch O, Colyer A, Milella L, Loman N, Harris S. A cross-sectional survey of bacterial species in plaque from client owned dogs with healthy gingiva, gingivitis or mild periodontitis. PLoS ONE, 2013; 8:e83158.

De Simoi A. Implicaciones sistémicas de la enfermedad periodontal. Veterinary Focus. 2021; 22 ¡(3).

De Simoi A. Oral Disease in Dogs and Cats". Veterinary Focus. 2012; 22(3).

DeBowes L. Chapter 6 Problems with the Gingiva, Niemiec B. A. Chapter 4 Pathology in the Pediatric Patient. Small Animal Dental, Oral & Maxillofacial Disease: A Color Handbook. Editor Niemiec B. A. London, 2010; 124, 160, 170.

DeBowes LJ, Mosier D, Logan E, Harvey CE, Lowry S, Richardson DC. Association of periodontal disease and histologic lesions in multiple organs from 45 dogs. J Vet Dent. Jun. 1996; 13(2):57-60.

DeBowes, L. Problems with the gingiva. Small animal dental, oral and maxillofacial disease, Niemiec ed. 2010; 183-198.

Desta NT. Pathophysiological association between periodontal disease and Alzheimer's disease: Importance of periodontal health in the elderly". Journal of Oral Biosciences. 2021; 63(4):351-359.

Dewey DC, Rishniw M. Periodontal disease is associated with cognitive dysfunction in aging dogs: A blinded prospective comparison of visual periodontal and cognitive questionnaire scores. Open Vet J. 2021; Vol. 11:210-216.

Dewhirst FE, Klein E, Bennett ML, Croft JM, Harris SJ, Marshall-Jones Z. The feline oral microbiome: A provisional 16S rRNA gene based taxonomy with full-length reference sequences. Vet. Microbiol. 2015; 175:294-303.

Dewhirst FE, Klein E, Thompson EC, Blanton JM, Chen T, Milella, L, Buckely CMF, Davis IJ, Bennett ML, Marshall-Jones Z. The canine oral microbiome. PLoS ONE. 2012; 7:e36067.

Dholakia P, Patil US, Agrawal C, Chokshi R, Patel D, Nayak R. Management of Puberty Associated Gingival Enlargement in the Aesthetic Zone in an Adolescent Female – A Case Report. International Journal of Oral Health and Medical Research, 2016; 2:96-98.

Dolieslager SM, Bennett D, Johnston N, Riggio MP. Novel bacterial phylotypes associated with the healthy feline oral cavity and feline chronic gingivostomatitis. Res. Vet. Sci. 2013; 94:428-432.

Dolieslager SM, Riggio MP, Lennon A, Lappin DF, Johnston N, Taylor D, Bennett D. Identification of bacteria associated with feline chronic gingivostomatitis using culture-dependent and culture-independent methods. Vet, Microbiol. 2011; 148: 93-98.

Dopico J, Beceiro A, Trigo A, Tomás M, Bou G. Antimicrobial susceptibility and beta-lactamase production of Porphyromonas spp. isolates from periodontal and endodontic infections. J Antimicrob Chemother. 2006; 58(3):572-577.

Dowers KL, Hawley JR, Brewer MM, Morris AK, Radecki SV, Lappin MR. Association of Bartonella species, feline calicivirus, and feline herpesvirus 1 infection with gingivostomatitis in cats. J. Feline Med. Surg. 2010; 12: 314-321.

Druet I, Hennet P. Relationship between feline calicivirus load, oral lesions, and outcome in feline chronic gingivostomatitis (caudal stomatitis): retrospective study in 104 cats. Front Vet Sci. 2017; 4:209.

Dubielzig R, Hume D, Wilcock B, et al. Occlusal disorders in small breed dogs. J Vet Dent. 2017; 34(4):236-244.

EFSA. Introduction of a Qualified Presumption of Safety (QPS) approach for assessment of selected microorganisms referred to EFSA – Opinion of the Scientific Committee. EFSA J. 2007; 5:587.

EFSA. Scientific Opinion on the safety of nisin (E 234) as a food additive in the light of new toxicological data and the proposed extension of use. EFSA J. 2017; 15:5063.

EFSA. Update of the list of QPS-recommended biological agents intentionally added to food or feed as notified to EFSA 10: suitability of taxonomic units notified to EFSA until March 2019. EFSA J. 2019; 17:5753.

Eke PI, Page RC, Wei L, et al. Update of the case definitions for population-based surveillance of periodontitis. J Periodontol. 2012; 83(12):1449-1454.

Ettinger SJ, Feldman EC. Textbook of Veterinary Internal Medicine: Diseases of the Dog and Cat. 8th edition. 2016.

Ettinger, SJ, Allen, J, Barrrett, K et al. Questions validity of study on periodontal disease and cardiovascular events in dogs. Letter to Editor. J Am Vet Med Assoc. 2009; 234:1525-1528.

Eyrich GKH, Baltensperger MM, Bruder E, Graetz KW. Primary chronic osteomielitis in childhood and adolescence: A retrospective analysis of 11 cases and review of the literature. J Oral Maxillofac Surg. 2003; 61:561-573.

Farcas N, Lommer ML, Kass PH, Verstraete FJ. Dental radiographic findings in cats with chronic gingivostomatitis (2002-2012). J. Am. Vet. Med. Assoc. 2014; 24:339–345.

Fernández L, Delgado S, Herrero H, Maldonado A, Rodríguez JM. The bacteriocin nisin, an effective agent for the treatment of staphylococcal mastitis during lactation. J. Human Lact. 2008; 24:311-316.

Fernandez M, Manzanilla EG, Lloret A, León M, Thibault J-C. Prevalence of feline herpesvirus-1, feline calicivirus, Chlamydophila felis and Mycoplasma felis DNA and associated risk factors in cats in Spain with upper respiratory tract disease, conjunctivitis and/or gingivostomatitis. J Feline Med Surg. 2017; 19(4):461-469.

Finch NC, Syme HM, Elliott J. Risk Factors for Development of Chronic Kidney Disease in Cats. Journal of Veterinary Internal Medicine, 2016; 30:602-610.

Fisher MA Taylor GW. A prediction model for chronic kidney disease includes periodontal disease. J. Periodontol. 2009; 80(1):16–23.

Geddle GD, Drobatz, KJ, Harvey CE, et al. Association of periodontal disease, oral procedures and other clinical findings with bacterial endocarditis in dogs. J Am Vet Med Assoc. 2009; 234:100-107.

Ghezzi EM. The relationship between oral health status and systemic biomarkers". A dissertation submitted in partial fulfillment of the requirements for the degree of Doctor of Philosophy (Epidemiology). University of Michigan. 2005.

Girard N, Servet E, Biourge V, Hennet P. Periodontal health status in a colony of 109 cats. J Vet Dent. 2009; 26: 147–155.

Glickman LT, Glickman NW, Moore GE et al. Association between chronic azotemic kidney disease and the severity of periodontal disease in dogs. Preventive Veterinary Medicine. 2011; 99(2-4):193-200.

Glickman LT, Glickman N, Moore M, et al. Evaluation of the risk of endocarditis and other cardiovascular events on the basis of the severity of periodontal disease in dogs. J Am Vet Med Assoc. 2009; 234:486-494

Gorrel C. Periodontal Disease. En: Gorrel C, editor. Veterinary Dentistry for the General Practitioner. Ames, Iowa: Wiley-Blackwell. 2013; 102-112.

Gorrel CE, and Hale FA. Chapter 17 Principles of periodontal surgery. Oral and Maxillofacial Surgery in Dogs and Cats. Editors Verstraete FJM, Lommer MJ. Philadelphia, 2012; 161.

Griffen AL, Beall CJ, Campbell JH, Firestone ND, Kumar PS, Yang ZK, Podar M, Leys EJ. Distinct and complex bacterial profiles in human periodontitis and health revealed by 16S pyrosequencing. ISME Journal 2012; 6:1176-1185.

Ha NH, Park DG, Woo BH et al. Porphyromonas gingivalis increases the invasiveness of oral cancer cells by upregulating IL-8 and MMPs. Cytokine. J Exp Clin Cancer Res. 2016; 86, 64-72.

Hajishengallis G, Lamont RJ. Beyond the red complex and into more complexity: the polymicrobial synergy and dysbiosis (PSD) model of periodontal disease etiology. Mol. Oral Microbiol. 2012; 27:409-419.

Hajishengallis G, Lamont RJ. The polymicrobial synergy and dysbiosis model of periodontal disease pathogenesis. En: The Human Microbiota and Chronic Disease. John Wiley & Sons, Inc. New Jersey, EE.UU. 2016.

Hajishengallis G. Immunomicrobial pathogenesis of periodontitis: keystones, pathobionts, and host response. Trends Immunol. 2014; 35:3-11.

Hajishengallis G. Periodontitis: from microbial immune subversion to systemic inflammation. Nat Rev Immunol. 2015; 15(1):30-44.

Harley R, Gruffydd-Jones TJ, Day MJ. Salivary and serum immunoglobulin levels in cats with chronic gingivostomatitis. Vet. Rec. 2003; 152:125-129.

Harley R, Helps CR, Harbour DA, Gruffydd-Jones TJ, Day MJ. Cytokine mRNA expression in lesions in cats with chronic gingivostomatitis. Clin. Diagnc Lab. Immunol. 1999; 6:471-478.

Harris S, Croft J, O'Flynn C, Deusch O, Colyer A, Allsopp J, Milella J, Davis IJ. A pyrosequencing investigation of differences in the feline subgingival microbiota in health, gingivitis and mild periodontitis. PLoS ONE. 2015; 10:e0136986.

Harvey C. Dental disease. En: Harvey C, Emily PP, editores. Small Animal Dentistry. 2.a ed. Edinburgh: Mosby Elsevier. 2010; 134-153.

Harvey CE. Management of periodontal disease: understanding the options. Vet. Clin. North Am. Small Anim. Pract. 2005; 35:819-836.

Harvey CE. Periodontal disease in dogs: Etiopathogenesis, prevalence, and significance. Vet Clin North Am Small Anim Pract. 2010; 40(2):229-244.

Hegde R, Awan KH. Effects of periodontal disease on systemic health. Disease-a-Month. 2019; 65:185-192.

Hennet PR, Camy GAL, McGahie DM, Albouy MV. Comparative efficacy of a recombinant feline interferon omega in refractory cases of calicivirus-positive cats with caudal stomatitis: a randomised, multi-centre, controlled, double-blind study in 39 cats. J Feline Med Surg. 2011; 13(8):577-587.

Hoffmann TH, Gaengler P. Clinical and pathomorphological investigation of spontaneously occurring periodontal disease in dogs. J Small Anim Pract. 1996; 37:471–479.

Huja SS, Fernandez SA, Hill KJ, Gulati P. Indentation modulus of the alveolar process in dogs. J Dent Res. 2007; 86:237–241.

Hung Y-P, Yang Y-P, Wang H-C, Liao J-W, Hsu W-L, Chang C-C, et al. Bovine lactoferrin and piroxicam as an adjunct treatment for lymphocytic-plasmacytic gingivitis stomatitis in cats. Vet J. 2014; 202(1):76-82.

Jennings MW, Lewis JR, Soltero-Rivera MM, Brown DC, Reiter AM. Effect of tooth extraction on stomatitis in cats: 95 cases (2000-2013). J. Am. Vet. Med. Assoc2015; 246:654–660.

Johnston N. Acquired feline oral cavity disease. In Practice, 1998; 20:171-179.

Johnston N. An updated approach to chronic feline gingivitis stomatitis syndrome. Veterinary Practice, 2012, July edition: 34-38.

Kääramees K. Tasub märgata – kasside juveniilne hüpertroofiline gingiviit. Eesti Loomaarstlik Ringvaade, 2018; 4:2-5.

Kaci G, Goudercourt D, Dennin V, Pot B., Doré J, Ehrlich SD, Renault P., Biottiere HM, Daniel C, Delorme C. Anti-inflammatory properties of Streptococcus salivarius, a commensal bacterium of the oral cavity and digestive tract. Appl Environ Microbiol. 2014; 80:928-934.

Khusainov R, Moll GN, Kuipers OP. Identification of distinct nisin leader peptide regions that determine interactions with the modification enzymes NisB and NisC. FEBS Open Bio. 2013; 3(1):237-242.

Klein BEK, Klein R, Lee KE, Knudtson MD, Tsai MY. Markers of inflammation, vascular endothelial dysfunction, and age-related cataract. Am J Ophthalmol. 2006; 141:116-122.

Kouki MI, Papadimitriou SA, Psalla D, Kolokotronis A, Rallis TS. Chronic gingivostomatitis with esophagitis in cats. J Vet Intern Med. 2017; 31(6):1673-1679.

Kullen MJ, Sanozky-Dawes RB, Crowell DC, Klaenhammer TR. Use of the DNA sequence of variable regions of the 16S rRNA gene for rapid and accurate identification of bacteria in the Lactobacillus acidophilus complex. J. Appl. Microbiol. 2000; 89:511-516.

Lang NP, Bartold PM, Izumi Y, et al. Consensus statements and recommended clinical procedures regarding diagnosis, staging, and treatment of periodontitis: a report from the 7th European Workshop in Periodontology. J Clin Periodontol. 2019; 46 Suppl 21:4-23.

Leal RO, Gil S, Brito MT, McGahie D, Niza MM, Tavares L. The use of oral recombinant feline interferon omega in two cats with type II diabetes mellitus and concurrent feline chronic gingivostomatitis syndrome. Ir Vet J. 2013; 66(1):19.

Lee DB, Verstraete FJM, Arzi B. An Update on Feline Chronic Gingivostomatitis. Veterinary Clinics of North America: Small Animal Practice, 2020; 50:973-982.

Lee DB, Verstraete FJM, Arzi B. An update on feline chronic gingivoestomatitis. Vet Clin North Am Small Anim Pract. 2020.

Lewis JR, Tsugawa AJ, Reiter AM. Use of CO2 laser as an adjunctive treatment for caudal stomatitis in a cat. J Vet Dent. 2007; 24(4):240-249.

Lindhe L, Lang NP, Karring T. Tratado de periodontología clínica. Médica Panamericana. 2008.

Lobene JL, Weatherford TW, Ross NN, Lamm RA. A modified gingival index for use in clinical trials. Clinical preventive dentistry. 1986; 8(1):3-6.

Lobene JL. Development of a gingival index. Oral surgery, oral medicine, and oral pathology. 1950; 3(6):696-708.

Löe H, Schiött CR, Karring G, et al. Two years oral use of 0.2% chlorhexidine gel in elderly nursing home patients after careful oral hygiene. J Clin Periodontol. 1977; 4(3):202-208.

Löe H. The Role of Supragingival Plaque in the Initiation of Periodontal Disease. Journal of Periodontology. 1993; 64(5s):34-37.

Lommer MJ, Verstraete FJM. Concurrent oral shedding of feline calicivirus and feline hepesvirus 1 in cats with chronic gingivostomatitis. Oral Microbiol. Immunol. 2003; 18:131–134.

Lommer MJ. Efficacy of cyclosporine for chronic, refractory stomatitis in cats: a randomized, placebo-controlled, double-blinded clinical study. J Vet Dent. 2013; 30(1):8-17.

Lund E. Epidemiología de la enfermedad periodontal en gatos de edad avanzada. Veterinary Focus Royal Canon. 2021; 223.

Lyon KF. Gingivostomatitis. Vet. Clin. North. Am. Small Anim. Pract. 2005; 35:891-911.

Mallonee DH, Harvey CE, Venner M, Hammond BF. Bacteriology of periodontal disease in the cat. Arch. Oral Biol. 1988; 33:677-683.

Marsh PD. Are dental diseases examples of ecological catastrophes? Microbiology, 2003; 149:279-294.

Marsh PD. Dental plaque as a microbial biofilm. Caries research. 2006; 38(3):204-211.

Matsumoto H, Teshima T, Iizuka Y, Sakusabe A, Takahashi D, Amimoto A, et al. Evaluation of the efficacy of the subcutaneous low recombinant feline interferon-omega administration protocol for feline chronic gingivitis-stomatitis in feline calicivirus-positive cats. Res Vet Sci. 2018; 121:53-58.

Mc Fadden T, Manfra SM. Consequences of untreated periodontal disease in dogs and cats. J Vet Dent. 2013; 30(4):266-275.

Mihaljevic SY. Feline chronische Gingivo-Stomatitis – Therapiekonzept anhand einer retrospektiven Analyse von 265 Fällen. Kleintier.konkret, 2017; 5:20-30.

Mikiewicz M, Paździor-Czapula K, Gesek M, Lemishevskyi V, Otrocka-Domagala I. Canine and Feline Oral Cavity Tumours and Tumour-like Lesions: a Retrospective Study of 486 Cases (2015-2017). Journal of Comparative Pathology. 2019; 172:80-87.

Moreira AL, Tsenova-Berkova L, Wang J, et al. Effect of cytokine modulation by thalidomide on the granulomatous response in murine tuberculosis. Tuber Lung Dis, 1997; 78(1):47-55.

Muylle S. Dental Development of Cats. MSD Veterinary Manual, 2018. [online publication]. https://www.msdvetmanual.com/cat-owners/digestive-disorders-of-cats/dental-development-of cats#:~:text=Most%20cats%20have%2026%20deciduous,Table%3A%20Feline%20Adul% 20Dentition). (8.5.2021).

Nakanishi H, Furuya M, Soma T, Hayashiuchi Y, Yoshiuchi R, Matsubayashi M, et al. Prevalence of microorganisms associated with feline gingivostomatitis. J Feline Med Surg. 2019; 21(2):103-108.

Navarro AB, Faria R. y Bascones A. Relación entre diabetes mellitus y enfermedad periodontal". Av Periodon Implantol. 2002; 14(1):9-19.

Neville B, Damm D, Allen C, Bouquot J. Oral and maxillofacial pathology. 2 ed. Philadelphia: WB Saunders; 2002.

Niemiec BA. Systemic manifestations of periodontal disease. Veterinary Periodontology. Ed. Willey-Blackwell. San Diego, EEUU. 2016; 81-90.

Niemiec BA. Feline & Canine Oral Ulcerative Disease. Today's Veterinary Practice, 2014; 4:44-50.

Niemiec BA. Periodontal disease. Top. Companion Anim. Med. 2008; 23:72-80.

Niemiec BA. Small animal dental, oral and maxillofacial disease, a color handbook. London, Manson, 2010. Pathologies of the oral mucosa. 2010; 160-163.

Niemiec BA. Veterinary Periodontology. New York, 2013; 101-103.

Niemiec BA. Veterinary Periodontology. Wiley-Blackwell. Etiology and pathogenesis of periodontal disease. 2013.

Norris JM, Love DN. Associations amongst three feline Porphyromonas species from the gingival margin of cats during periodontal health and disease. Vet. Microbiol. 1999; 65:195-207.

Novak MJ. Classification of disease and conditions affecting the periodontium. In: Carranza's Clinical Periodontology. St. Louis: Saunders, 2006; 100–109.

Older CE, Diesel AB, Lawhon SD, Queiroz CRR, Henker LC, Rodrigues Hoffmann A. The feline cutaneous and oral microbiota are influenced by breed and environment. PLoS ONE. 2019; 14:e0220463.

O'Neill DG, Church DB, McGreevy PD, Thomson PC, Brodbelt DC. Prevalence of disorders recorded in cats attending primary-care veterinary practices in England. Vet. J. (London). 2014; 202:286–291.

Page RC, Schroeder HE. Spontaneous chronic periodontitis in adult dogs. A clinical and histologic survey. J Periodontol. 1981; 52:60–73.

Pavlica Z, Petelin M, Juntes P, Erzen D, Crossley D, Skaleric U. Periodontal Disease Burden and Pathological Changes in Organs of Dogs. J. Vet. Dent. 2008; 25(2):97-105.

Pavlica Z, Petelin M, Nemec A. Dental and periodontal disease in dogs. In: Veterinary Oral and Maxillofacial Pathology (eds. Verstraete FJM, Lommer MJ). Elsevier. 2008; 115-126.

Pennisi M-G, Cardoso L, Baneth G, Bourdeau P, Koutinas A, Miró G, et al. LeishVet update and recommendations on feline leishmaniosis. Parasit Vectors. 2015; 8(1):302.

Pérez-Salcedo L, Herrera D, Esteban-Saltiveri D, León R, Jeusette I, Torre C, Sanz, M. Isolation and Identification of Porphyromonas spp. and other Putative Pathogens from Cats with Periodontal Disease. J. Vet. Dentistry, 2013; 30:208–213.

Pérez-Salcedo L, Herrera D, Esteban-Saltiveri D., León R, Jeusette I, Torre C, O'Connor A., González I, Sanz M. Comparison of two sampling methods for microbiological evaluation of periodontal disease in cats. Vet Microbiol. 2011; 149:500-503.

Pérez-Salcedo L, Laguna E, Sánchez MC, Marín MJ, O'Connor A, González I, Sanz M, Herrera D. Molecular identification of black-pigmented bacteria from subgingival samples of cats suffering from periodontal disease. J Small Anim Pract. 2015; 56:270-275.

Perrone JR. Diseases of the feline oral cavity (Proceedings). dvm360, 2009. [online publication] https://www.dvm360.com/view/diseases-feline-oral-cavity-proceedings (28.11.2020).

Perrone JR. Top 5 Feline Oral Health Concerns. Clinician's Brief, 2016, January/February edition. [online publication] https://www.cliniciansbrief.com/article/top-5-feline-oral-health- concerns (28.11.2020).

Perry R, Tutt C. Periodontal disease in cats: Back to basics - with an eye on the future. J. Feline Med. Surg. 2015; 17:45–65.

Petersen PE, Bourgeois D, Ogawa H, Estupinam-Day S, Ndiaye C. The global burden of oral diseases and risks to oral health. Bull. World Health Organ. 2005; 83:661-669.

Pfefferle PI, Renz H. The mucosal microbiome in shaping health and disease. F1000Prime Pep. 2014; 6:11.

Quimby JM, Elston T, Hawley J, Brewer M, Miller A, Lappin MR. Evaluation of the association of Bartonella species, feline herpesvirus 1, feline calicivirus, feline leukemia virus and feline immunodeficiency virus with chronic feline gingivostomatitis. J. Feline Med. Surg. 2008; 10:66-72.

Ranney RR. Pathogenesis of periodontal disease; position report and review of literature, International Conference on Research in the Biology of Periodontal Disease, Chicago. 1991.

Regezi J, Sciubba J, Jordan R. Oral pathology: Clinical pathologic correlations. 4 ed. Philadelphia: WB Saunders; 2002.

Reiter AM. Chapter 5 Commonly encountered dental and oral pathologies; Reiter AM, Southerden P. Chapter 7 Management of periodontal disease. BSAVA Manual of Canine and Feline Dentistry and Oral Surgery. Editors Reiter AM, Gracis M. Gloucester, 2018: 91-92, 157-158.

Rodrigues MX, Bicalho RC, Fiani N, Lima SF, Peralta S. The subgingival microbial community of feline periodontitis and gingivostomatitis: characterization and comparison between diseased and healthy cats. Sci Rep. 2019; 9(1):12340.

Rolim VM, Pavarini SP, Campos FS, Pignone V, Faraco C, Muccillo M de S, et al. Clinical, pathological, immunohistochemical and molecular characterization of feline chronic gingivostomatitis. J Feline Med Surg. 2017; 19(4):403-409.

Rosier BT, De Jager M, Zura E, Krom BP. Historial and contemporary hypothesis on the development of oral diseases: are we there yet) Front. Cell Infect. Microbiol. 2014; 4:92.

Ruby J, Goldstein H. Periodontal Diseases in Dogs and Cats. Veterinary Clinics: Small Animal Practice. 2020; 50(5):1015-1031.

Salinas M, Millán I, Ronald E, León M, Juan C. Abscesos del periodonto: Conducta odontológica. Acta odontol. venez [Internet]. 2008 Dic [citado 2024 Mar 10]; 46(3):346-360.

San Román F, Sánchez MA. Cirugía maxilofacial y odontología en pequeños animales. Murcia: Diego Marín Librero-Editor. 2016; 282-287.

San Román F, Trobo, JI, Whyte A., et al. Atlas de Odontología en pequeños animales. Grass Ediciones. 1998; 111-114.

Sanders K, Galac S, Meij BP. Pituitary tumour types in dogs and cats. The Veterinary Journal, 2021; 270, article 105623.

Sanz M, Beighton D, Curtis MA, et al. Role of microbial biofilms in the maintenance of oral health and in the development of dental caries and periodontal diseases. Consensus report of group 1 of the Joint EFP/ORCA workshop on the boundaries between caries and periodontal disease. J Clin Periodontol. 2017; 44 Suppl 18:5-11.

Sato R, Inanami O, Tanaka Y, Takase M, Naito, Y. Oral administration of bovine lactoferrin for treatment of intractable stomatitis in feline immunodeficiency (FIV)-positive and FIV-negative cats. American J. Vet. Res 1996; 57:1443-1446.

Schougaard SB, Johannsen A, Attin T, et al. Dental diseases in toy breed dogs: A retrospective study. J Vet Dent. 2018; 35(1):33-39.

Shin JM, Ateia I, Paulus JR, Liu H, Fenno JC, Rickard AH, et al. Antimicrobial nisin acts against saliva derived multi-species biofilms without cytotoxicity to human oral cells. Front Microbiol. 2015; 6:617.

Shin JM, Gwak JW, Kamarajan P, Fenno JC, Rickard AH, Kapila YL. Biomedical applications of nisin. J Appl Microbiol. 2016; 120(6):1449-1465.

Shoukry M, Ali B, Naby MA, Soliman A. Repair of experimental plaque-induced periodontal disease in dogs. J Vet Dent. 2007; 24(3):152–165.

Slots J, Ting M. Actinobacillus actinomycetemcomitans and Porphyromonas gingivalis in human periodontal disease: occurrence and treatment. Periodontology 2000. 1999; 20(1):82-121.

Socransky SS, Haffajee AD, Cugini MA, Smith C, Kent RL. Microbial complexes in subgingival plaque. Journal of clinical periodontology. 1998; 25(2):134-144.

Southerden P, Gorrel C. Treatment of a case of refractory feline chronic gingivostomatitis with feline recombinant interferon omega. J Small Anim Pract. 2007; 48(2):104-106.

Stanton ME. Update on periodontal disease in dogs: etiology and pathogenesis. Vet Clin North Am Small Anim Pract. 2012.

Sturgeon A, Pinder SL, Costa MC, Weese JS. Characterization of the oral microbiota of healthy cats using next-generation sequencing. Vet. J. 2014; 201:223-229.

Suei Y, Taguchi A, Tanimoto K. Diagnosis and clasification of mandibular osteomyelitis. Oral Surg Oral Med Oral Pathol Oral Radiol Endod. 2005; 100:207-214.

Suomen Kissaliitto RV - Finnish member of Fédération Internationale Féline. Cat registrations by cat breeds in 2010-2020, 2020. [web page] https://www.kissaliitto.fi/kasvatus/rekisterointi/tilastot (5.5.2021).

Svanberg G, Lindhe J, Hugoson, A et al. Effect of nutritional hyperparathyroidism on experimental periodontitis in the dog. Scand J Dent Res. 1973; 81:155-162.

Syed SA, Loesche WJ. Survival of human dental plaque flora in various transport media. Appl. Microbiol. 1972;24: 638-644.

Sykes JE, Kittleson, MD, Chomel, BB et al. Clinicopathological findings and outcome in dogs with infective endocarditis: 71 cases (1992-2005). J Am Vet Med Assoc. 2006; 228:735-1747.

Talbot ES. Interstitial Gingivitis: Or So-Called Pyorrhoea Alveolaris. Talbot, Eugene Solomon. Edit: Palala Press. 2015.

Thomas S, Lappin DF, Spears J, Bennett D., Nile C, Riggio MP. Prevalence of feline calicivirus in cats with odontoclastic resorptive lesions and chronic gingivostomatitis. Res. Vet. Sci. 2017; 111:124-126.

Tiainen L, Asikainen S, Saxén L. Puberty-associated gingivitis. Community Dentistry and Oral Epidemiology, 1992; 20:87-89.

Tonetti MS, Greenwell H, Kornman KS. Staging and grading of periodontitis: Framework and proposal of a new classification and case definition. J Periodontol. 2018; 89(Suppl 1):159-172.

Topazian RG, Hupp JM, Goldberg MH. Oral and maxillofacial infections. 4 ed. Philadelphia: WB Saunders; 2002.

Trobo JI et al. Día a día de la odontoestomatología para el veterinario clínico. Canis et Felis número 128. Acalanthis Comunicación y Estrategias, S.L. 2014; 38-40.

Ullal T, Ambrosini Y, Rao S, Webster CRL, Twedt D. Restrospective evaluation of cyclosporine in the treatment of chronic hepatitis in dogs. Journal of Veterinary Internal Medicine, 2019; 33:2046-2056.

Valero-Guillén P. Bacterias de interés odontológico. Ed. de la Universidad de Murcia. 2015.

Van Dyke TE, Dave S. Animal models for periodontal disease. J Clin Periodontol. 2005; 32 Suppl 6:89-106.

Vercelli A, Raviri G, Cornegliani L. The use of oral cyclosporin to treat feline dermatoses: a retrospective analysis of 23 cases. Vet Dermatol. 2006; 17(3):201-6.

Verhaert L, Van Wetter C. Survey of oral diseases in cats in Flanders. Vlaams Diergeneeskundig Tijdschrift, 2004; 73:331-341.

Verstraete FJ, Kass PH, Terpak CH. Diagnostic value of full-mouth radiography in dogs. Am J Vet Res. 1998; 59(6):686-691.

Volk HA, Bayley KD, Fiani N, Billson FM. Complicaciones oftálmicas tras la penetración ocular durante la odontología de rutina en 13 gatos. N Z Vet J. 2019, 67(1).46-51.

Wachtel, H., & Schenk, R. K. Bone morphogenetic proteins: facts, challenges, and future perspectives. Journal of periodontology. 2000; 71(8):605-616.

Westfelt E, Rylander H, Dahlen G, Lindhe J. The effect of supragingival plaque control on the progression of advanced periodontal disease. J Clin Periodontol. 1998; 25(7):536-451.

Whyte A, Gracia A, Bonastre C, Tejedor MT, Whyte J, Monteagudo LV, Simón C. Oral disease and microbiota in free-roaming cats. Top. Companion Anim. Med. 2017; 32:91-95.

Whyte A, San Román F et al. Odontología en el perro, gato y exóticos. Marbán. 2019; 153-163.

Wiggs RB, Lobprise HB. Oral exam and diagnosis. In: Veterinary Dentistry, Principles and Practice. Philadelphia: Lippincott-Raven. 1997; 87–103.

Wiggs RB, Lobprise HB. Periodontal Disease. En: Wiggs RB, Lobprise HB, editores. Veterinary Dentistry: Principles and Practice. Philadelphia: Lippincott Williams & Wilkins. 1997; 208-221.

Wiggs RB, Lobprise HB. Periodontology. In: Veterinary Dentistry, Principles and Practice. Philadelphia: Lippincott-Raven, 1997; 86–231.

Williams CA, Aller MS. Gingivitis/Stomatitis in Cats. Feline Dentistry, 1992; 22:1361-1383.

Winer JN, Arzi B, Verstraete FJM. Therapeutic management of feline chronic gingivostomatitis: a systematic review of the literature. Front. Vet. Sci. 2016; 3:54.

CAPÍTULO 3. TERAPIA INICIAL DE LA ENFERMEDAD PERIODONTAL

Armitage, G. Manual periodontal probing in supportive periodontal therapy. Periodontol 2000. 1996; 12:33–39.

Arzi B, Cissell DD, Verstraete FJM, Hass JM, Kass PH, DuRaine GD, et al. Computed tomographic findings in dogs and cats with temporomandibular joint disorders; 58 cases (2006-2011). J Am Vet Med Assoc. 2013; 242(1):69-75.

AVDC Nomenclature Committee (2017) Dental and periodontal anatomy. http://www.avdc.org/Nomenclature/Nomen-Dental_Anatomy#toothanatomy

Beckman BW. Patient management for periodontal therapy. In: Niemiec B, ed. Veterinary Periodontology. Ames (IA): Wiley-Blackwell. 2012; 305–12.

Bjone S, Brown W, Harris A, Genity PM. Influence of chewing on dental health in dogs. Proceedings of the 16th European Congress of Veterinary Dentistry. 2007; 45–46.

Bonello D, Squarzoni P. Effect of a mucoadhesive gel and dental scaling on gingivitis in dogs. Journal of Veterinary Dentistry.2008; 25(1):28-32.

Booij HE, Van der Reijden WH, Houwers DJ et al. Comparison of periodontal pathogens between cats and their owners. Veterinary Microbiology. 2010; 144:147–152.

Brine EJ, Marretta SM, Pijanowski GJ, et al. Comparison of the effects of four different power scalers on enamel tooth surface in the dog. J Vet Dent. 2000; 17(1):17–21.

Brissot H, Cervantes S, Guardabassi L, et al. Odontología. Enfermedad Periodontal. Brissot H, Cervantes S, Guardabassi L, et al. GRAM. Guía para el uso racional de los antimicrobianos, Francia, Ceva Santé Animale. 2016; 269-272.

Campbell RD, Peralta S, Fiani N, Scrivani PV. Comparing intraoral radiography and computed tomography for detecting radiographic signs of periodontitis and endodontic disease in dogs: an agreement study. Front Vet Sci. 2016; 31 (3) article 68.

Canut N, Giovannoni ML, Chimenos E. Are probiotics a possible treatment of periodontitis? Probiotics against periodontal disease: A systematic review. British Dental Journal. 2021; 23 November: 1–7.

Capik I. Periodontal health vs. different preventative means in toy breeds—clinical study. Proceedings of the 16th European Congress of Veterinary Dentistr. 2007; 31–34.

Carranza FA, Takei HH. Rationale for periodontal treatment. In: Newman MG, Takei HH, Klokkevold PR, eds. Carranza's Clinical Periodontology. 10th ed. St. Louis: Saunders. 2006; 630–635.

Castejón A, Calvo I, Trobo JI, Rodríguez J, Llorens P, San Román F. Fármacos de uso frecuente en odontología veterinaria: antibióticos e inmunosupresores. Consulta de difusión Veterinaria. 2005; (13)120:47-52.

CimFormacion.https://www.cimformacion.com/blog/veterinaria/algas-para-combatir-la-placa-dental-en-nuestras-mascotas/.

Cuñé Castellana, J. (2015). Probiotic composition for oral health. European Patent Specification.https://patentimages.storage.googleapis.com/c4/1b/64/1cea049ebf29d5/EP2606155B1.pdf

Davis IJ, Wallis C, Deusch O et al. A cross-sectional survey of bacterial species in plaque from client owned dogs with healthy gingiva, gingivitis or mild periodontitis. PLoS One. 2013; 8(12):e83158.

DeForge DH. Images in veterinary dental practice. Class II endodontic- periodontic lesion. JAVMA. 2004; 224(4):515–516.

Dewhirst FE, Klein EA, Thompson EC, et al. The canine oral microbiome. PLoS One. 2012; 7(4):e36067.

Du Pont G, DeBowes L. Atlas of dental radiography in dogs and cats. St Louis, Missouri (US): Saunders Elsevier. 2019.

Fernández JM, Del Campo M, Mestrinho L, Rejec A. Tumores maxilofaciales. En: San Román F, editor. Cirugía oral y maxilofacial del perro y el gato. Zaragoza: Editorial Servet. 2021; 169-83.

Fernández JM, Del Campo M, Novales M, De la Morena M, San Román Llorens F, Trobo JI. Oncología oral canina y felina. En: Whyte A, San Román F, editores. Odontología en el perro, gato y exóticos. Madrid: Editorial Marbán. 2019; 120-152.

Forrest LJ, Schwarz T. Oral cavity, mandible, maxilla and dental apparatus. In: Schwarz T, Saunders J, editors. Veterinary Computed Tomography. West Sussex (UK): Wiley-Blackwell. 2011; 111-24.

Gorrel C, Rawlings JM. The role of tooth-brushing and diet in the maintenance of periodontal health in dogs. Journal Veterinary Dentistry. 1996; 13(4):139–143.

Gorrel C. Odontología Veterinaria en la práctica clínica Editorial Servet. 2006: 109-113.

Hale FA. Home care for the veterinary dental patient. Journal Veterinary Dentistry. 2003; 20(1):52–54.

Harvey CE, Shofer FS, Laster L. Correlation of diet, other chewing activities, and periodontal disease in North American clientowned dogs. Journal Veterinary Dentistry. 1996; 13:101–105.

Holmstrom SE, Bellows J, Juriga S, et al; American Veterinary Dental College. 2013 AAHA dental care guidelines for dogs and cats. J Am Anim Hosp Assoc. 2013; 49(2):75–82.

Holmstrom SE, Frost P, Eisner ER. Dental prophylaxis. In: Veterinary Dental Techniques. 2nd ed. Philadelphia: Saunders. 1998; 133–166.

Holmstrom SE, Frost-Fitch P, Eisner ER. Veterinary Dental Techniques for the Small Animal Practitioner. 3rd ed. Philadelphia: WB Saunders. 2004.

Jeffcoat MK. Radiographic methods for the detection of progressive alveolar bone loss. J Periodontol. 1992; 63(4 Suppl):367–372.

Lang NP, Hill RW. Radiography. J Clin Periodontol. 1977; 4:16–28.

Llorens P, Whyte A, San Román Llorens F, Manzano B, San Román F. Radiología de la cavidad oral. En: Whyte A, San Román F, editores. Odontología en el perro gato y exóticos. Madrid: Editorial Marbán. 2019; 45-64.

Merin RL. Results of periodontal treatment. In: Newman MG, Takei HH, Klokkevold PR, eds. Carranza's Clinical Periodontology. 10th ed. St. Louis: Saunders. 2006; 1206–1214.

Miró F, Díaz A, Martínez A, Rodríguez I, Novales M, Blanco E, Hernández EM, et al. Atlas de Anatomía Topográfica y Tomografía Computarizada de la cabeza del perro. Proyecto de Innovación Docente subvencionado por la Facultad de Veterinaria de la Universidad de Córdoba (FV-IN17, convocatoria 2010-11).

Moreno B, Carrera I, Holdsworth A, Agthe P, Maddox TW, Trevail T. CT findings in 20 dogs and six cats with confirmed nasal foreign bodies. Vet Radiol Ultrasound. 2020; 61(4):417-23.

Mulligan T, Williams C. Atlas of Canine and Feline Dental Radiography. Trenton, NJ: Veterinary Learning Systems. 1998: 126.

Muñoz K, Alarcón M. Efecto de los probióticos en las condiciones periodontales. Revista. Clínica de Periodoncia, Implantología y Rehabilitación Oral Vol. 2010; 3(3):136-139.

Niemiec BA, Gawor J, Tang S, Shuiquan T, Aishani P, Janina A. The bacteriome of the oral cavity in healthy dogs and dogs with periodontal disease. American Journal of Veterinary Research. 2022; 83(1):50-58.

Niemiec BA. Advanced non-surgical therapy. In: Veterinary Periodontology. Ames (IA): Wiley-Blackwell. 2012:154–69.

Niemiec BA. Periodontal disease. Topics in Companion Animal Medicine. 2008; 23(2):72–80.

Niemiec BA. The complete dental cleaning. In: Veterinary Periodontology. Ames (IA): Wiley-Blackwell. 2012; 129–53.

Novales M, Fernández JM, Blanco B. Tomografía computarizada maxilofacial en el perro. Zaragoza: Editorial Edra. Grupo Asis Biomedia SL. 2024.

Peralta S, Fiani N. Interpretation of dental radiographs in dogs and cats. Part 2: Normal variations and abnormal findings. TVP Journal.com January/February 2017; 55-66.

Peralta S, Fiani N. Interpretation of dental radiographs in dogs and cats. Part 2: Normal variations and abnormal findings. TVP Journal.com January/February 2017; 55-66.

Pereira dos Santos JD, Cunha E., Nunes T, Tavares L, Oliveira M. Relation between periodontal disease and systemic diseases in dogs. Research in Veterinary Science. 2019; 125:136–140.

Pizzo G, Guiglia R, Lo Russo L, et al. Dentistry and internal medicine: from the focal infection theory to the periodontal medicine concept. Eur J Intern Med. 2010; 21(6):496–502.

Quirynen M, Teughels W, Kinder Haake S, Newman MG. Microbiology of periodontal diseases. In: Carranza's Clinical Periodontology. St. Louis: Saunders. 2006; 134–169.

Radice M., Martino MA, Reiter AM. Evaluation of subgingival bacteria in the dog and susceptibility to commonly used antibiotics. Journal of Veterinary Dentistry. 2006; 23:219–224.

Rejas J. Uso de fármacos en gastroenterología. En guía terapéutica del animal de compañía. 2 ed. Consulta de difusión veterinaria. 2008; 1:118-119.

Rober M. Effect of scaling and root planing without dental homecare on the subgingival microbiota. Proceedings of the 16th European Congress of Veterinary Dentistry. 2007; 28–30.

Roudebush P, Logan E, Hale FA. Evidence-based veterinary dentistry: A systematic review of homecare for prevention of periodontal disease in dogs and cats. Journal of Veterinary Cardiology. 2005; 22(1):6–15

San Román F, Trobo JI, Fernández JM, Whyte A. Manual de odontología canina y felina. Editorial Servet. 2018; 70-78.

Santibáñez R, Rodríguez C, Flores C, Garrido D, Thomson P. Assessment of changes in the oral microbiome that occur in dogs with periodontal disease. Veterinary Sciences 2021; 8(12):291.

Schulz S, Stein JM, Schumacher A et al. Nonsurgical Periodontal Treatment Options and Their Impact on

Subgingival Microbiota Journal of Clinical Medicine. 2022; 11:1187-1201.

Tetradis S, Carranza FA, Fazio RC, Takei HH. Radiographic aids in the diagnosis of periodontal disease. In: Carranza's Clinical Periodontology. New York: Elsevier-Saunders. 2006; 562.

Tou SP, Adin DB, Castleman WL. Mitral valve endocarditis after dental prophylaxis in a dog. J Vet Intern Med. 2005; 19(2):268–70.

Tutt C. Radiography. In: Small Animal Dentistry. Ames, IA: Blackwell, 2006; 120–121.

Verstraete FJ, Kass PH, Terpak CH. Diagnostic value of full- mouth radiography in dogs. Am J Vet Res. 1998; 59(6):686–691.

Vives A, Chimenos E. Effect of probiotics as a complement to non-surgical periodontal therapy in chronic periodontitis: A systematic review. Medicina Oral Patología Oral Cirugía Bucal. 2020; 25:161–167.

Watanabe K, Kijima S, Nonaka C, Matsukawa Y, Yamazoe K. Inhibitory effect for proliferation of oral bacteria in dogs by tooth brushing and application of toothpaste. Journal of Veterinary Medical Science. 2016; 78(7):1205-1208.

Whyte A, San Román F. Odontología en el perro, gato y exóticos. Editorial: Marbán. 2019; 167-168.

Wisner E, Zwingenberger A. Atlas of Small Animal CT and MRI. West Sussex (UK): Wiley-Blackwell. 2015.

Zetner K, Thieman G. The antimicrobial effectiveness of clindamycin in diseases of the oral cavity. Journal of Veterinary Dentistry. 1993; 10:6-9.

CAPÍTULO 4. TÉCNICAS QUIRÚRGICAS DE TRATAMIENTO PERIODONTAL

Ahathya RS, Deepalakshmi D, Ramakrishnan T, Ambalavanan N, Emmadi P. Subepithelial connective tissue grafts for the coverage of denuded root surfaces: a clinical report. Indian J Dent Res. 2008; 19:134-410.

Ammons W, Harrington GW. Furcation involvement and treatment. In: Carranza's Clinical Periodontology. St. Louis: Saunders, 2006; 994.

Ariaudo AA, Tyrrell HA. Repositioning and increasing the zone of attached gingiva. Journal of periodontology. 1957; 28:106-110.

Baker DL, Seymour GJ. The possible pathogenesis of gingival recession: a histological study of induced recession in the rat. J Clin Periodontol. 1976; 3:208-219.

Bartold M, Ivanovski S. Biological processes and factors involved in soft and hard tissue healing. Periodontol 2000. 2024; 00:1-27.

Bartold PM, Gronthos S, Ivanovski S, Fisher A, Hutmacher DW. Tissue engineered periodontal products. J Periodontal Res. 2016; 51(1):1–15.

Bashutski JD, Eber RM, Kinney JS, Benavides E, Maitra S, Braun TM, Giannobile WV, McCauley LK. Teriparatide and osseous regeneration in the oral cavity. N Engl J Med. 2010; 363(25):2396–2405.

Becker et al. A longitudinal study comparing scaling, osseous surgery and modified Widman procedures. Results after one year. J Periodontol. 1988; 59(6):351-365.

Berman LH, Hartwell GR. Diagnosis. In: Cohen's Pathways of the Pulp. 9th ed. St. Louis: Mosby Elsevier, 2006; 16.

Brouwer KM, Lundvig DM, Middelkoop E, Wagener FA, Von den Hoff J. Mechanical cues in orofacial tissue engineering and regenerative medicine. Wound Repair Regen. 2015; 23(3):302–311.

Burstone MS, Bond E, Litt CR. Familial gingival hypertrophy in the dog (boxer breed). AMA Arch Pathol. 1952; 54(2):208–212.

Buser D, Dula K, Belser U, Hirt HP, Berthold H. Localized ridge augmentation using guided bone regeneration. I. Surgical procedure in the maxilla. Int. J. Periodontics Restor. Dent. 1993; 13:28–45.

Caffesse RG, Sweeney PL, Smith BA. Scalling and root planning with and without periodontal flap surgery. J Clin Periodontol 1986; 13:205-210.

Carcuac O, Abrahamsson I, Albouy JP, Linder E, Larsson L, Berglundh T. Experimental periodontitis and peri-implantitis in dogs. Clin Oral Implants Res. 2013; 24(4):363–371.

Carcuac O, Berglundh T. Composition of human peri-implantitis and periodontitis lesions. J Dent Res. 2014; 93(11):1083–1088.

Carmargo P, Melnick P, Pirih F, et al. Treatment of drug induced gingival enlargement: Aesthetic and functional considerations. Periodontol 2000. 2001; 27:131.

Carranza FA, Hogan EL. Gingival enlargement. In: Carranza's Clinical Periodontology. St. Louis: Saunders, 2006; 279–294.

Chambrone L, Chambrone D, Pustiglioni FE, Chambrone LA, Lima LA. Can subepithelial connective tissue grafts be considered the gold standard procedure in the treatment of Miller Class I and II recession-type defects? J Dent. 2008; 36:659-671.

Chambrone L, Faggion CM Jr, Pannuti CM, Chambrone LA. Evidence-based periodontal plastic surgery: an assessment of quality of systematic reviews in the treatment of recession-type defects. J Clin Periodontol. 2010; 37:1110-1118.

Chia HN, Wu BM. Recent advances in 3D printing of biomaterials. J Biol Eng. 2015; 9:4.

Claffey N, Egelberg J. Clinical indicators of probing attachment loss following initial periodontal treatment in advanced periodontitis patients. J Clin Periodontol. 1995; 22(9):690-696.

Crigger M, Boyle G, Nilveus R, et al. The effect of topical citric acid application on the healing of experimental furcation defects in dogs. J Periodontal Res. 1978; 13(6):538–549.

Davan D, Kozlovsky A, et al. Castration prevents channel blocker induced gingival hyperplasia in beagle dogs. Hum Experimental Toxicology, 1998; 17(7):396–402.

Debowes LJ. Problems with the gingiva. In: Small Animal Dental, Oral and Maxillofacial Disease, a Color Handbook (Niemiec BA ed.). London: Manson, 2010; 159-181.

Dimitriou R, Mataliotakis GI, Calori GM, Giannoudis PV. The role of barrier membranes for guided bone regeneration and restoration of large bone defects: Current experimental and clinical evidence. BMC Med. 2012; 10:81.

Driscoll CB, Tonne JM, El Khatib M, Cattaneo R, Ikeda Y, Devaux P. Nuclear reprogramming with a non-integrating human RNA virus. Stem Cell Res Ther. 2015; 6:48.

Eggerath J, English H, Leichter JW. Drug-associated gingival enlargement: Case report and review of aetiology, management and evidence-based outcomes of treatment. J NZ Soc Periodontol. 2005; 88:7–14.

Ericsson I, Lindhe J. Recession in sites with inadequate width of the keratinized gingival. An experimental study in the dog. J Clin Periodontol. 1984; 11:95-103.

Eskow RN, Kapin SH. Furcation invasions: correlating a classification system with therapeutic considerations. Part I. Examination, diagnosis, and classification. Compend Contin Educ Dent (Lawrenceville). 1984; 5(6):479-483.

Fang S, Deng Y, Gu P, Fan X. MicroRNAs regulate bone development and regeneration. Int J Mol Sci. 2015; 16(4):8227–8253.

Fedi PF Jr. The Periodontal Syllabus, 2nd ed.; Lea and Febiger: Philadelphia, PA, USA, 1985: 69–170.

Fisher SE, Frame JW, Browne RM, et al. A comparative histological study of wound healing following CO2 laser and conventional surgical excision of the buccal mucosa. Arch Oral Biol. 1980; 28:287.

Fombellida F, Martos F. Cirugía Mucogingival. Team Work Media España. 2004; 8:241-288.

Force J, Niemiec B. Gingivectomy and gingivoplasty for gingival enlargement. J Vet Dent. 2009; 26(2):132–137.

Freitas RM, Spin-Neto R, Marcantonio Junior E, Pereira LA, Wikesjo UM, Susin C. Alveolar ridge and maxillary sinus augmentation using rhBMP-2: a systematic review. Clin Implant Dent Relat Res. 2015; 17 Suppl 1:e192–e201.

Friedman N. Periodontal Osseous Surgery; Osteoplasty and Osteoctomy. J. Periodont. 1957; 26:257.

Friedman N. The apically repositioned flap. Journal of periodontology. 1962; 33:328-340.

Gantes B, Martin M, Garrett S, Egelberg J. Treatment of periodontal furcation defects. (II). Bone regeneration in mandibular class II defects. J Clin Periodontol. 1988; 15(4):232–239.

Gantes B, Synowski BN, Garrett S, Egelberg JH. Treatment of periodontal furcation defects. Mandibular class III defects. J Periodontol. 1991; 62(6):361–365.

Garrett S, Gantes B, Zimmerman G, Egelberg J. Treatment of mandibular class III periodontal furcation defects. Coronally positioned flaps with and without expanded polytetrafluoroethylene membranes. J Periodontol. 1994; 65(6):592–597.

Gault P, Black A, Romette JL, Schroeder K, Thillou F, Brune T, Berdal A, Wurtz T. Tissue-engineered ligament: implant constructs for tooth replacement. J Clin Periodontol. 2010; 37(8):750–758.

Giannobile WV. Getting to the root of dental implant tissue engineering. J Clin Periodontol. 2010; 37(8):747–749.

Glickman I, Stein RS, Smulow JB. The Effect of Increased Functional Forces Upon the Periodontium of Splinted and Non-Splinted Teeth. Journal of Periodontology. 1961; 32:290-300.

Glickman I. Clinical periodontology. 2nd edn. Philadelphia: W.B. Saunders Co. 1958; 694–696.

Glickman J, Patur B. Histologic study of the effect of antiformin on the soft tissue wall of periodontal pockets in humans. J Am Dent Assoc. 1955; 51:420.

Goh BT, Teh LY, Tan DB, Zhang Z, Teoh SH. Novel 3D polycaprolactone scaffold for ridge preservation: a pilot randomised controlled clinical trial. Clin Oral Implants Res. 2015; 26(3):271–277.

Goldman HM, Cohen DW. The Infrabony Pocket: Classification and Treatment. Journal of Periodontology. 1958; 29:272-291.

Gorman WJ. Prevalence and etiology of gingival recession. J Periodontol. 1967; 38:316-322.

Guo H, Bai X, Wang X, Qiang J et al. Development and regeneration of periodontal supporting tissues. Genesis. 2022; 60:8-9.

Hamp SE, NS, Lindhe J. Periodontal treatment of multirooted teeth. Results after 5 years. Journal of Clinical Periodontology 1975; 2:126-135.

Hobert O. Gene regulation by transcription factors and microRNAs. Science. 2008; 319(5871):1785–1786.

Hollister SJ. Scaffold design and manufacturing: from concept to clinic. Adv Mater. 2009; 21(32–33):3330–3342.

Holmstrom SE, Frost PF, Eisner ER. Periodontal therapy and surgery.In: Veterinary Dental Techniques for the Small Animal Practitioner. 3rd ed. Philadelphia: Saunders, 2004; 233–290.

Hong SG, Winkler T, Wu C, Guo V, Pittaluga S, Nicolae A, Donahue RE, Metzger ME, Price SD, Uchida N, et al. Path to the clinic: assessment of iPSC-based cell therapies in vivo in a nonhuman primate model. Cell Rep. 2014; 7(4):1298-1309.

Jimbo R, Tovar N, Janal MN, Mousa R, Marin C, Yoo D, Teixeira HS, Anchieta RB, Bonfante EA, Konishi A, et al. The effect of brain-derived neu- rotrophic factor on periodontal furcation defects. PloS one. 2014; 9(1):e84845.

Jing D, Hao J, Shen Y, Tang G, Li ML, Huang SH, Zhao ZH. The role of microRNAs in bone remodeling. Int J Oral Sci. 2015; 7:131–143.

Kaigler D, Avila-Ortiz G, Travan S, Taut AD, Padial-Molina M, Rudek I, Wang F, Lanis A, Giannobile WV. Bone engineering of maxillary sinus bone deficiencies using enriched CD90+ stem cell therapy: a randomized clinical trial. J Bone Miner Res. 2015; 30(7):1206–1216.

Kaigler D, Pagni G, Park CH, Braun TM, Holman LA, Yi E, Tarle SA, Bartel RL, Giannobile WV. Stem cell therapy for craniofacial bone regeneration: a randomized, controlled feasibility trial. Cell Transplant. 2013; 22(5):767–777.

Kaldahl et al. Long-term Evaluation of periodontal therapy: I. Response to 4 therapeutic modalities. J Periodontol. 1996; 67:93-102.

Kalkwarf K, Kaldahl W, Patil K, et al. Evaluation of furcation region reponse to periodontal therapy. In: Carranza's Clinical Periodontology. St. Louis: Saunders, 2006: 134–169.

Kassab MM, Cohen RE. The etiology and prevalence of gingival recession. J Am Dent Assoc. 2003; 134:220-225.

Kaukua N, Shahidi MK, Konstantinidou C, Dyachuk V, Kaucka M, Furlan A, An Z, Wang L, Hultman I, Ahrlund-Richter L, et al. Glial origin of mesenchymal stem cells in a tooth model system. Nature. 2014; 513(7519):551– 554.

Kennedy J E, Bird W C, Palcanis K G, y cols. A longitudinal evaluation of varying widths of attached gingiva. J Clin Periodontol. 1985; 12:667-675.

Khoshkam V, Chan HL, Lin GH, Mailoa J, Giannobile WV, Wang HL, Oh TJ. 2015. Outcomes of regenerative treatment with rhPDGF-BB and rhFGF-2 for periodontal intrabony defects: a systematic review and meta-analysis. J Clin Periodontol. 2015; 42(3):272–280.

Koch FP, Becker J, Terheyden H, Capsius B, Wagner W. A prospective, randomized pilot study on the safety and efficacy of recombinant human growth and differentiation factor-5 coated onto β tricalcium phosphate for sinus lift augmentation. Clin Oral Implants Res. 2010; 21(11):1301–1308.

Komatsu K, Ideno H, Shibata T, Nakashima K, Nifuji A. Platelet-derived growth factor-BB regenerates functional periodontal ligament in the tooth replantation. Scientific Reports. 2022; 12(1):3223.

Koo KT, Polimeni G, Pringle GA et al. Histopathological observations of a polylactic acid-based device intended for guided bone/tissue regeneration. Clin. Implant. Dent. Relat. Res. 2008; 10:99–105.

Kuchler U, Luvizuto ER, Tangl S, Watzek G, Gruber R. Short-term terip- aratide delivery and osseointegration: a clinical feasibility study. J Dent Res. 2011; 90(8):1001–1006.

Lafzi A, Farahani RM, Shoja MA. Phenobarbitol-induced gingival hyperplasia. J Contemp Dent Pract. 2007; 8(6):50–56.

Lang N, Löe H. The relationship between the width of keratinized gingiva and gingival health. J Periodontol. 1972; 43:623-627.

Langer B, Langer L. Subepithelial connective tissue graft technique for root coverage. J Periodontol. 1985; 56:715-720.

Larsson L, Decker AM, Nibali L, Pilipchuk SP, Berglundh T, Giannobile WV. Regenerative Medicine for Periodontal and Peri-implant Diseases. J Dent Res. 2016; 95(3):255-266.

Lee CH, Hajibandeh J, Suzuki T, Fan A, Shang P, Mao JJ. Three- dimensional printed multiphase scaffolds for regeneration of periodontium complex. Tissue Eng Part A. 2014; 20(7–8):1342–1351.

Lee HS, Byun SH, Cho SW, Yang BE. Past, present, and future of regeneration therapy in oral and periodontal tissue: A review. Appl. Sci. 2019; 9:1046.

Lewis JR, Reiter AM. Management of generalized gingival enlargement in a dog-case report and literature review. J Vet Dent. 2005; 22(3):160–169.

Lin Z, Rios HF, Cochran DL. Emerging regenerative approaches for periodontal reconstruction: a systematic review from the AAP Regeneration Workshop. J Periodontol. 2015; 86(2):134–152.

Lindhe J, Westfelt E, Nyman S, Socransky SS, Heijl L, Bratthall G. Healing following surgical/non-surgical treatment of periodontal disease. Journal of Clin Periodontol 1982; 9:115-128.

Lindhe J, Socransky SS, Nyman S, Westfelt E. Dimensional alteration of the periodontal tissues following therapy. International Journal of Periodontics & Restorative Dentistry. 1987; 7(2):9-22.

Lu CH, Chang YH, Lin SY, Li KC, Hu YC. Recent progresses in gene delivery-based bone tissue engineering. Biotechnol Adv. 2013; 31(8):1695–1706.

Maeda H, Fujii S., Tomokiyo A, Wada N, Akamine A. Periodontal tissue engineering: Defining the triad. The International Journal of Oral & Maxillofacial Implants. 2013; 28(6).

Malone WF, Eisenmann D, Kusck J. Interceptive periodontics with electrosurgery. J Prosthet Dent. 1969; 22:555.

Mason C, Dunnill P. A brief definition of regenerative medicine. Regen Med. 2008; 3(1):1–5.

Masters DH, Hoskins SW. In: Carranza's Clinical Periodontology. St. Louis: Saunders, 2006; 134–169.

McClellan SJ, Franses EI. Adsorption of bovine serum albumin at solid/aqueous interfaces. Colloids Surfaces A Physicochem. Eng. Asp. 2005; 260:265–275.

McKay WF, Peckham SM, Badura JM. A comprehensive clinical review of recombinant human bone morphogenetic protein-2 (INFUSE Bone Graft). Int Orthop. 2007; 31(6):729–734.

Measley BL, Beybayer M, Butzin Ca, et al. Use of furcal bone sounding to improve the accuracy of furcation diagnosis. J Periodontol. 1994; 65:649.

Melcher AH. On the repair potential of periodontal tissues. J. Periodontol. 1976; 47:256–260.

Miller PD. A classification of marginal tissue recession. Int J Periodontics Restorative Dent. 1985; 5:9-13.

Mironov V, Visconti RP, Kasyanov V, Forgacs G, Drake CJ, Markwald RR. Organ printing: tissue spheroids as building blocks. Biomaterials. 2009; 30(12):2164–2174.

Moka LR, Boyapati R, Srinivas M, Swamy DN, Swarna C, Putcha M. Comparison of coronally advanced and semilunar coronally repositioned flap for the treatment of gingival recession. J Clin Diagn Res. 2014; 8(6):ZC04-ZC08.

Nabers C. Repositioning the attached gingiva. Journal of periodontology. 1954; 25:38-39.

Nam HS, McAnulty JF, et al. Gingival overgrowth in dogs associated with clinically relevant cyclosporine blood levels: Observations in a canine renal transplantation model. Vet Surg. 2008; 37(3):247–253, 2008.

Nanci A, Bosshardt DD. Structure of periodontal tissues in health and disease. Periodontol 2000; 2006; 40:11–28.

Nishikawa S, Nagata T, et al. Pathogenesis of drug-induced gingival overgrowth. A review of studies in the rat model. J Periodontol. 1996; 67(5):463–471.

Nuñez J, Vignoletti F, Caffesse RG, Sanz M. Cellular therapy in periodontal regeneration. Periodontology. 2000. 2019; 79:107–116.

Nyman S, Gottlow J, Karring T, Lindhe J. The regenerative potential of the periodontal ligament. An experimental study in the monkey. J Clin Periodontol. 1982; 9(3):257-265.

Obregon F, Vaquette C, Ivanovski S, Hutmacher DW, Bertassoni LE. Three-dimensional bioprinting for regenerative dentistry and craniofacial tissue engineering. J Dent Res. 2015; 94(9):143S–152S.

Ortellini P, Pini Prato G. Coronally advanced flap and combination therapy for root coverage. Clinical strategies based on scientific evidence and clinical experience. Periodontol 2000. 2012; 59(1):158-184.

Oshima M, Inoue K, Nakajima K, Tachikawa T, Yamazaki H, Isobe T, Sugawara A, Ogawa M, Tanaka C, Saito M, et al. Functional tooth restoration by next-generation bio-hybrid implant as a bio-hybrid artificial organ replacement therapy. Sci Rep. 2014; 4:6044.

Özkavaf A, Berberoglu A, Yamalik N. An unusual cause of gingival recession: oral piercing. J Periodontol. 2000; 71:1767-1769.

Pagliaro U, Nieri M, Franceshi D. Evidence-based mucogingival therapy. Part 1: A critical review of the literature on root coverage procedures. J Periodontol. 2003; 74:709-740.

Pagni G, Kaigler D, Rasperini G, Avila-Ortiz G, Bartel R, Giannobile WV. Bone repair cells for craniofacial regeneration. Adv Drug Deliv Rev. 2012; 64(12):1310–1319.

Park CH, Rios HF, Jin Q, Sugai JV, Padial-Molina M, Taut AD, Flanagan CL, Hollister SJ, Giannobile WV. Tissue engineering bone-ligament complexes using fiber-guiding scaffolds. Biomaterials. 2012; 33(1):137–145.

Park CH, Rios HF, Taut AD, Padial-Molina M, Flanagan CL, Pilipchuk SP, Hollister SJ, Giannobile WV. Image based, fiber guiding scaffolds: a platform for regenerating tissue interfaces. Tissue Eng Part C Methods. 2014; 20(7):533–542.

Pati F, Song TH, Rijal G, Jang J, Kim SW, Cho DW. Ornamenting 3D printed scaffolds with cell-laid extracellular matrix for bone tissue regen- eration. Biomaterials. 2015; 37:230–241.

Pilipchuk SP, Plonka AB, Monje A, Taut AD, Lanis A, Kang B, Giannobile WV. Tissue engineering for bone regeneration and osseointegration in the oral cavity. Dent Mater. 2015; 31(4):317–338.

Pitaru S, McCulloch CAG, Narayanan SA. Cellular origins and differentiation control mechanisms during periodontal development and wound healing. J. Periodontal Res. 1994; 29:81–94.

Pope JW, Gargiulo AW, Staffileno H, et al. Effects of electrosurgery on wound healing in dogs. Periodontics. 1968; 6:30.

Prichard JF. Gingivoplasty, Gingivectomy, and Osseous Surgery. J. Periodont. 1961; 32:275.

Ramfjord SF, Costich ER. Healing after exposure of periosteum on the alveolar process. Journal of periodontology. 1968; 39(4):199-207.

Ramfjord SP, Ash MM. Periodontology and periodontics. Philadelphia: W.B. Saunders Co; 1979.

Ramfjord SP, Nissle RR. The modified widman flap. J Periodontol. 1974; 45(8):601-607.

Ramfjord SP. Present status of the modified Widman flap procedure. Journal of periodontology. 1977; 48(9):558-565.

Rasperini G, Pilipchuk S, Flanagan C, Park C, Pagni G, Hollister S, Giannobile W. 3D-printed bioresorbable scaffold for periodontal repair. J Dent Res. 2015; 94(9):153S–157S.

Ricchetti PA. A furcation classification based on pulp chamber-furcation relationships and vertical radiographic bone loss. Int J Periodontics Restorative Dent. 1982; 2(5):50-59.

Richman C. Is gingival recession a consequence of an orthodontic tooth size and/or tooth position discrepancy? "A paradigm shift". Compend Contin Educ Dent. 2011; 32:62-96.

Rios HF, Lin Z, Oh B, Park CH, Giannobile WV. Cell- and gene-based therapeutic strategies for periodontal regenerative medicine. J Periodontol. 2011; 82(9):1223–1237.

Ripamonti U, Crooks J, Petit, JC, Rueger DC. Periodontal tissue regeneration by combined applications of recombinant human osteogenic protein-1 and bone morphogenetic protein-2. A pilot study in Chacma baboons (Papio ursinus). European Journal of Oral Sciences. 2001; 109(4):241–248.

Rotundo R, Mori M, Bonaccini D, Baldi C. Intra- and inter-rater agreement of a new classification system of gingival recession defects. Eur J Oral Implantol. 2011; 4:127-133.

Sam G, Pillai BR. Evolution of barrier membranes in periodontal regeneration: "Are the third generation membranes really here?" J Clin Diagn Res. 2014; 8(12):14-17.

San Román F. Cirugía Oral y Maxilofacial del perro y el gato. Ed. Servet. 2021.

San Román F; Trobo I; Fernandez JM, Whyte A. Manual de Odontología canina y felina. Ed. Servet. 2018.

Sanderson AD. Gingival curettage by hand and ultrasonic instruments: A histologic comparison. J Periodontol. 1966; 37:279.

Sculean A, Nikolidakis D, Schwarz F. Regeneration of periodontal tissues: Combinations of barrier membranes and grafting materials–biological foundation and preclinical evidence: A systematic review. J. Clin. Periodontol. 2008; 35:106–116.

Seo BM, Miura M, Gronthos S, Bartold PM, Batouli S, Brahim J, Young M, Robey PG, Wang CY, Shi S. Investigation of multipotent postnatal stem cells from human periodontal ligament. Lancet. 2004; 364(9429):149–155.

Sitzman C. Simultaneous hyperplasia, metaplasia, and neoplasia in an 8 year-old boxer dog: A case report. J Vet Dent. 2000; 17(1):27–30.

Slavkin HC, Bartold PM. Challenges and potential in tissue engineering. Periodontology 2000. 2006; 41:9–15.

Solomon SM, Sufaru IG, Teslaru S, Ghiciuc CM, Stafie CS. Finding the perfect membrane: Current knowledge on barrier membranes in regenerative procedures: A descriptive Review. Applied Sciences-Basel. 2022; 12(3):1042.

Stone S, Ramfjord SP, Waldron J. Scaling and gingival curettage: A radioautographic study. J Periodontol. 1966; 37:415.

Sullivan HC, Atkins JH. Free autogenous gingival grafts. III. Utilization of grafts in the treatment of gingival recession. Periodontics. 1968; 6:152-160.

Taba M, Jin Q, Sugai JV, Giannobile WV. Current concepts in periodontal bioengineering. Orthod. Craniofac. Res. 2005; 8:292–302.

Takei HH, Carranza FA. Gingival surgical techniques. In: Carranza's Clinical Periodontology. St. Louis: Saunders, 2006; 909–917.

Tarnow D, Fletcher P. Classification of the vertical component of furcation involvement. J Periodontol 1984; 55:283–284.

Tarnow DP. Semilunar coronally repositioned flap. J Clin Periodontol. 1986; 13(3):182-185.

Vasconcelos DF, Marques MR, Benatti BB, Barros SP, Nociti FH Jr, Novaes PD. Intermittent parathyroid hormone administration improves periodontal healing in rats. J Periodontol. 2014; 85(5):721–728.

Waerhaug J. Microscopic demonstration of tissue reaction incident to removal of subgingival calculus. J Periodontol. 1955; 26.

Wang HL, MacNeil RL. Guided tissue regeneration. Absorbable barriers. Dent. Clin. N. Am. 1998; 42:505–522.

Webber MJ, Khan OF, Sydlik SA, Tang BC, Langer R. A perspective on the clinical translation of scaffolds for tissue engineering. Ann Biomed Eng. 2015; 43(3):641–656.

Wennström JL, Heijl L, Lidhe J. Periodontal Surgery: Access Surgery. In: Lindhe J & Karring T & Lang NP.4th Edition. Blackwell Munksgaard. 2004.

Wennström JL, Lindhe J, Sinclair F, Thilander B. Some periodontal tissue reactions to orthodontic tooth movement in monkeys. J Clin Periodontol. 1987; 14:121-129.

Whyte A, San Román F. Odontología en el perro gato y exóticos. Ed. Marbán. 2019.

Wiggs RB, Lobprise HB. Periodontology. In: Veterinary Dentistry, Principles and Practice. Philadelphia: Lippincott-Raven, 1997; 186–231, 204–205.

Wilhelmsen NR, Ramfjord SP, Blankenship JR. Effects of electrosurgery on the gingival attachment in Rhesus monkeys. J Periodontol. 1976; 47:160.

Windisch P, Stavropoulos A, Molnár B, Szendröi-Kiss D, Szilágyi E, Rosta P, Horváth A, Capsius B, Wikesjö UM, Sculean A. A phase IIa ran- domized controlled pilot study evaluating the safety and clinical outcomes following the use of rhGDF-5/β-TCP in regenerative periodontal therapy. Clin Oral Investig. 2012; 16(4):1181–1189.

Xu XY, Li X., Wang J, He XT, Sun HH, Chen FM. Concise review: Periodontal tissue regeneration using stem cells: Strategies and translational considerations. Stem Cells Translational Medicine. 2019; 8(4):392–403.

Zach I, Cohen G. The histologic response to ultrasonic curettage. J Dent Res. 1961; 40:751.

CAPÍTULO 5. TRATAMIENTOS MODULADORES Y COMPLEMENTARIOS

Alencar VB, Bezerra MM, Lima V, Abreu AL, Brito GA, Rocha FA, Ribeiro RA. Disodium chlodronate prevents bone resorption in experimental periodontitis in rats. J Periodontol. 2002; 73(3):251–256.

Arita M, Bianchini F, Aliberti J, Sher A, Chiang N, Hong S, Yang R, Petasis NA, Serhan CN. Stereochemical assignment, anti-inflammatory properties, and receptor for the omega-3 lipid-mediator resolvin E1. J Exp Med. 2005; 201(5):713–722.

Barros SP, Silva MA, Somerman MJ, Nociti FH Jr. Parathyroid hormone protects against periodontitis-associated bone loss. J Dent Res. 2003; 82(10):791–795.

Buduneli E, Vardar S, Buduneli N, et al. Effects of combined systemic administration of low-dose doxycycline and alendronate on endotoxin-induced periodontitis in rats. J Periodontol. 2004; 75(11):1516-23.

Caton J, Ryan ME. Clinical studies on the management of periodontal diseases utilizing subantimicrobial dose doxycycline (SDD). Pharmacol Res. 2011; 63(2):114-20.

Caton JG, Ciancio SG, Blieden TM, et al. Treatment with subantimicrobial dose doxycycline improves the efficacy of scaling and root planing in patients with adult periodontitis. J Periodontol. 2000; 71(4):521-32.

Curylofo-Zotti FA, Elburki MS, Oliveira PA, et al. Differential effects of natural Curcumin and chemically modified curcumin on inflammation and bone resorption in model of experimental periodontitis. Arch Oral Biol. 2018; 91:42–50.

Denoyelle C, Hong L, Vannier JP, et al. New insights into the actions of bisphosphonate zoledronic acid in breast cancer cells by dual RhoA-dependent and -independent effects. Br J Cancer. 2003; 88(10):1631-40.

Drisko CH. The use of locally delivered doxycycline in the treatment of periodontitis. Clinical results. J Clin Periodontol. 1998; 25(11 Pt 2):947–952.

Eberhard J, Heilmann F, Acil Y, Albers HK, Jepsen S. Local application of n-3 or n-6 polyunsaturated fatty acids in the treatment of human experimental gingivitis. J Clin Periodontol. 2002; 29:364–369.

Emingil G, Atilla G, Sorsa T, et al. The effect of adjunctive low-dose doxycycline therapy on clinical parameters and gingival crevicular fluid matrix metalloproteinase-8 levels in chronic periodontitis. J Periodontol. 2004; 75(1):106-15.

Feghali K, Feldman M, La VD, Santos J, Grenier D. Cranberry proanthocyanidins: Natural weapons against periodontal diseases. J Agric Food Chem. 2012; 60(23):5728-35.

Gapski R, Hasturk H, Van Dyke TE, Oringer RJ, Wang S, Braun TM, Giannobile WV. Systemic MMP inhibition for periodontal wound repair: Results of a multi-centre randomized-controlled clinical trial. J Clin Periodontol. 2009; 36(2):149–156.

Górska R, Nedzi-Góra M. The effects of the initial treatment phase and of adjunctive low-dose doxycycline therapy on clinical parameters and MMP-8, MMP-9, and TIMP-1 levels in the saliva and peripheral blood of patients with chronic periodontitis. Arch Immunol Ther Exp (Warsz). 2006; 54(6):419-26.

Goya JA, Paez HA, Mandalunis PM. Effect of topical administration of monosodium olpadronate on experimental periodontitis in rats. J Periodontol. 2006; 77(1):1–6.

Grant M. La pérdida de hueso dental puede prevenirse con antioxidantes. J Am Dent Assoc. 2012; 143(2):159-67.

Grenier D, Roy E, Mayrand D. Modulation of Porphyromonas gingivalis proteinase activity by suboptimal doses of antimicrobial agents. J Periodontol. 2003; 74(9):1316–1319.

Gurgel BC, Duarte PM, Nociti FH Jr, et al. Impact of an anti-inflammatory therapy and its withdrawal on the progression of experimental periodontitis in rats. J Periodontol. 2004; 75(12):1613–1618.

Gürkan A, Cinarcik S, Hüseyinov A. Adjunctive subantimicrobial dose doxycycline: Effect on clinical parameters and gingival crevicular fluid transforming growth factor-beta levels in severe, generalized chronic periodontitis. J Clin Periodontol. 2005; 32(3):153–160.

Hanes PJ, Purvis JP. Local anti-infective therapy: Pharmacological agents. A systematic review. Ann Periodontol. 2003; 8(1):79–98.

Holzhausen M, Spolidorio DM, Muscará MN, Hebling J, Spolidorio LC. Protective effects of etoricoxib, a selective inhibitor of cyclooxygenase-2, in experimental periodontitis in rats. J Periodontal Res. 2005; 40(3):208–211.

Kesavalu L, Vasudevan B, Raghu B, et al. Omega-3 fatty acid effect on alveolar bone loss in rats. J Dent Res. 2006; 85:648–652.

La VD, Howell AB, Grenier D. Cranberry proanthocyanidins inhibit MMP production and activity. J Dent Res. 2009; 88(7):627-32.

Lawrence T, Willoughby DA, Gilroy DW. Anti-inflammatory lipid mediators and insights into the resolution of inflammation. Nat Rev Immunol. 2002; 2:787–795.

Lipoxin signaling in neutrophils and their role in periodontal disease. Prostaglandins Leukot Essent Fatty Acids. 2005; 73:289–299.

Littarru GP, Nakamura R, Ho L, Folkers K, Kuzell WC. Deficiency of coenzyme Q 10 in gingival tissue from patients with periodontal disease. Proc Natl Acad Sci USA. 1971; 68(10):2332–2335.

Liu J, Cao Z, Li C. Intermittent PTH administration: A novel therapy method for periodontitis-associated alveolar bone loss. Med Hypotheses. 2009; 72(3):294–296.

Llavaneras A, Ramamurthy NS, Heikkila P, et al. A combination of a chemically modified doxycycline and a bisphosphonate synergistically inhibits endotoxin-induced periodontal breakdown in rats. J Periodontol. 2001; 72(8):1069-77.

Lossdörfer S, Götz W, Jäger A. PTH(1e34) affects osteoprotegerin production in human PDL cells in vitro. J Dent Res. 2005; 84:634–638.

Mouchrek Jr JCE, Macedo CG, Abdalla HB, et al. Simvastatin modulates gingival cytokine and MMP production in a rat model of ligature-induced periodontitis. Clin Cosmet Investig Dent. 2017; 9:33-8.

Mueller F. La salud bucodental y la coenzima Q10: una visión general. J Dent Oral Disord. 2017;3(6):1-8.

Mundy GR, Yoneda T, Hiraga T. Preclinical studies with zoledronic acid and other bisphosphonates: impact on the bone microenvironment. Semin Oncol. 2001; 28(2 Suppl 6):35-44.

Nagase H, Brew K. Designing TIMP (tissue inhibitor of metalloproteinases) variants that are selective metalloproteinase inhibitors. Biochem Soc Symp. 2003; (70):201-12.

Nakamura R, Littarru GP, Folkers K, Wilkinson EG. Study of CoQ10-enzymes in gingiva from patients with periodontal disease and evidence for a deficiency of coenzyme Q10. Proc Natl Acad Sci USA. 1974; 71(4):1456–1460.

Pack AR, Thomson ME. Effects of topical and systemic folic acid supplementation on gingivitis in pregnancy. J Clin Periodontol. 1980; 7(5):402–414.

Preshaw PM, Hefti AF, Jepsen S, et al. Subantimicrobial dose doxycycline as adjunctive treatment for periodontitis: A review. J Clin Periodontol. 2004; 31(9):697-707.

Prietto NR, Martins TM, Santinoni CDS, et al. Treatment of experimental periodontitis with chlorhexidine as adjuvant to scaling and root planing. Arch Oral Biol. 2020; 110:104600.

Queiroz CM, Pacheco CM, Maltos KL, Caliari MV, Duarte ID, Francischi JN. Role of systemic and local administration of selective inhibitors of cyclo-oxygenase 1 and 2 in an experimental model of periodontal disease in rats. J Periodontal Res. 2009; 44(2):244–253.

Reddy MS, Weatherford TW 3rd, Smith CA, et al. Alendronate treatment of naturally-occurring periodontitis in beagle dogs. J Periodontol. 1995; 66(3):211-7.

Rosenstein ED, Kushner LJ, Kramer N, Kazandjian G. Pilot study of dietary fatty acid supplementation in the treatment of adult periodontitis. Prostaglandins Leukot Essent Fatty Acids. 2003; 68:213–218.

Santos BF, Souza EQ, Brigagão MR, et al. Local application of statins in the treatment of experimental periodontal disease in rats. J Appl Oral Sci. 2017; 25(2):168-176.